骨质疏松症患者
骨科手术成功的秘诀

主编　（日）須藤啓広

主译　石仕元

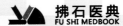

辽宁科学技术出版社
LIAONING SCIENCE AND TECHNOLOGY PUBLISHING HOUSE

拂石医典
FU SHI MEDBOOK

图书在版编目（CIP）数据

骨质疏松症患者骨科手术成功的秘诀 /（日）湏藤啓广主编；石仕元主译 .
—沈阳：辽宁科学技术出版社 ,2023.12
ISBN 978-7-5591-3359-5

Ⅰ . ①骨⋯　Ⅱ . ①湏⋯ ②石⋯　Ⅲ . ①骨质疏松—外科手术　Ⅳ .
① R681.05

中国国家版本馆 CIP 数据核字（2023）第 255554 号

KOTSUSOSHOUSHO KANJA NI TAISURU SHUJUTSU TO SEIKOU NO HIKETSU
© SUDO Akihiro 2019
Originally published in Japan in 2019 by MEDICAL VIEW CO.,LTD
Chinese (Simplified Character only) translation rights arranged
with MEDICAL VIEW CO.,LTD through TOHAN CORPORATION, TOKYO.

著作权号 06-2023-33

出版发行：辽宁科学技术出版社
　　　　　北京拂石医典图书有限公司
　　　　　地址：北京海淀区车公庄西路华通大厦 B 座 15 层
联系电话：010-57262361/024-23284376
E-mail：fushimedbook@163.com
印 刷 者：汇昌印刷（天津）有限公司
经 销 者：各地新华书店

幅面尺寸：185mm×260mm
字　　数：408 千字　　　　　　　　印　　张：16.5
出版时间：2023 年 12 月第 1 版　　　印刷时间：2023 年 12 月第 1 次印刷

责任编辑：李俊卿　陈　颖　　　　　责任校对：梁晓洁
封面设计：潇　潇　　　　　　　　　封面制作：潇　潇
版式设计：天地鹏博　　　　　　　　责任印制：丁　艾

如有质量问题，请速与印务部联系　　联系电话：010-57262361

定　　价：188.00 元

翻译委员会名单

主　译　石仕元

副主译　胡胜平　崔永锋　余　琤

译　者　（按姓氏首个拼音字母排列）

崔永锋　杭州市第九人民医院

戴赢杰　杭州市推拿医院（杭州市民福医院）

胡胜平　杭州市红十字会医院

韩宗晓　杭州市富阳中医骨伤医院

金　昕　杭州市第九人民医院

金　波　杭州市萧山区中医院

李珍楠　杭州市钱塘新区下沙街道下沙社区卫生服务中心

赖金铃　永康市中医院

泮利锋　杭州市第九人民医院

钱建军　杭州市第九人民医院

石仕元　杭州市第九人民医院

石林锋　杭州市临平区中西医结合医院

余　琤　浙江省立同德医院

章英良　杭州市萧山区中医院

主译简介

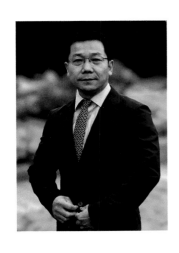

石仕元　骨科主任医师，浙江中医药大学硕士生导师，现任杭州市红十字会医院钱塘院区（杭州市第九人民医院）院长，杭州市第十四届人大常委会委员，中国防痨协会骨结核专业分会副主任委员，浙江省结核病临床质量控制中心主任，中华医学会结核病学分会骨科专业委员会副主任委员，中国康复医学会脊柱脊髓专业委员会脊柱感染学组副主任委员，浙江省医学会运动医学分会副主任委员，浙江省中西医结合学会骨伤专业委员会副主任委员，浙江省中西医结合学会骨质疏松专业委员会副主任委员，浙江省医学会骨科学分会委员。

致力于骨关节创伤、感染、关节镜手术、人工关节置换手术 30 余年。在国内较早开展了关节镜手术；有丰富的髋关节、膝关节关节置换和翻修经验；在国内率先开展了关节结核早期人工关节置换手术；创新发展了脊柱结核的手术入路、方式方法。主编专著《脊柱结核外科治疗学》《脊柱感染诊断治疗学》等，主译专著《个体化髋关节和膝关节置换术》《肩部手术精要》等，在国内外核心期刊发表论文 120 余篇。

原著序

日本进入超高龄社会后，骨质疏松症患者的数量呈一路上升趋势。除了具有代表性的股骨近端骨折、肱骨近端骨折、桡骨远端骨折的接骨术和椎体骨折的椎体成形术外，骨质疏松症患者的其他各种疾病手术的需求也在增加，如关节置换术、截骨术和脊柱固定术等。另外还有骨质疏松症类似疾病的强直性脊柱炎、慢性肾脏病和透析引起的继发性骨质疏松症患者发生的破坏性脊柱关节病、类风湿关节炎患者的手术等，很多情况下都需要对脆弱的骨骼进行手术。临床上出现的非典型股骨骨折常发生于长时间服用双膦酸盐治疗的骨质疏松症患者，被认为比通常的骨折更难治疗，而且报告的病例数也在增加。骨质疏松症患者的手术与年轻患者的手术不同，有时会陷入意想不到的陷阱，术后会出现早期的手术失败，因此充分的术前准备及明确术中、术后的注意事项和必要措施是不可缺少的。

因此，在本书中，我们邀请了该领域的一流专家，按部位分别撰写了为骨质疏松症患者进行手术时的术前、术中和术后的注意事项、要点及手术成功的秘诀。术前部分讲解了手术适应证、必要检查和重要的影像学检查结果、应该准备的物品等；术中部分讲解了手术体位和手术手法、经验分享、成功的秘诀等；术后部分讲解了术后疗法、并发症发生的原因和处理方法等。书中随处可见"手术成功的秘诀"，以及万一出现问题时能够冷静处理的方法等等。希望本书能够为给骨质疏松症患者做手术的医生们提供参考，进而造福于更多的接受手术的骨质疏松症患者，那就很令人欣慰了。

最后，我要向在百忙之中根据各种证据和自身宝贵的经验撰写书稿的各位编委致以由衷的谢意。

2019 年 9 月

三重大学大学院医学系研究科骨科教授

須藤啓広

译者序

当人类进入超高龄社会后，骨质疏松疾病是老年人致残、致畸、致死的主要因素之一，严重影响着人类的健康生活。骨质疏松造成的最大危害是骨折，由于老龄患者的身体机能较弱，骨质量差、内固定松动率高、骨愈合慢、骨不连、再次手术翻修难等等无一不是让骨科医生头疼的问题。因此，骨科医生一定要把握好老年人的第一次手术机会，把手术安全、术后康复放在最重要的位置。术前必须充分评估准备，选择创伤最小的手术，最适合的手术方式和内固定，术后要进行个体化康复训练，及时处理术后出现的问题，以使患者的身体机能达到预期的恢复目标。

我的好友辽宁科学技术出版社的李俊卿总编是资深的医学出版领域的专家。2年前，她向我推荐了这本《骨质疏松症患者骨科手术成功的秘诀》，原著是由日本三重大学研究生院的滨藤啓广教授主编，并邀请了该领域的一流的日本专家编写完成的。该书的编写方法非常新颖，图多文少，可读性强，有"一语惊醒梦中人"的味道，难怪原著的题目称之为"秘诀"。全书分为骨质疏松症患者手术总论、脊柱手术、上肢手术、下肢手术、其他手术等5篇22章，重点阐述了骨质疏松症患者骨科手术的注意事项和手术精要，包括手术的适应证，术前评估和手术的具体方法，内固定的选择，必要的影像学检查，手术成功的秘诀，术后的康复和注意事项，并发症的处理等。本书虽不是系统完整的大全类书籍，但实用性很强，读之必会受益颇多。

感谢一年来一起参与本书翻译和修改的同道们，也感谢戎谷裕美子女士的帮助。医学专业书籍翻译不同于其他的普通翻译，主要考量专业知识水平和认真负责的态度。因为是日文书籍翻译，我们把有些不太理解的地方标记出来，然后认真查阅文献资料加以修改。为了更准确表达原著原意，有些地方先翻译成英文，再翻作中文，反复斟酌。虽然所有译者都字斟句酌，以求译著尽可能完美，但一定还会存在错误，请广大读者批评指正。

该书可以作为骨科青年医师的工具书，也可作为资深医师的参考书。我们相信，本书将为骨科医生在骨质疏松症患者的手术治疗中提供有力的支持，也希望能够帮助更多的骨质疏松症患者顺利度过手术期，恢复健康的生活。

石仕元

2023 年 11 月 28 日

◆◆ 原著编委会 ◆◆

● 主编

　　滨藤啓广　　三重大学大学院医学系研究科骨科学教授

● 执笔者（按出现顺序）

　　萩野浩　　　鸟取大学医学部保健学科教授

　　白滨正博　　久留米大学医学部骨科学骨折外伤担当教授

　　宫腰尚久　　秋田大学研究生院医学系研究院骨科学准教授

　　宫部雅幸　　三重大学名誉教授，三重大学院医学系研究科临床麻醉学

　　中野正人　　高冈市民医院骨外科科长、主任部长，富山大学医学部临床教授

　　大鸟精司　　千叶大学研究生院医学研究院骨科学教授

　　折田纯久　　千叶大学研究生院医学研究院骨科学特任副教授

　　稻毛一秀　　千叶大学研究生院医学研究院骨科学

　　志贺康浩　　千叶大学研究生院医学研究院骨科学

　　船山彻　　　筑波大学医学医疗系骨外科讲师

　　山崎正志　　筑波大学医学医疗系骨外科教授

　　田畑聖吾　　国立病院机构熊本医疗中心骨外科医长

　　桥本伸朗　　国立病院机构熊本医疗中心骨外科主任

　　永濑雄一　　东京都立多摩综合医疗中心风湿病外科医生

　　玉井和哉　　东都文京医院副院长

　　八田卓久　　东北大学大学院医学系研究科骨外科

　　井樋荣二　　东北大学研究生院医学系研究科骨科学教授

　　目贯邦隆　　产业医科大学骨外科

　　酒井昭典　　产业医科大学骨科学教授

河野俊介　佐贺大学医学部骨科学人工关节学讲座准教授

馬渡正明　佐贺大学医学部骨科学教授

斋藤充　东京慈惠会医科大学骨科学副教授

野口貴明　国立病院机构大阪南医疗中心骨科

辻成佳　国立病院机构大阪南医疗中心骨科

橋本淳　国立病院机构大阪南医疗中心骨科统括诊疗部长

平尾眞　大阪大学研究生院医学系研究科器官制备外科学讲师

大澤克成　川崎幸医院关节外科医生

藤間保晶　川崎幸医院关节外科主任

竹内良平　川崎幸医院关节外科中心主任

塩田直史　国立病院机构冈山医疗中心骨科·康复科医长

中野哲雄　熊本县北医院机构总院长

堤康次郎　济生会熊本医院骨科副部长

土屋邦喜　JCHO九州病院骨科诊疗部长

野坂光司　秋田大学大学院医学系研究科骨科学医学部讲师

島田洋一　秋田大学研究生院医学系研究科骨科学教授

桃原茂樹　庆应义塾大学先进运动系统治疗科特任教授

馬場智規　顺天堂大学医学部骨科副教授

金子和夫　顺天堂大学医学部骨科主任教授

齋田良知　顺天堂大学医学部骨科讲师

最上敦彦　顺天堂大学医学部附属静冈病院骨科首席副教授

目　录

第1篇

骨质疏松症患者手术
（总论）

第 1 章　骨质疏松症的病理学

鸟取大学医学部保健学科　**萩野浩**

　　骨质疏松症定义为"以骨强度降低为特征，造成骨脆性增加，从而导致骨折风险增加的全身性骨骼疾病"[1]。随着老年人年龄的增长和运动量的减少，骨折风险会持续上升，因此，诊断标准和药物治疗介入标准中提出了药物治疗介入的时机。根据诊断标准估算，日本约有 1280 万骨质疏松症患者（截至 2005 年）[2]。

骨质疏松症的分类

　　骨质疏松症分为原发性骨质疏松症（退行性骨质疏松症）和继发性骨质疏松症。原发性骨质疏松症又分为绝经后骨质疏松症、老年性骨质疏松症和特发性骨质疏松症[2]。继发性骨质疏松症一般是指除了遗传因素、年龄增长、生活习惯、闭经这 4 个因素以外的特定原因引起的骨质疏松症。

原发性骨质疏松症的病理学改变

● 骨质疏松症和骨软化症

　　骨是以 I 型骨胶原为主的骨基质蛋白（类骨质）发生钙化的产物。骨质疏松症表现为骨量减少，但骨组织有正常的钙化，钙盐与基质呈正常比例，这一点与钙化障碍、非钙化骨（类骨）比例增加的骨软化症和佝偻病（骨骺线闭合前）有所区别（图 1）。但实际临床上也可以看到两者混合的病例。

● 骨量减少的原因

　　原发性骨质疏松症是由于 20 岁以前获得的最大骨量过少，成人后由于骨形成和骨吸收的不平衡导致骨量减少而发病。顾名思义，最大骨量是人一生中骨量的峰值，其获得与遗传因素、发育期的营养、运动、内分泌激素等有关（图 2）。

　　在骨骼生长结束后，也会反复进行被称为骨重塑的新陈代谢。骨重塑是指在宏观上骨的形态不发生变化的情况下，在微观层面出现原有的旧骨被破骨细胞吸收，成骨细胞形成新骨的过程。成年后由于各种原因导致骨形成和骨吸收失衡，也会造成骨量减少（图 3）[3]。成年后的骨重塑出现不平衡主要是由于年龄增长、闭经和运动量低等原因。

图 1　**骨质疏松和骨软化症的区别**
骨质疏松症出现骨量减少，但钙化程度正常。

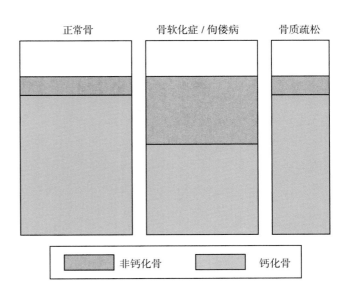

正常骨　　骨软化症/佝偻病　　骨质疏松

■ 非钙化骨　　■ 钙化骨

图 2　**一生中骨量的变化和骨质疏松的发生情况（以女性为例）**
原发性骨质疏松症是由于 20 多岁之前获得的最大骨量减少，成年后由于骨形成和骨吸收失衡导致骨量减少而发病的。所谓最大骨量，顾名思义就是一生中达到的峰值骨量，其获得与遗传因素、生长期的营养和运动、内分泌激素等有关。绝经后骨量减少的程度因人而异，因此，骨量急剧减少的病例会发生骨质疏松症。

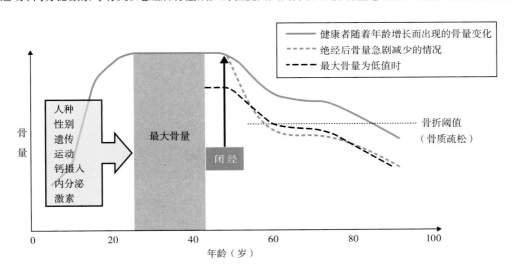

—— 健康者随着年龄增长而出现的骨量变化
----- 绝经后骨量急剧减少的情况
----- 最大骨量为低值时

骨量

人种
性别
遗传
运动
钙摄入
内分泌
激素

最大骨量

闭经

骨折阈值
（骨质疏松）

0　　20　　40　　60　　80　　100
年龄（岁）

雌激素有抑制破骨细胞骨吸收的作用，闭经后由于雌激素水平急剧下降，导致骨吸收亢进，虽然随着骨吸收而出现的骨形成也会亢进，但成骨速度跟不上丢失速度，导致骨量减少。

● **骨质的丢失**

　　"骨强度"仅用骨量（骨密度）是难以准确评估的，它还与骨密度以外的因素相关[1]。例如，在糖尿病和糖皮质激素相关性骨质疏松症中，即使骨密度正常，也能观察到骨折风险的上升，因此我们认为仅

图 3   **骨重塑与骨质疏松的进展**

在处于静止期的骨表面,破骨细胞被活化,进入骨吸收期(resorption)。此后,经过逆转期(reversal)、成骨期(formation)、再次进入静止期,这一连串的骨代谢过程被称为骨重塑。骨形成与骨吸收同步进行(称为偶联)。绝经后由于各种各样的原因,骨形成和骨吸收会发生失衡,如果骨形成跟不上亢进的骨吸收的速度,就会导致骨量减少。

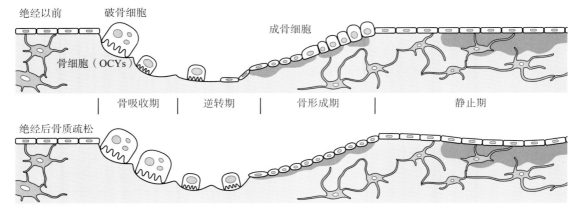

仅依靠骨密度无法反映骨质量的恶化程度。

在工程学材料中,"质"指的是单纯的材质,但作为器官的"骨"绝不是由单一的材料构成的。作为器官的骨中,除了矿物质和基质蛋白之外,还有各种细胞,为了支撑身体和保持强度,形成功能性的结构,维持机体功能。因此,可以将"骨质"分为结构和材质特性来论述(表 1)。

表 1   **骨质结构的决定因素**

结构特性	材质特性
宏观结构	矿物
大小	结晶度
形状	各向异性
微观结构	钙化度
骨小梁结构	骨胶原
多孔性	骨胶原交联

骨质疏松症的结构特性变化是通过宏观和微观上的丢失导致骨强度降低。骨分为皮质骨和松质骨,皮质骨具有特殊的环状结构,而松质骨构建了板状和棒状精细的骨小梁结构。皮质骨的宏观结构特性由大小和形状决定,大骨的强度较高,但即使在相同的骨量(截面积)下,不同形状的骨在强度上也存在差异(图 4)。随着年龄的增长,长管状骨的皮质骨厚度变薄,同时出现多孔化,但由于外骨膜的骨形成,使骨外径增大,以对抗骨的变脆进程。在松质骨中,绝经后快速的骨吸收导致骨小梁结构发生断裂,导致比单纯的骨强度降低更严重的骨脆弱化(图 5)。

在材质特性方面,骨基质蛋白的退化导致骨强度降低。骨基质周围的环境,如衰老过程中与生活方式有关的疾病导致的氧化和糖化,以及维生素 D 和维生素 K 的缺乏,都会使骨基质退化[2]。此外,随着年龄的增长,由于氧化和糖化水平提高而增加的糖基化终末产物(advanced

图 4　形状对骨骼强度的影响

皮质骨中大骨的强度较高。另外，即使在骨量（截面积）相同的情况下，如果形状不同，强度也会产生差异。

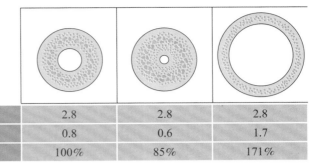

骨面积（cm²）	2.8	2.8	2.8
截面二阶矩	0.8	0.6	1.7
弯曲强度	100%	85%	171%

图 5　随着松质骨微结构的恶化，骨小梁结构的变化

在松质骨中，绝经后由于骨的迅速吸收，骨小梁结构发生断裂，导致出现比单纯骨强度下降更脆弱的骨质。

a：正常的骨小梁结构
b：骨量减少
c：骨小梁断裂

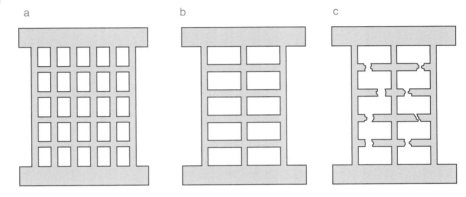

glycation endproducts，AGEs）导致胶原交联的恶化，使骨强度降低，从而成为骨质丢失的原因。

糖尿病、慢性肾脏病、代谢综合征等生活方式病也会引起 AGE 介导的胶原交联的增加，使骨质恶化[2]。

这样的骨质评价，一般临床的检查无法做出。因此，在诊断骨质疏松症时，除了骨密度外，还应采用流行病学研究中已证明的除骨密度以外的与骨折风险相关的因素（如脆性骨折病史）。

继发性骨质疏松症

伴随着各种疾病及病情而出现的骨量下降和骨质恶化，就会产生继发性骨质疏松症[2]。内分泌性、营养性、药物性、废用性、先天性等也是导致继发性骨质疏松症的原因。

因负重和肌肉收缩而对骨产生机械应力时，会促进骨形成；反之，由于活动减少而使机械应力刺激减少时，则骨形成减弱，骨量减少。机械应力对骨的影响因其所在部位的不同而有所差异，胫骨、跟骨等下肢负重骨通常暴露于较大的机械应力，因此短时间的不活动、废用很容易使骨量发生变化[4, 5]。而颅骨等这些在正常环境中几乎不暴露于机械应力的骨，即使在机械应力下降的情况下骨量也不会发生变化[5, 6]。

临床症状

如果只是存在骨密度减少及其伴随的骨脆性增加，一般不会出现临床症状。骨质疏松症常见的临床症状是发生脆性骨折及由此产生的疼痛。

身高变矮是怀疑椎体骨折的重要信号[2]。出现了身高下降和圆背的病例建议进行骨质疏松症的筛查。

骨质疏松症的诊断

● 诊断标准

在诊断原发性骨质疏松症时，可采用胸椎、腰椎的单纯 X 线摄片，对是否并发脊椎疾病、椎体骨折进行诊断。鉴别继发性骨质疏松症的病因后，根据有无脆性骨折和骨密度降低，按照以下诊断标准进行诊断[7]。

①如果椎体或股骨近端出现脆性骨折时：

无论骨密度如何，均可诊断为骨质疏松症。

②除椎体或股骨近端脆性骨折以外的脆性骨折：

如果骨密度未达到年轻成人平均值（young adult mean，YAM；腰椎 20 ～ 44 岁平均值，股骨近端 20 ～ 29 岁平均值）的 80% 的病例诊断为骨质疏松症 [其他脆性骨折包括肋骨、骨盆（包括耻骨、坐骨、骶骨）、肱骨近端、桡骨远端、胫腓骨的脆性骨折]。

③无脆性骨折病史的情况：

骨密度＜ 70% YAM（或低于 –2.5 SD）的脆性骨折病例可诊断为骨质疏松症。

● 开始药物治疗的标准

除符合上述诊断标准的患者外，《骨质疏松症防治指南 2015 年版》（以下称指南）[2] 中，推荐以下采用骨密度评价为骨量减少者（不到 YAM 的 80%）进行药物治疗：①有股骨近端骨折家族史的患者，②根据 FRAX®（骨折风险评估工具）评估 10 年中承重骨骨折发生概率超过 15% 者（适用于 75 岁以下人群）。

除糖皮质激素相关骨质疏松 [8] 之外的继发性骨质疏松症，没有确切的诊断标准和开始治疗标准。因此可参照原发性骨质疏松症开始药物治疗。

骨质疏松症的治疗

● 三大支柱治疗方法

骨质疏松症的治疗以食疗、运动疗法、药物疗法为主。其中，只有药物疗法被证实有预防骨折的效果。因此，对于符合药物治疗标准的病例，建议开始药物治疗的同时，也实施食疗、运动疗法。

● 骨质疏松症治疗的药物选择（表2）

骨质疏松症治疗药物分为以抑制骨吸收为主的药物和以促进骨形成为主的药物。在日本获得批准的骨质疏松症治疗药物中，指南[2]中对椎体骨折的预防效果评估为A级的药物有：含氮双膦酸盐类（BP）、抗RANKL抗体、选择性雌激素受体调节剂、甲状旁腺激素、新型活性维生素 D_3。含氮双膦酸盐类药物唑来膦酸和骨硬化蛋白拮抗剂洛莫索珠单抗在指南发布后上市，这两种药物也通过大规模临床试验展现出了有降低骨折风险的效果[9-11]。因此，在骨质疏松症治疗中，最好从这6种药物中进行选择。

表2　骨质疏松治疗药物显示出降低骨折风险的效果

	药物名称
抑制骨吸收为主的药物	
含氮双膦酸盐	阿仑膦酸盐、利塞膦酸盐、米诺膦酸、伊班膦酸盐、唑来膦酸
抗RANKL抗体	地舒单抗
选择性雌激素受体调节剂	盐酸雷洛昔芬、巴塞昔芬醋酸盐
促进骨形成为主的药物	
甲状旁腺激素	特立帕肽
骨硬化蛋白拮抗剂	洛莫索珠单抗
不属于上述类别的药物	
新型活性维生素 D_3	艾地骨化醇

● 治疗药物对骨愈合的影响

在系统评价中发现，双膦酸盐类药物在骨折后无论哪个时期开始给药，都不会产生骨愈合延迟[12, 13]。对地舒单抗（denosumab）临床试验期间发生非椎体骨折的骨延迟愈合及假关节病例的分析结果表明[14]，地舒单抗对骨折愈合没有影响。因此，目前我们认为，骨吸收抑制药双膦酸盐类和地舒单抗对骨折愈合没有影响。

在病例观察和少数病例的前瞻性比较试验中发现，特立帕肽（基因重组）对骨愈合有促进作用，但也有报告认为其对骨折愈合没有促进作用，因此，特立帕肽对骨折愈合的有效性尚待明确。洛莫索珠单抗对骨折愈合的影响仅有动物实验研究，尚不明确。

关于其他骨质疏松症治疗药物对骨折愈合的不良影响或对促进骨折愈合的影响，目前尚无临床试验结果。

◆ 文献 ◆

[1]NIH Consensus Development Panel on Osteoporosis Prevention, Diagnosis, and Therapy, March 7-29, 2000: highlights of the conference. Southern medical journal 2001 ; 94 : 569-73.

[2]骨粗鬆症の予防と治療ガイドライン作成委員会(2015). 骨粗鬆症の予防と治療ガイドライン2015年版. ライフサイエンス出版 ; 東京 : 2015.

[3]Fleish H. ビスホスホネートと骨疾患, 森井浩世 監訳, 医薬ジャーナル社 ; 東京 : 2001.

[4]Hirano Y, Hagino H, Nakamura K, et al. Longitudinal change in periprosthetic, peripheral, and axial bone mineral density after total hip arthroplasty, Mod Rheumatol 2001 ; 11 : 217-21.

[5]Watanabe Y, Ohshima H, Mizuno K, et al. Intravenous pamidronate prevents femoral bone loss and renal stone formation during 90-day bed rest. J Bone Miner Res 2004 ; 19 : 1771-8.

[6]Vico L, Hargens A. Skeletal changes during and after spaceflight. Nat Rev Rheumatol 2018 ; 14 : 229-45.

[7]宗圓　聰, 福永仁夫, 杉本利嗣, ほか. 原発性骨粗鬆症の診断基準(2012年度改訂版). Osteoporosis Japan 2013 ; 21 : 9-21.

[8]Suzuki Y, Nawata H, Soen S, et al. Guidelines on the management and treatment of glucocorticoid-induced osteoporosis of the Japanese Society for Bone and Mineral Research : 2014 update. J Bone Miner Metab 2014 ; 32 : 337-50.

[9]Nakamura T, Fukunaga M, Nakano T, et al. Efficacy and safety of once-yearly zoledronic acid in Japanese patients with primary osteoporosis: two-year results from a randomized placebo-controlled double-blind study (ZOledroNate treatment in Efficacy to osteoporosis; ZONE study). Osteoporos Int 2016 ; 28 : 389-98.

[10]Saag KG, Petersen J, Brandi ML, et al. Romosozumab or Alendronate for Fracture Prevention in Women with Osteoporosis. N Engl J Med 2017 ; 377 : 1417-27.

[11]Cosman F, Crittenden DB, Adachi JD, et al. Romosozumab Treatment in Postmenopausal Women with Osteoporosis. N Engl J Med 2016 ; 375 : 1532-43.

[12]Li YT, Cai HF, Zhang ZL. Timing of the initiation of bisphosphonates after surgery for fracture healing: a systematic review and meta-analysis of randomized controlled trials. Osteoporos Int 2014 ; 26 : 431-41.

[13]Xue D, Li F, Chen G, et al. Do bisphosphonates affect bone healing? A meta-analysis of randomized controlled trials. J Orthop Surg Res 2014 ; 9 : 45.

[14]Adami S, Libanati C, Boonen S, et al. Denosumab treatment in postmenopausal women with osteoporosis does not interfere with fracture-healing: results from the FREEDOM trial. J Bone Joint Surg Am 2012 ; 94 : 2113-9.

第 2 章　骨质疏松性骨折手术的注意事项

久留米大学医学部骨外科　**白滨正博**

术前注意事项

● 手术适应证

· 伴有脱位的关节内骨折。

· 移位明显的骨折。

· 股骨近端骨折。

· 人工关节置换、人工关节置换术后感染。

· 假体周围骨折。

· 无法缓解疼痛的脆性骨盆骨折和椎体骨折。

· 为了早期下地，早期恢复日常活动，或为了方便护理被认为需要手术的骨折。

● 术前管理

对于老年人来说，受伤当天的精神状态是最佳的。此后，他们可能会因住院后环境的改变、疼痛、卧床而导致谵妄、食欲减退、体力和肌肉力量下降。同时，老年人常常既往有内科疾病，并口服各种治疗药物，因此，重要的是要建立一个通过多学科合作尽早为老年患者开始手术的治疗体系。

● 必要的检查和重要的影像学检查

对于老年人的脆性骨折，通过单纯 X 线影像，有时难以判断。另外，由于年龄、性别、活动量的不同，每个人的骨密度也不同，因此，有时仅凭 X 射线影像无法对骨质进行判断，如骨折的程度、骨折内固定时能否获得螺钉把持力。因此，CT 检查和 MRI 检查是必需的。进行单纯 X 线检查时，如果是关节内骨折，至少需要 3 或 4 个方向的摄片，对于股骨还需要拍摄健侧肢体对照片，以了解股骨弯曲程度（图 1）。另外，对于椎体假关节，为了评估是否存在脊柱不稳定性，还需要进行脊柱动力位摄片。

初期的股骨近端骨折和骨盆环骨折、椎体骨折、胫骨平台骨折等，由于用单纯 X 线摄像无法诊断，因此需要进行 CT 或 MRI 检查。近年来通过 CT 多层断面重建（multiplanar reconstruction；MPR）和 3D-CT 能够详细了解骨折部位、程度、移位方向等，对手术适应证判断和术前手术计划、术中导航等非常有效（图2）。通过核磁共振检查能够了解隐匿性骨折[1]及骨挫伤、早期骨折（图3）。

● 需要准备的物品

　　准备植入物锁定装置、电缆系统、C臂透视仪、人工骨、骨水泥、备用植入物，如果需要导航，则准备CT。准备自体血回收装置和充足的术中用血、止血剂，还要做好完备的支援准备，为了预防手术中出现血管损伤等引起的大量出血，应有血管外科医生待命，随时进行经导管动脉栓塞术（transcatheter arterial embolization，TAE）等。

图1　通过单纯X线检查进行诊断
a：70岁，女性。左桡骨远端骨折。单纯X线四个方向的图像。
b：77岁，女性。右股骨非典型性骨折和向外侧弯曲的健侧。

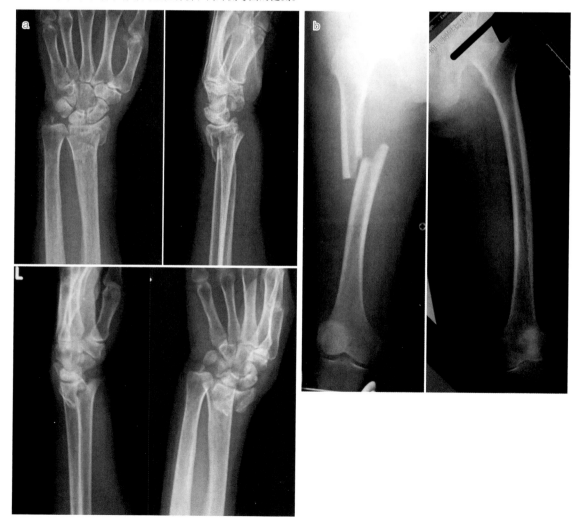

图 2　CT（3D-CT，MPR）诊断

a：82 岁，男性。右髋臼骨折（双柱骨折），3D-CT，MPR 图像。

b：70 岁，女性。左桡骨远端骨折，3D-CT，MPR 图像。

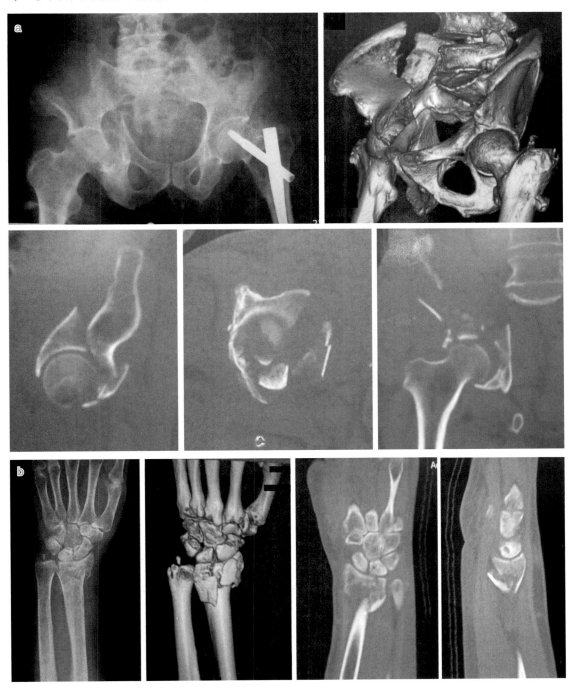

图 3　早期骨折 MRI 诊断

a：78 岁，女性。右股骨转子部位的隐匿性骨折（箭头）。
b：70 岁，女性。骨盆环脆性骨折。骶骨出现信号变化（箭头）。
c：80 岁，女性。左胫骨平台骨挫伤。髁突部有信号变化（箭头）。

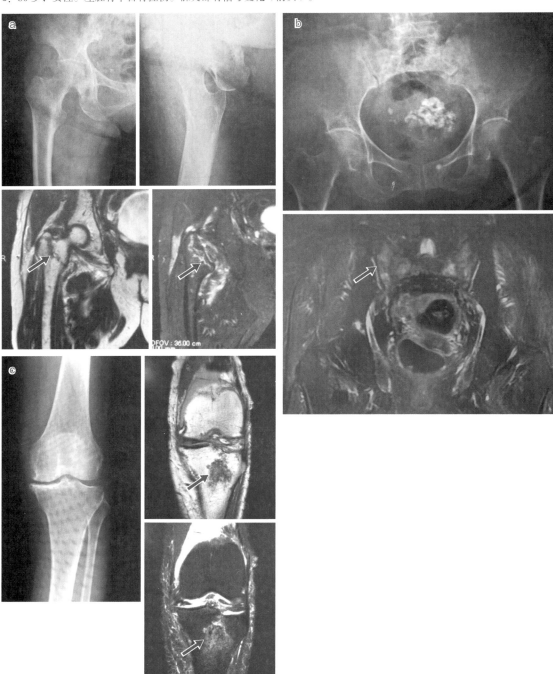

术中注意事项

● 手术体位

与一般手术相同，但应尽量避免在手术中变换体位，以保证短时间内完成手术。要特别注意预防因压迫而引起的软组织损伤和循环障碍、深静脉血栓。

● 显露

老年人的软组织和血管一般比较脆弱，容易导致出血增加，因此要尽量微创，术中注意保护周围软组织，尽量保留骨膜。显露过程中使用牵开器和霍夫曼拉钩的过程中切忌粗暴牵拉。

● 复位

复位时小心使用骨钳和起子。因为骨折部位的髓腔暴露会增加出血量，所以尽可能快速复位。同时，可采用克氏针进行临时固定，使骨折部位稳定。

● 固定

对于脆性骨折，植入锁定装置是有效的。髓内钉可植入更多的锁紧螺钉，尽量选择直径较粗的。锁定板要选择在解剖学上形状相吻合的，这样可以选择的螺钉类型更多。锁定螺钉要多方向植入尽可能长的螺钉，最好能穿透对侧骨皮质。

对于植入物周围骨折，用钢缆或长锁定板加固固定。因为只用克氏针和螺钉可能会发生切割，因此应并用垫圈和薄板。在复位后的骨缺损部位进行填充时，推荐使用人工骨。此外，应尽量使用骨水泥固定人工关节（图4）。

❗ 要点　　脆性骨折手术

- 早期手术，早期下床，要尽量进行微创手术并牢固固定[2]。
- 合适且牢固的固定方法和植入物的选择很重要[3]。

图 4　针对老年人骨折的固定方法

a：92 岁，女性。双侧股骨转子骨折术后，用新的股骨短钉（SFB）固定。
b：91 岁，女性。骨盆环脆性骨折术后，用脊柱植入物固定。
c：82 岁，男性。右髋臼骨折（双柱骨折）术后，实施了有创复位固定术和急诊全髋关节置换术（THA）。
d：95 岁，女性。左侧假体周围骨折。用钢缆固定后，行长柄水泥固定。
e：88 岁，女性。右股骨假体周围骨折。已用钢缆和锁定板固定。

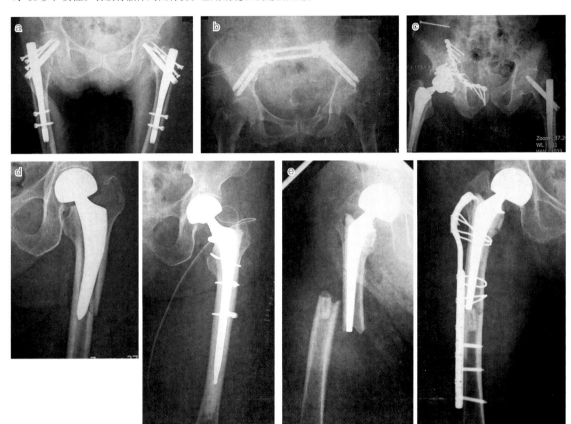

经验分享　术中复位、固定时发生的医源性骨折和备用螺钉

▶ 复位和插入植入物时，有发生医源性骨折的危险。事先要准备各种尺寸的植入物，以应对任何部位、任何程度的骨折。或者，为了能够应对各种情况，准备好钢缆和锁定板备用（图5）。

▶ 另外，即使使用了锁定钢板，也时常会发生退钉的情况。

图5　术中骨折的恢复

a：83 岁，女性。在反向全肩关节置换术中，肱骨骨干部骨折（箭头）。

b：用锁定板实施骨折切开复位内固定术。

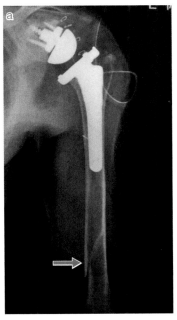
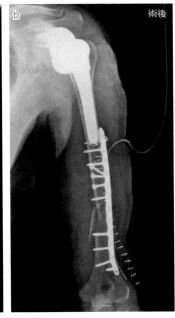

术后注意事项

　　由于高龄者很难进行不负重和部分负重的锻炼，因此，手术应尽可能实现术后早期的完全负重行走。另外，需对老年人进行疼痛管理、谵妄预防、营养管理等，并从术后开始积极的物理治疗。对于伴有基础疾病，尤其是糖尿病的患者，需要注意术后预防感染。手术伤口肿胀和软组织损伤严重的病例可采用局部负压封闭疗法（incision VAC® 疗法）进行治疗。开放性骨折和骨干骨折可采用低强度超声波进行治疗（low intensity pulsed ultrasound，LIPUS）。存在骨质疏松症且伴有病理性骨折的病例和非典型股骨骨折病例，建议联合使用特立帕肽。

❗ 要点　　本章总结

- 由于患者的年龄、性别、活动量不同，骨质疏松的程度也会有所不同。
- 单纯X线检查不能用于明确诊断，也不能用于确定手术适应证。
- 关注受伤后早期手术、术后早期下床、起立步行训练。
- 选择骨质疏松症对应的植入材料。
- 软组织牵拉时要注意保护，复位和固定要慎重。
- 尽量选择微创手术。

◆ 文献 ◆

[1]Yao L, Lee JK. Occult intraosseous fracture: detection with MR imaging. Radiology 1988；167：749-51.

[2]白濵正博，岡崎真悟. 高齢者の脆弱性骨盤骨折への対応—2. 手術の実際. 救急医学 2019；43：466-72.

[3]白濵正博. 阿修羅のごとく～大腿骨転子部骨折に対する新型髄内釘（これさえあればどんな骨折型でもOK）～. Bone Joint Nerve 2019；34；329-39.

第3章　骨质疏松症手术（除骨折之外）的注意事项

秋田大学大学院医学系研究院骨外科　**宫腰尚久**

骨质疏松症手术的注意事项与预防措施

随着超高龄社会的到来，老年人的骨科手术数量不断增加。由于大部分老年人都存在骨质疏松症，因此在进行除骨折之外的手术时，有必要考虑到骨质疏松症，并做好预防措施。特别是骨密度往往会影响手术效果。众所周知，骨密度低的患者比骨密度正常的患者更容易发生与骨质疏松相关的并发症。据报道，骨密度指标 CT 值（Hounsfield unit）与腰椎内固定术后骨融合率具有明确的相关性[1]，因此术前骨密度测定是非常必要的。此外，对于骨质疏松症患者，通过测量骨吸收和骨形成标志物来评估骨质疏松症患者的骨代谢情况同样重要。

除骨折以外的骨科手术涉及多个方面，特别是脊柱矫形手术和人工关节置换术等需行金属植入的手术一定要提前治疗骨质疏松症。骨质疏松症患者在这些手术中容易出现由于骨脆弱引起的并发症。其主要对策是改进手术方法，并适当使用治疗骨质疏松症的药物。

手术方法

● 脊柱矫形内固定术

在采用固定系统的脊柱手术中，有后方（减压）内固定术、前方（减压）内固定术、截骨矫形术、脊椎缩短术、椎体置换术、前后路联合脊柱重建术等多种手术方式。在任何手术方式中，如果存在骨脆弱性，都会影响手术效果，特别是椎弓根螺钉（pedicle screw；PS）松动（图1）引起的矫正角度丢失和骨融合不良等问题。为了提高 PS 的抗拔出强度，必须尽量使用粗且长的 PS，同时配合使用羟基磷灰石（HA）颗粒棒也是有效的（图2）。在国外，在 PS 上使用骨水泥，或使用膨胀 PS 也是比较有效的方法[1]。

另外，一般来说，为了应对骨骼的脆弱性，增加内固定点是非常重要的，因此，在脊柱矫形内固定术中，有必要考虑采用多点锚固（multianchoring）。并且在使用横连接棒的同时，用多根聚乙烯胶带对连接棒进行分段捆绑编织也是有效的（图3）。

图 1　脊柱矫形内固定术后（L2 ～ L4）椎弓根螺钉松动

L2 的椎弓根螺钉松动，出现矫正角度丢失。
a：腰椎单纯 X 线侧位片
b，c：L2 的 CT 横断位图像

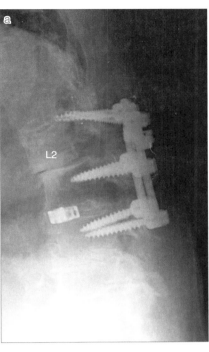
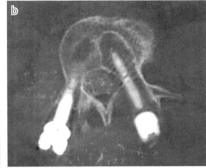
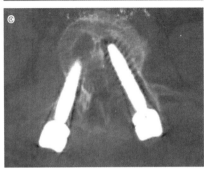

图 2　将羟基磷灰石（HA）颗粒放入椎弓根螺钉通道后的胸椎 CT 横断位图像

椎体内的螺钉周围可见 HA 颗粒。

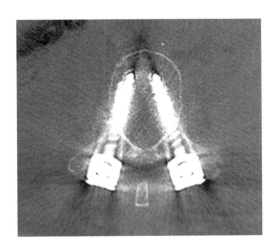

图 3　对骨质疏松症患者进行脊柱大范围固定时的多点锚固

为了增加固定点，采用聚乙烯胶带进行分段加固。

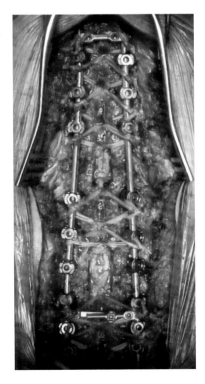

● 人工关节置换术

人工关节置换术中也需要注意老年人的骨脆性，例如人工髋关节置换术（total hip arthroplasty，THA），为了在脱位、复位、整复和假体撞击时不发生医源性骨折，必须进行保护性操作。并且骨质疏松症患者大多存在皮质骨变薄，髓腔扩大，因此，在选择股骨柄假体时，需要考虑皮质骨是否可以进行嵌压固定，预计不可行时，需要提前准备骨水泥假体等。

此外，人工膝关节置换术（total knee arthroplasty，TKA）中，除了保护性操作之外，还需要注意不要使用尺寸偏小的组件等。特别是如果胫骨组件尺寸小一号时，对于骨质疏松症患者，变薄的皮质骨无法承受假体的压力，这时只有松质骨承受负荷，极易出现假体下沉。

骨质疏松症治疗药物在脊柱矫形内固定术中的作用

对脊柱矫形内固定术患者针对性使用骨质疏松症治疗药物，有助于预防矫正角度丢失，并可以提高骨融合率。最近，针对骨质疏松症患者发生的腰椎退行性疾病和成人脊柱矫形进行的手术治疗领域，发表了关于分析双膦酸盐或特立帕肽对骨融合率、PS 松动率、防止椎间融合器（Cage）下沉等疗效的系统性回顾荟萃分析[2]。9 篇论文的分析对象中，3 篇论文采用了后侧方内固定术，4 篇论文采用了椎体间固定术，2 篇论文采用了 5 椎以上的长节段固定。

分析结果显示，双膦酸盐与安慰剂对照组相比，骨融合率（OR 2.2；95% CI 0.87 ～ 5.56，P=0.09）和 PS 松动率（OR 0.45；95%CI 0.14 ～ 1.48，P=0.19）无显著性差异，但特立帕肽比双膦酸盐显著提高了骨融合率（OR 2.3；95%CI 1.55 ～ 3.42，$P < 0.0001$）。然而，在 PS 松动率方面，特立帕肽和双膦酸盐相比无显著性差异（OR 0.37；95%CI 0.12 ～ 1.18，P=0.09）。此外，与安慰剂对照组相比，双膦酸盐显著降低了 Cage 沉降（OR 0.29；95%CI 0.11 ～ 0.75，P=0.01）和椎体骨折（OR 0.18；95%CI 0.07 ～ 0.48，P=0.0007）[2]。在这篇综述的分析结果显示，特立帕肽可以提高骨融合率，对 PS 松动率有显著的降低作用，但由于就这些结果与对照组进行比较的研究只有一项，因此没有进行荟萃分析[2]。另一方面，关于双膦酸盐对骨融合率影响的报告存在各种不同的结果，因此目前还不能得出明确的结论。

骨质疏松症治疗药物在人工关节置换术中的作用

在人工关节置换术中，应用骨质疏松症治疗药物最主要的目的是防止假体松动。对于骨质疏松症患者来说，由于其骨骼质量降低，人工关节置换术后假体周围容易发生骨吸收。**特别是 THA 后，股骨柄周围骨密度的降低会成为早期假体松动的主要因素，需特别注意**（图 4）。最近，随着固定力出色的生物型 THA 系统的推广应用，非高龄患者的人工关节置换术数量也开始增加，因此，从更长远的效果来看，有必要采取防止松动的对策。

各种双膦酸盐制剂和抗 RANKL 抗体药地舒单抗具有强大的抗骨吸收作用，因此被认为对抑制 THA 术后股骨柄假体周围骨密度降低是有效的。迄今为止，已有不少关于这些药物有效性的研究报告，对于利塞膦酸钠和唑来膦酸钠，也开展随机对照试验进行了荟萃分析[3,4]。这些荟萃分析结果表明，利塞膦酸盐可抑制股骨分区（Gruen zone）（图 5）中 1，2，5，6，7 分区的骨密度降低，唑来膦酸盐可抑制 1，2，4，6，7 分区的骨密度降低（表 1）。

图 4　全髋人工关节置换术后假体柄松动（假体柄周围骨透亮影）

术后 5 年时，股骨柄周围（特别是近端）可见骨透亮影（箭头），假体的位置也出现了偏离。
a：手术后不久
b：术后 5 年

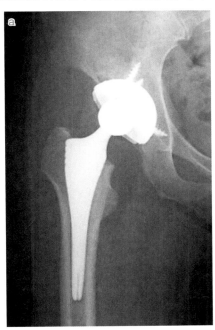
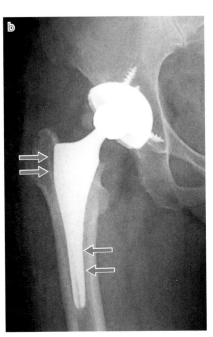

图 5　股骨分区
从股骨柄的近端外侧依次分为 7 个区域。

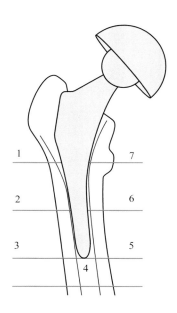

表 1　双膦酸盐对人工全髋关节置换术后股骨柄周围骨密度减少的抑制效果（荟萃分析）

报告者（年）	双膦酸盐	入组论文数	病例总数（对照组：干预组）	股骨分区	WMD* 或 SMD**（95% CI）	P 值
Ren L 等（2018）[3]	利塞膦酸钠	4	198（101：97）	1	0.163（0.104～0.223）*	＜ 0.001
				2	0.120（0.069～0.171）*	＜ 0.001
				3	0.038（−0.076～0.151）*	0.516
				4	0.087（−0.025～0.198）*	0.127
				5	0.103（0.055～0.152）*	＜ 0.001
				6	0.134（0.043～0.226）*	0.004
				7	0.257（0.127～0.386）*	＜ 0.001
Gao J 等（2017）[4]	唑来膦酸	4	185（90：95）	1	0.752（0.454～1.051）**	0.000
				2	0.524（0.230～0.819）**	0.000
				3	0.093（−0.196～0.383）**	0.527
				4	0.400（0.107～0.693）**	0.008
				5	0.254（−0.040～0.548）**	0.090
				6	0.893（0.588～1.198）**	0.000
				7	0.988（0.677～1.300）**	0.000

WMD：加权均数差（weighted mean difference），SMD：标准化均数差（standardized mean difference）

骨质疏松症治疗药物是否应该在术前就开始使用

对于计划手术但尚未治疗的骨质疏松症患者，应该从什么时候开始药物治疗呢？由于骨质疏松症治疗药物种类不同，对围手术期骨动态的影响可能不同，因此，目前对这个问题还没有明确的答案。但是，对于非急诊骨科手术，很多患者在手术之前都有观察期，因此有学者建议利用这段时间开始骨质疏松症的治疗。

实际上，有许多报告表明术前使用特立帕肽是有效的，例如术前使用特立帕肽可增加椎弓根螺钉插入扭矩。在一项使用大鼠截骨模型的研究中，作者发现术前使用特立帕肽组比术后立即使用组更能促进软骨生成和成骨细胞分化，更有利于骨愈合。因此，我们认为术前使用特立帕肽是可取的。

骨代谢的改善和原发病的控制

目前，日本市面上治疗骨质疏松症的药物几乎都在上市前的临床试验中验证它们对人体内维生素 D 含量和血钙的影响。也就是说，在实际的临床实践中，要达到骨质疏松症治疗药物与临床试验相同的效果，需要通过适当补充维生素 D 来调节骨钙代谢。在日本，自 2018 年 9 月起，通过电化学发光免疫分析法（ECLIA）测量血液中 25- 羟基维生素 D［25（OH）D］已被纳入原发性骨质疏松症保险。现在比以前更容易了解每个患者血清中的维生素 D 含量。另外，对骨质疏松症治疗药物无反应的患者，还需要考虑维生素 K 缺乏的情况。对于怀疑存在维生素 K 缺乏的病例，应该测定血中的低羧化骨钙素水平，并检测维生素 K 水平。

另一方面，对于由于使用类固醇药物及糖尿病、慢性肾脏病等引起的继发性骨质疏松症患者来说，原发病的严重程度与骨质疏松症密切相关。在手术等待期间，应尽可能控制原发病，这也是减少骨质疏松症引起的并发症的重要措施。

◆ 参考文献 ◆

[1]Fischer CR, Hanson G, Eller M, et al. A Systematic review of treatment strategies for degenerative lumbar spine fusion surgery in patients with osteoporosis. Geriatr Orthop Surg Rehabil 2016；7：188-96.

[2]Buerba RA, Sharma A, Ziino C, et al. Bisphosphonate and teriparatide use in thoracolumbar spinal fusion：a systematic review and meta-analysis of comparative studies. Spine(Phila Pa 1976)2018；43：E1014-23.

[3]Ren L, Wang W. Effect of risedronate on femoral periprosthetic bone loss following total hip replacement：A systematic review and meta-analysis. Medicine(Baltimore)2018；97：e0379.

[4]Gao J, Gao C, Li H, et al. Effect of zoledronic acid on reducing femoral bone mineral density loss following total hip arthroplasty：a meta-analysis from randomized controlled trails. Int J Surg 2017；47：116-26.

[5]Tsuchie H, Miyakoshi N, Kasukawa Y, et al. Intermittent administration of human parathyroid hormone before osteosynthesis stimulates cancellous bone union in ovariectomized rats. Tohoku J Exp Med 2013；229：19-28.

第4章　骨质疏松症患者的围手术期管理

三重大学大学院医学系研究科临床麻醉学　**宫部雅幸**

　　骨质疏松症是由于骨强度降低，进而使骨折风险增加的病理状态。以前把骨密度下降作为骨质疏松症的定义，但也存在虽然骨密度没有下降，却出现了骨脆性增加的状态[1]，因此由于骨胶原问题导致的骨质脆弱概念也应该一并考虑。2000 年在美国国立卫生研究院召开的共识会议上骨质疏松症被定义为"以骨强度降低为特征，造成骨脆性增加，从而导致骨折风险增大的骨骼疾病"[2]。

　　骨骼主要由羟基磷灰石（HA）和骨胶原蛋白组成。骨胶原蛋白决定着骨骼抗牵拉、抗弯曲的强度，羟基磷灰石决定着抗压迫的强度。骨为了更新老化的部分，在分子水平上经常进行着新老更替，外侧皮质骨的 1%、内侧松质骨的 30% 在 1 年内会被更新。骨质疏松症是骨的吸收和再生不能正常进行，骨密度下降和骨质退化导致的骨质变脆的状态。骨密度降低的原因有女性荷尔蒙分泌量减少、肠道对钙的吸收降低等。雌激素能促进骨形成，抑制骨吸收。钙的吸收需要维生素 D，维生素 D 的活化需要阳光和运动。并且钙的吸收需要镁，镁不足也是骨密度下降的原因。另一方面，骨胶原蛋白占骨骼体积的 50%，与骨骼质量相关。胶原蛋白退化，与作为原料的蛋白质摄取不足、胶原蛋白产生所必需的维生素 C、铁、锌等营养不足有关。

　　也就是说，骨质疏松症的原因与营养不良有关，因此，骨质疏松症患者不仅是骨骼存在问题，很可能还伴有血管、肌肉、皮肤、牙齿的脆性增加。因此，骨质疏松症患者的围手术期管理需要评估全身有无器官功能下降，如呼吸器官、脑神经、心脏、肾脏等，在术后早期恢复期，蛋白质或者氨基酸、维生素、矿物质等营养物质的补充非常重要。本章节将讲述骨质疏松症患者的围手术期管理[3]。

术前风险评估

　　在紧急情况下，首先判断是否存在应优先于骨折治疗的外伤。在患者存在认知障碍、抑郁、耳聋、脑卒中等情况下，治疗方案很难获得患者本人的同意，必须向其监护人说明情况并取得同意。这些患者呼吸系统、心血管系统、中枢神经系统的并发症较多，一定要引起注意。

● 呼吸系统风险评估

骨质疏松症患者在围手术期会出现呼吸功能衰竭、肺炎、误吸等肺部并发症，难以脱离呼吸机，伴随这些并发症时可能需要进行 ICU 管理治疗。表 1 列出了有助于这些风险评估的指标。SpO_2 下降和血红蛋白下降可能导致低氧血症。对于血红蛋白的最低值没有达成一致意见。第 1 秒最大呼气容量（FEV_1）下降和肺活量下降提示术后可能有高二氧化碳血症。

● 心功能评估

患者跌倒受伤时，要评估跌倒是否是因心脏病引起的。对于安装有起搏器的患者，有必要检查其功能是否正常，是否存在心力衰竭，是否有急性冠脉综合征。

● 中枢神经系统评估

患者因跌倒而受伤时，要评估是否存在导致跌倒的脑血管障碍。有谵妄时，应评估有无低氧血症、低血糖、电解质异常、败血症等。有脑血管疾病病史或症状时进行头颅影像学诊断。在有脑血管障碍的情况下，脑血管的自我调节功能消失，在全身麻醉时有可能导致脑梗死加重。

在存在骨折的情况下，骨折以外的急性疾病的症状往往不典型，如果存在痴呆，症状主诉往往不准确，常常导致诊断变得困难。另外，如果有颈椎的骨折、外伤，气管插管需特别注意，根据情况尽可能避免插管操作。但即使采用区域麻醉，也有可能因麻醉效果不充分、手术延长、大出血等情况而需要临时进行气管插管，因此仍需随时做好气管插管的准备。

酒精中毒也是导致跌倒的原因之一，这样的患者有时会并发认知障碍、精神错乱等症状，因此要注意麻醉管理，如使用短效麻醉药等。

表 1　呼吸系统风险评估指标

1. 呼吸时 $SpO_2 < 90\%$
2. 血红蛋白下降
3. $FEV_1 < 50\%$
4. 肺活量 $< 1.7L$

● 停药

抗凝药

抗凝药用于治疗静脉系统的血栓，如深静脉血栓、房颤引起的血栓等。但手术前如果继续服用抗凝药会增加术中、术后出血的风险，但停药又会增加血栓栓塞的风险。因此，应在充分考虑基础疾病、抗凝血药物的种类、手术的创伤程度后，再决定停止还是恢复抗凝血药物的使用。房颤等高危人群应尽量缩短停药期。新近的脑梗死、肺栓塞等患者，如果可能的话，可以推迟手术，直到症状稳定。通常术前不需要桥接，但对于使用华法林且安装了人工瓣膜的患者、新近脑梗死的患者等需要进行桥接。各种抗凝药的停药期如表 2 所示。

抗血小板药物

抗血小板药物用于预防冠状动脉粥样硬化和血栓性脑梗死等动脉形成的血栓。主要的抗血小板药物有阿司匹林（拜阿司匹林®、巴菲林 A81®）、氯吡格雷（Plavix®）、西洛他唑（普瑞妥®）。阿司匹林、氯吡格雷对血小板本身有不可逆的作用，因此考虑到血小板再生所需天数为 1 周，建议停药 7 ～ 10 天。西洛他唑抑制磷酸二酯酶 3（PDE3）活性，停药后 48 小时血小板凝集恢复正常，因此只需停药 2 天。

降压药

以下降压药按照 AB/CD 规则进行用药。

A：ACE 抑制剂和 ARB 类降压药；如果血管紧张素被抑制的话，术中使用的升压药的效果就会变差，血压维持困难，所以从早上就开始停止使用。注意麻醉过程中的低血压。α 受体阻滞剂可以继续给药。

B：β 受体阻滞剂继续给药。

C：钙通道阻断剂继续给药。

D：利尿药（diuretics）应停药。

表 2　抗凝药停药时间

药品名称	作用	停药时间
华法林	抑制 II，VII，IX，X	5 天
达比加群酯	抑制 II	2 ～ 3 天
利伐沙班		
阿哌沙班	抑制 X a	2 ～ 3 天
依度沙班		

术 语 解 释　▶ 桥接：停用抗凝药以低分子肝素替代。

● 全身麻醉还是区域麻醉

全身麻醉时，有时会出现术后一过性认知度下降，造成术后管理困难。如果通过下肢、上肢等区域麻醉就能够满足手术要求时，应考虑采用区域麻醉。

● 脊髓蛛网膜下腔麻醉

老年人的腰椎柔韧性差，脊柱侧凸和后凸严重，通常难以正中刺入。有时甚至难以确定棘间区。在这种情况下，可以通过从侧方触摸棘突来识别棘突和棘间区。笔者从棘间的正侧方瞄准内侧将针刺入椎弓间隙（图1）。药液使用 0.5% 布比卡因®，患侧在上时使用等比重，患侧在下时使用高比重。高比重的效果更持久，但降血压作用大，需要特别注意。药液使用量为 2～4ml，应根据预定手术时间调整。注入药液后 30 分钟左右时应密切监测血压，如果出现低血压伴心动过缓用麻黄碱 5mg，低血压伴心动过速用去氧肾上腺素 0.1mg。

● 全身麻醉

现在很多医疗机构对于意识丧失的患者采用静脉麻醉药异丙酚或吸入麻醉药地氟烷或七氟烷，对于仅需镇痛的患者使用作用持续时间超短的瑞芬太尼和肌肉松弛药罗库溴铵。

图1 **脊髓蛛网膜下腔麻醉穿刺部位**
从棘间的正侧方瞄准内侧，将针推进椎弓间隙。

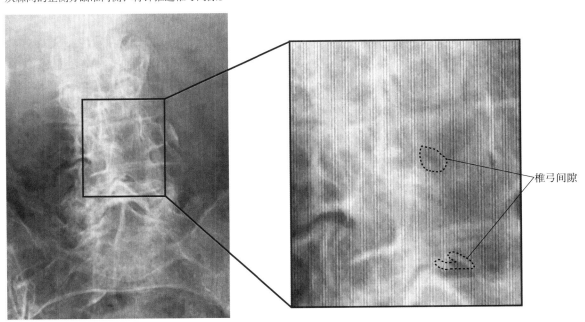

椎弓间隙

术 语 解 释
▶ 麻黄碱 5mg：麻黄碱 1A 40mg 用生理盐水稀释至 8ml，1ml 相当于 5mg。
▶ 去氧肾上腺素 0.1mg：去氧肾上腺素 1A 1mg 用生理盐水稀释至 10ml，1ml 相当于 0.1mg。

由于异丙酚可使血压下降，应使用最小剂量（1 ～ 1.5mg/kg）。确认入睡后给予罗库溴铵（0.6mg / kg）。为了避免气管插管时血压升高，预先使用瑞芬太尼，剂量从 0.1 ～ 0.2μg/（kg·min）开始。瑞芬太尼的静脉输注时量相关半衰期（context sensitive half time）* 为 3 分钟，具有超短时作用，即使术中为了镇痛而大剂量使用，术后停止使用，效果也会在 10 分钟左右消失。因此，使用瑞芬太尼，更容易在术中进行控制性降压，对减少出血具有更好的效果。

但是老年人维持脑供血的血压可能比成人高，因此需要注意血压下降值，必要时需要准备升压药物。血压下降也会影响到术后意识的恢复，因此，为了不使收缩压降到 100mmHg 以下，需要积极采取保持血压的措施。具体可通过稀释 10 倍的去氧肾上腺素持续给药维持血压，必要时给予麻黄碱。此外，老年人对吸入性麻醉药地氟烷的耐受性降低，所以需减量使用。成年人维持挥发罐浓度 5%（呼气末浓度 4% 以上），而老年人可降低到 4% 左右。

关于麻醉的诱导：如存在牙齿缺失，有时会出现面罩贴合不良，造成换气不良的状况。INTERSURGICAL 公司的 Quadra Light（图 2）没有充气垫，即使是老年人也适合佩戴。另外，气管插管有可能造成牙齿损伤，建议在术前由牙医进行评估和制作牙齿保护器。牙齿缺损时，注意气管插管固定不良的问题。特别是下颌存在不稳定时，可使用胶带将管固定在上颌上。

● 苏醒时

从全身麻醉中苏醒时，必须确保充分镇痛和苏醒，并且没有呼吸抑制。手术结束前 30 分钟注射对乙酰氨基酚（1000mg）对意识和呼吸都没有影响，是镇痛的有效方法。另外，为了避免因静脉麻醉药、吸入麻醉药的药效残留而出现谵妄状态，应输入最小剂量的异丙酚

图 2　INTERSURGICAL 公司的象限灯

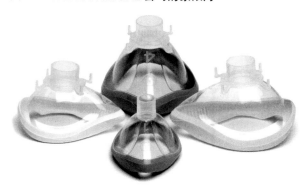
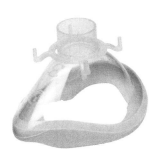

（由 INTERSURGICAL 提供）

术语解释 ▶时量相关半衰期（context sensitive half time）：停止持续给药后血药浓度下降一半的时间。

（1～1.5 mg/kg）。吸入麻醉药地氟烷苏醒较快，适用于高龄患者的麻醉，在手术结束之前没有必要停止给药。地氟烷苏醒时，有时患者会处于兴奋状态，必须按压。在镇痛、苏醒不充分，肌肉松弛药的效果消失的时候可能会发生这种情况。为了顺利苏醒，可以采用在持续给瑞芬太尼的情况下停用地氟烷的办法。由于麻醉药的作用，患者意识清醒，能够忍受气管插管，促使深呼吸后可以顺利拔管。拔管后需要观察，直到瑞芬太尼的效果消失，呼吸抑制消失为止。

术后管理

输液中添加维他美定®、核黄素等B族维生素和抗坏血酸，可促进能量产生和组织修复。应尽早开始经口摄食。

● 术后营养

骨骼再生、伤口恢复需要蛋白质、维生素A、B族、C、E，锌、铁。日本老年医学会建议，日常每千克体重要摄入1～1.5g蛋白质。这相当于2个鸡蛋（12g），200g鸡胸脯肉（50g）和20g（6g）奶酪（括号内为干蛋白重量），仅此一项就很难完成，但手术后确实需要更多的蛋白质，这些很难从常规饮食中摄取，通过口服蛋白质制剂可以实现稳定的摄取。

结语

人体每天都会代谢构成身体的成分，并用从食物中摄取的各种分子来替代，以维持正常状态。具体来说，人体每天分解300g蛋白质，其中240g被重新利用，其余60g被排出体外，这60g蛋白质被新摄入的蛋白质所替代。如果摄入的蛋白质不足，降解的劣质的氨基酸被用来重建蛋白质和胶原蛋白，会导致组织和器官恶化，特别是糖基化氨基酸、糖基化终产物（advanced glycation endproducts，AGEs）是组织退化的原因。对于骨来说，通过反复的破骨和成骨，来维持机体的正常运转。构成所有机体结构的胶原蛋白在骨骼中也起着重要作用，骨胶原蛋白的退化会导致骨质疏松症。胶原蛋白由氨基酸生成，但读取氨基酸编码需要锌，在将读取的氨基酸编码转化成蛋白质三级结构的过程中需要维生素C和铁。另外，钙要附着在骨胶原形成的骨框架中，而镁和活性维生素D是钙的吸收所必需的。另外维生素D的活化需要阳光和运动。

掌握每个患者的营养状态，即掌握蛋白质、维生素、矿物质的摄取量，补充不足的部分，并且能够提供适当的日光浴和运动康复治疗，包括围手术期在内，对于骨质疏松症的治疗是非常必要的。

◆文献◆

[1]斎藤　充．なぜ高い骨密度でも骨折するのか？－骨密度と骨質からみた新たな骨脆弱化の分類と薬剤の使い分け－．歯薬療法 2013；32：109-21.

[2]骨粗鬆症の予防と治療ガイドライン作成委員会編．骨粗鬆症の予防と治療ガイドライン2015年版.

[3]Ouanes JP, Tomas VG, Sieber F. Special Anesthetic Consideration for the Fragility Fracture Patient. Clin Geriatr Med 2014；30：243-59.

第十篇

第 2 篇

脊柱手术

第 1 章　骨质疏松症患者脊椎固定术（前,侧,后）

高冈市民病院骨外科　**中野正人**

摘要

- 根据患者年龄和既往病史,明确可行的脊柱内固定节段,向患者本人及其家属说明手术适应证和手术方法,并由其做出选择。要应用各种评价标准进行综合评估。
- 在选择手术方法时,必须考虑到骨脆性和已经存在的脊柱失衡、脊柱活动度异常以及椎间关节功能紊乱等因素,这是手术成功的关键。
- 在脊柱前、侧、后方入路椎间融合内固定术中,椎体终板的处理和假体的安放位置对术后矫形维持和骨性融合至关重要。
- 在脊柱后路内固定术中,明确固定节段的范围是手术成功的关键,需要熟练掌握多种内固定方法和各种固定材料的应用以及微创操作技巧。
- 前、后联合入路内固定术和一期后路内固定、二期侧方椎间融合内固定术中,慎重的术前评价和微创操作、降低出血量是成功的关键。

术前

手术适应证

- 如果患者同时合并退行性疾病、肿瘤、感染等疾病时,手术的适应证与不伴有骨质疏松症时的情况相同,现只讲述骨质疏松症（高龄）患者特有的适应证和注意事项。

● 年龄、全身状态、并发症对手术适应证的限制

- 根据以往较多脊柱外科医生的经验报告,可根据患者年龄、全身状态、合并症的数量和病情,决定可行的脊柱内固定手术范围（包括手术时间和术中出血量）。但是,由于手术涉及面广,而且每年都在变,因此很难量化。普通外科领域提出的 Estimation of Physiological Ability and Surgical Stress（E-PASS,表 1）[1,2] 和 Yoshida 等在成人脊柱重建手术中提出的评估量表 [3]（表 2）可用于骨质疏松症患者脊柱内固定术的术前评估（图 1,2）。

- 骨质疏松症患者多半为高龄人群,需要多学科联合治疗,但若采用微创操作技术如进行胸腰椎侧方入路单椎体（两个椎间隙）置换术,即使同时进行经皮椎弓根螺钉（percutaneous pedicle screw,PPS）内固定术,手术时间一般也仅需 3 ~ 4 小时,预计出血量仅为

表1 **总体风险评分（TRP）**

生理能力与手术应激评分系统（E-PASS）[1,2] 的简化版本。通过控制手术创伤、手术时间和出血量，使总分不超过 1400 分，从而降低围手术期死亡率和严重术后并发症的发生率。

项目	因素	得分
1	年龄	×3
2	有无重症心脏病	+300
3	有无重症肺部疾病	+190
4	有无糖尿病	+140
5	体力状态（0～4）	×140
6	麻醉风险 ASA 分级（1～5）	×60
7	出血量（g）/体重（kg）	×14
8	手术时间（h）	×40
9	手术切口范围（0～2）	×340
合计		（引自文献1、2）

1～9 个项目的总分为 TRP。

表2 **预测围手术期并发症的评估量表**

Yoshida 等人的评估量表能有效预测成人脊柱再建手术的并发症[3]。

类别	因素	可接受的最长手术时间（h）	可接受的最大出血量	3CO 或 FS > 10
1	＜70，ASA＜3，CCI＜2	6	2000（40ml/kg）	
2	＜70（ASA≥3 或 CCI≥2） 70～74（ASA＜3 和 CCI＜2）	5	1500（30ml/kg）	适用
3	70～74（ASA≥3 或 CCI≥2） 75～79（ASA＜3 和 CCI＜2）	4	1000（20ml/kg）	
4	75～79（ASA≥3 或 CCI≥2） ＞80	3	500（10ml/kg）	不可推荐

3CO：三柱截骨术（three-columnosteotomy），FS > 10：椎间融合节段超过 10 个，ASA：美国麻醉医师协会，CCI：Charlson 合并症指数（Charlson comorbidity index）（引自文献 3）

100～400ml。与以往的前后联合入路内固定术相比，由于手术显露等创伤较小，如果没有严重的心肺合并症，即使是 80 多岁的老人也可以考虑手术治疗。

- 随着微创技术的发展，手术适应证在不断扩大，但如果高龄患者出现感染等并发症会导致围手术期死亡的风险也相应增加，因此，应向患者本人及其家属充分说明手术适应证和手术方法、手术风险，让他们自行作出选择，是需要把握的最基本原则。

● 根据骨质疏松症的严重程度和植入物的固定强度选择适应证以及手术方法

- 脊柱前路融合内固定术能够安全可靠地解除来自椎管前方的神经压迫，前、中柱的重建，并可以获得更强的稳定性，与后方入路手术相比，其固定范围更小[4]。

- 此外，有报道称在骨质疏松性多椎体压缩性骨折、继发性骨质疏松症、骨密度显著降低的病例中，有很大一部分需要同时进行后路脊柱内固定术，包括椎体成形术在内，单纯的前柱手术往往难以纠正矢状面力线。近几年随着 PPS 内固定术和侧方入路腰椎椎间融合内固定术（lateral lumbar interbody fusion，LLIF）等微创脊柱内固定术（minimally invasive spine stabilization，MISt）的普及，人们开始重新评价针对老年患者实施单纯前路手术的价值。

- 随着 PPS 的应用和 LLIF 前后联合入路椎间融合内固定技术的进步，有骨质疏松症且伴有不稳定性的椎管狭窄症或胸腰椎后凸侧弯畸形等情况的高龄患者也可以进行脊柱重建内固定手术（图 1，2）。

图 1　伴有脊柱后凸侧弯畸形的骨质疏松症患者的腰椎 X 线影像

80 岁，女性。由于身体姿势不良，导致腰腿痛并呈现腰痛性跛行。发现腰椎后凸侧弯畸形（侧弯 Cobb 角 43° 和后凸 Cobb 角 4°）。股骨骨密度值 0.5g/cm²，身高 139cm，体重 38kg。

持续注射特立帕肽 4 个月后，进行术前讨论。合并症有高血压、IgA 肾病引起的慢性肾功能衰竭（stage G5）、腔隙性脑梗死（口服拜阿司匹林）、类风湿关节炎等，并有吸烟史。ASA-PS（American Society of Anesthesiologists physical status）为 3，CCI（Charlson comorbidity index）为 3，Yoshida 等人的评估量表评级为 4 级，为了预防围手术期并发症，必须在 3 小时以内完成手术，出血量控制在 400ml 以下。固定范围也在 10 个节段以下，不推荐截骨等较大创伤的手术操作。根据 E-PASS 的简易版，如果是小切口微创手术，手术时间控制在 5 小时内，出血量控制在 600ml 以下，如果是大切口创伤性手术，手术时间控制在 2 ～ 3 小时，出血量控制在少量，TRP 总分在 1400 分以下，预计围手术期死亡和术后严重并发症的发生率会减少。

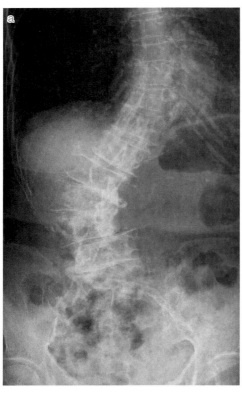
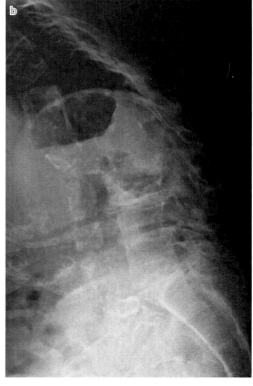

图2 立位（坐位）脊柱全长正侧位 X 线影像

在 L1～5 上首先进行 XLIF ®（eXtreme Lateral Interbody Fusion）手术，10 天后再进行 2 期后路内固定术。问题在于第 2 次手术中。采用传统的开放性后路内固定术无法准确估计手术创伤、时间以及出血量，除 L5～S1 后方椎间融合内固定术（TLIF）及髂螺钉置入术采用了小切口，其余也全部采用了经皮椎弓根螺钉（PPS）内固定术的小切口技术。第 1 次手术时间 3 小时 30 分，出血量 120ml；第 2 次手术时间 3 小时 45 分，出血量 100ml，无围手术期并发症，获得了预期的矢状面、冠状面矫正，术后可以独立步行。

a，d：术前。

b，e：侧方入路腰椎椎间融合术后（L1～5：XLIF）®

c，f：后路矫形固定术后（T10：骨盆 PPS，L5～S1：后路椎间融合内固定术）

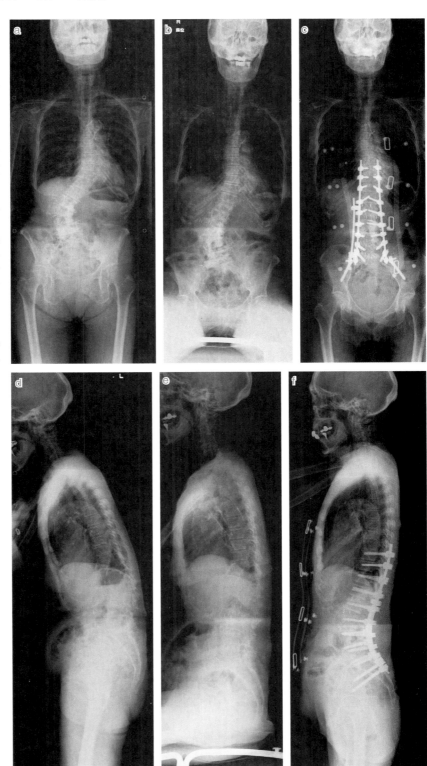

● 具体手术适应证

- 骨质疏松性椎体骨折导致椎体塌陷、形成假关节引起的神经麻痹的病例，以及因抵触治疗导致疼痛明显加剧并引起显著日常生活障碍的病例，适合手术治疗。
- 笔者使用的指征[5]具体列举如下：

①呈现迟发性神经麻痹的病例中，满足骨折块椎管占位率（%）＞45%、有效椎管面积＜120mm²的条件，以及卧位时也存在神经症状的病例，需要行椎管内直接减压。但如果是后方附件和韧带钙化占主导因素时，应考虑后路手术。

②即使是伴有迟发性神经麻痹的病例，对于轻度麻痹，卧床休息后能得到改善的病例，可不进行减压术，而只进行内固定术，采用 MISt 技术的微创内固定是很好的处置方法。根据情况，可在术前通过脊髓造影检查以明确间接减压是否可行。

③伴有下肢疼痛等神经根性症状，前屈和后伸动力位片中，中下位腰椎的局部 Cobb 角差超过 15° 的脊柱不稳定病例。

④伴有椎体骨折对位不良、畸形愈合导致脊柱后凸引起症状的病例中，如需矫正 30° 以上，原则上采用后路截骨矫正术，必要时可选择联合前侧入路手术。

⚠ 要点　　其他骨质疏松性外伤

- 对爆裂性骨折和伴有骨折脱位时，处理方法与青壮年的适应证相同，但在伴有骨质疏松症时，应考虑增加固定节段。在受伤后1～2周进行的前路椎体置换（减压）手术中，由于出血量较大，对老年人来说可能是致命的，应加以注意。根据情况，首先采用PPS后路内固定以控制损伤，再考虑二期治疗对策。

必要的检查和重要的影像学检查

● 全身检查

- 进行心脏超声检查、肺功能测定等检查时，如果发现心肺功能异常，要进行内科、循环系统科等术前会诊。
- 了解掌握是否存在继发性骨质疏松症的情况。

● 骨密度（dual-energy X-ray absorptiometry，DEXA）

- 首选腰椎、股骨两部位的 DEXA 检测。在脊椎退行性疾病中，腰椎的 DEXA 检测结果与实际的骨质疏松程度相比，更容易偏高。

● 脊柱全长正侧位 X 线检查（如果不能站立，则用坐位代替）

- 选择手术方式时，必须考虑到已存在的脊柱失衡、脊柱活动度异常和邻椎关节功能紊乱的情况。

● 胸腰椎功能位影像（坐位前屈和仰卧位侧面影像）和 MRI 检查

- 这是排除隐匿性压缩性骨折和评估骨折椎体稳定性的必需检查项目。

● 术前 MRI 和 CT（三维血管造影）用于确定入路

- 确认血管、输尿管、肠道等的走行。在以往的前路脊柱重建术中，有迟发性主动脉瘤的报告。为了避免器械伤及主动脉，在胸椎部采用与主动脉走行相对的右开胸入路，以避开降主动脉，选择奇静脉侧入路。而 T10 以下胸腰连接部到腰椎部，由于存在肝脏、大血管重要脏器，通常采用从动脉一侧的左侧入路。
- 侧方入路手术也以同样的原理作为基础，采用 MISt 技术进行小切口手术时，选择腔静脉对侧入路是安全的。根据过去的手术史、骨折形态、有无脊柱侧弯及椎体旋转畸形的程度，有时也有选择相反侧的情况，但有必要重点关注静脉的走行。

需要准备的物品

● 骨质疏松的治疗

- 手术前开始使用特立帕肽。如果可能的话，最好是术前给药 3 个月以上。
- 应用该药物可减少脊柱重建术后的矫正丢失和邻椎损伤，术后预期效果会更好（图 3）[6]。

图 3　椎弓根螺钉初始固定强度因骨质疏松而降低（a）和不同措施对脊椎内固定的加强效果（b）的比较

因患者存在不同程度的骨质疏松，椎弓根螺钉（PS）的拔出强度至少下降一半以上。请参考各种措施对常规 PS 固定的加强效果。使用特立帕肽后可增强到 120% 左右，使用羟基磷灰石颗粒（HA）后可增强到 110% 左右。使用椎板下绑带有望增强 PS 固定强度约 60%，或者通过椎板钩可增强 PS 固定强度约 80%。

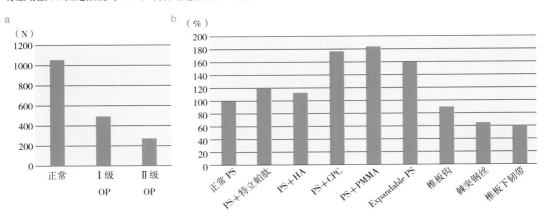

OP：osteoporosis，骨质疏松，HA：羟基磷灰石颗粒，
CPC：磷酸钙水泥，PMMA：polymethylmethacrylate，骨水泥

（从许多以前的文献中编辑引用）

🔘 输血准备

* 伴有贫血的患者需要在术前开始进行治疗。但通常在前路和侧路单椎体置换术（除外直接减压）中，即使联合后路 PPS 内固定，出血量也仅为 400ml 以内，因此，大多数病例的失血可以通过术中和术后自体血回输得到解决。

🔘 外部固定准备

* 在脊柱矫正手术时，术前应预估脊柱矫正程度，术后进行支具建模，预先准备硬性（软性）躯干支具，根据情况佩戴躯干石膏支具后下床。

🔘 脊髓功能监测

* 除了脊髓相关的手术以外，为预防神经并发症，脊柱内固定术也需要进行脊髓功能监测。特别是在中下段腰椎通过髂腰肌侧方入路的手术中，必须要有能够测量诱发肌电图的专用神经监测系统。

术中

手术体位

* 手术体位与青壮年相同，但在进行假关节手术和脊柱矫形时，尽量采用反张位和髋关节伸展、骨盆前倾位等体位进行矫正，并减少使用内固定材料进行矫正。在进行此类手术时，特别应关注营养不良和瘦弱型的高龄患者，要注意腓总神经或者股神经麻痹、固定胶带引起的皮肤损伤和褥疮。
* 侧方入路的手术体位采取进入侧在上的标准侧卧位。放置腋枕以保持侧屈位（kidney position）并用胶带固定，设定手术台倾斜角度并确保能拍摄 X 线正侧位片非常重要。
* 当以侧卧位进行 PPS 固定时，解除侧屈，透视确认冠状面复位后再进行 PPS 固定。
* 在进行胸腰椎椎体置换术时，术者选择患者背侧站位，而进行减压术时，同 Kaneda 法[4]，选择患者腹侧站位。通常情况下，在前路重建手术后，将体位改为俯卧位，进行 PPS 固定，但是，如适应证中所述，对于难以通过体位进行矫正的顽固畸形或需要 30° 以上矢状面矫正的病例，需要在俯卧位下行后路截骨手术。或者考虑进行包括椎间关节松解、切除在内的前后联合入路脊柱重建术，这时通常需要进行 2 次体位变换，创伤性也变大。

手术方法

🔘 显露方法

* 胸椎和胸腰段的侧方入路与传统前路手术相同，通过侧位透视确认固

定节段的最高位椎体，切除其上 1 ～ 2 位的肋骨，直至椎体侧面，再进行肋骨头的切除和病椎节段动静脉的处理，然后切除上下椎间盘和病椎椎体。

- 在传统的前路手术中要尽可能多地切除肋骨，尤其在胸腰段显露时需要将肋骨切除至肋软骨移行处。但在侧路手术中，只需进行满足入路及骨移植所需的最小限度的肋骨切除，或以与胸腔镜门式插入法同样的方式进行显露，在肋骨间插入拉钩并拉开。此时，根据情况，必要时可以通过使相邻肋骨在基底部骨折，以扩大显露范围。

- 在进行脊髓神经的前方直接减压时，微创侧路专用拉钩暴露视野不够充分，可能导致减压不够彻底，所以将肋骨切除稍微多一点，使用小开胸器和自动拉钩进行显露减压。胸腰椎交界区的前、侧方入路手术都尽量在胸膜外进行显露。

- 多个脊柱节段的显露，要沿着下位肋骨后方的内缘，将横膈膜切开并充分剥离至远端，进行脊柱重建术后再原位缝合。

- 在不进行直接减压的微创侧方入路手术中，不要拘泥于胸膜外入路，可在侧方做小切口用专用牵开器进行显露，术后留置普通负压引流管或小型胸腔引流袋就足够了，而且可缩短手术时间。腰椎部的前、侧入路手术中，由于可以在微创的情况下插入大的融合器，因而提高了效率。但是 L5 椎体水平以下，由于血管和神经根走向复杂，微创操作也变得更困难，应由熟练掌握 L5 ～ S1 的前、侧方入路的骨科医生进行手术。

● 椎间融合内固定或椎体置换术（见成功秘诀，图 4 ～ 6）

- 有报告显示，与钛网融合器相比，富有弹性的碳和 PEEK（polyether ether ketone）材质的融合器较少出现下沉，与长方体形状的融合器相比，楔形融合器更能保持腰椎前凸。另一方面，钛网和钛涂层的融合器在骨相融性和传导性方面优于 PEEK 材料。

- 生物力学研究已证实，下位腰椎固定会对相邻椎体产生影响，对于骨质疏松症患者，在脊柱重建中必须要考虑到如何保持良好的腰椎前凸并防止术后矫正度的丢失。这一点很重要。椎间融合固定的临床疗效主要由个体的骨量和终板刮除技术决定。

经验分享　　**融合器下沉了！**

▶ 对于骨质疏松症严重的病例，要密切注意融合器的下沉情况。在术前进行CT规划，术中测量椎体间高度和椎体置换高度，不应强行置入过高的融合器去撑开椎间隙，最终应通过透视确认（图6）。

- 融合器内的移植骨只取切除的椎间关节、肋骨和病椎局部的自体骨（LLIF 术中骨量不足时可注入 Refit® 骨再生材料进行填充），而融合器周围使用的移植骨是由羟基磷灰石（HA）颗粒和 Refit® 骨再生材料与自体骨混合而成。
- 上述脊柱前路减压手术都是基于 Kaneda 法[4] 显露的。在此基础上可进一步考虑行椎管内占位骨块的切除、控制硬膜外出血等难度高的操作。

成功的 *秘诀* 彻底刮除软骨终板，保留骨性终板

　　手术中的一个重要步骤是彻底刮除软骨终板并保留骨性终板（图 4）。椎体置换术也与 LLIF 方法一样，在标准的正侧位影像中明确位置，使用专用的 Cobb 剥离器将软骨终板刮除到对侧。对于椎体，和传统的方法一样切除到对侧椎弓根内缘，以确保融合器中心部分能够置入到终板核心区域（图 4i，图 6）。

图 4　椎间融合内固定术的实用手术技巧

使用普通剥离器（a–c）、Cobb 剥离器（d，e）和锐刮匙（f）进行终板刮除的方法。对于骨质疏松症患者，很容易误入骨性终板，如 c（箭头），因此不应盲目搔刮椎间盘。插入 TLIF 融合器后的侧位图像（g）以及置入 PPS 后的正位图像（h）。LLIF 的技术要点是在明确标准正侧位 X 线片基础上用专用的 Cobb 剥离器将软骨终板刮除到对侧（i）。在后路椎体间固定术（PLIF，TLIF）中，由于前方有大血管，所以剥离器向前方插入时要格外小心。

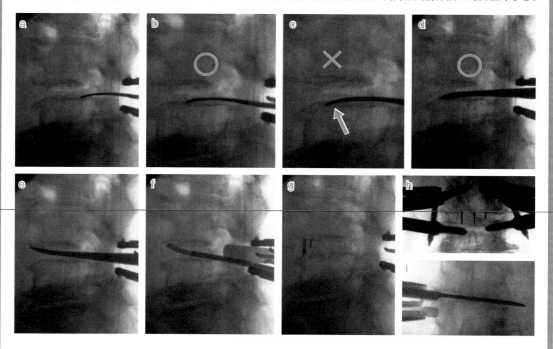

成功 *的* **秘诀**

正确的融合器放置能有效避免术后松动

　　融合器的放置是一项关键技术。从后路置入时，要将其推进至椎体前方，从侧方置入时，要将融合器的大接触面推进至上下椎体的两侧边缘和骨赘形成区域，这样做的好处是可以最大限度地避免术后融合器松动（图4，5）。

图5　关于椎体间融合器的放置位置

实线部分（绿色）是理想的放置位置，虚线部分（灰色）是容易发生融合器下沉的位置。

在 PLIF 和 TLIF 术中（a，b），将融合器推进至椎体前方，从侧路置入（c）时，将融合器的大接触面嵌至椎体边缘部分和骨赘区，这样可以最大限度地防止术后松动。

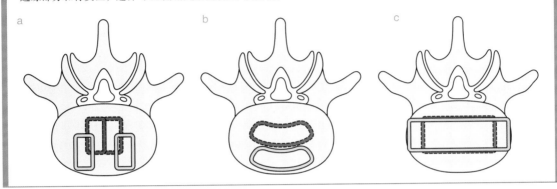

图6　侧方入路人工椎体置换术治疗骨质疏松症性椎体压缩性骨折引起的迟发性瘫痪

a，b：手术后的 X 线影像。可见融合器陷入上位椎体内。原因是相对于椎体终板的融合器接触面小和随意抬高床头。离床后，内陷仍在逐渐增大。

c，d：对于骨质疏松症严重的病例，要注意前方融合器的下沉情况，融合器高度不能超过术前规划好的椎体置换高度，不要超过这一高度，术中要透视进行确认。

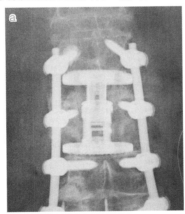
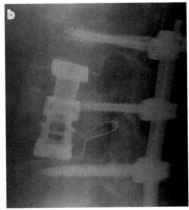
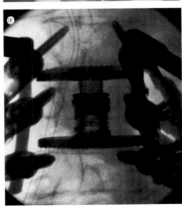
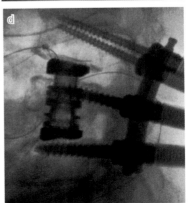

● 后路内固定技术

- 在针对伴有骨质疏松症的后路内固定术中，需要时刻关注内固定的松动和脊柱矫正度丢失的可能。
- 在考虑到骨质疏松症引起的PS固定强度下降和各种强化措施使固定强度增大之间的平衡后，再来确定固定节段的范围和固定方法（图3，7-10）。
- 相对于只采用后路内固定，通过联合前路、侧路内固定，可以降低内固定材料松动的风险。
- 人工椎体置换术中的后方内固定（即PPS固定），通常是在腰椎部固定病椎上下各一个椎体，在胸腰段固定病椎上2个椎体、下1个椎体，并使用椎板钩等进行加强，但应根据骨质疏松症的严重程度和脊柱个体差异的情况（见下文的"经验分享"），必要时需延长固定节段，或使用HA（羟基磷灰石）棒进行强化，亦或加用椎板钩（图3，7-10）。对于病椎的固定，一般使用较短的PPS，不影响融合器的放置，而且可以增加螺钉的抗拉拔强度（图6）。
- 关于后路内固定技术（PPS固定）是否需要植骨，没有长期的研究报道，至今没有定论，但至少在胸椎部位，直到目前临床上没有发现大的问题。

经验分享 · 导丝脱落

▶ 在骨质疏松症严重的病例中，导丝容易突破椎体前壁。在置入导丝或PPS螺钉的时候要密切关注，助手要给予持续把持并反复透视进行确认。可以使用新开发的不易突破椎体前壁的导丝(S- wire)®。

图7　用羟基磷灰石（HA）棒加固经皮椎弓根螺钉（PPS）的操作步骤

在进行PPS攻丝后，将HA棒插入器通过导丝重新导入到椎体内和椎弓根内。每个PPS钉道中填充2～3组HA棒（a）。如果固定端椎体的骨质疏松严重或担心固定端椎体发生骨折时，应同时填充椎体，此外，在小心拔出HA棒插入器的同时，需要在椎弓根前方部分和椎弓根内也进行填充（b，c）。通过导丝再次将HA棒插入器插入椎弓根（d）。

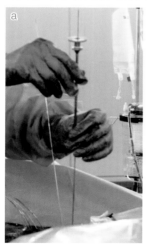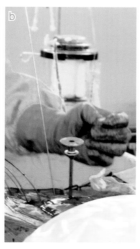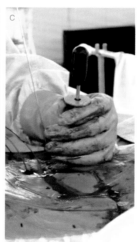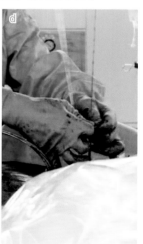

图 8　**使用椎间关节固定带和椎板下绑带加固**

PPS 置钉前，用骨凿和剥离子充分进行剥离，保护竖脊肌，用附属的导引针和 Deschamps 导引器等将环状的引导线穿过椎板下并将固定带在棘突和椎间关节等部位绑好，用自体骨与 HA 颗粒的混合物进行充分植骨，在椎间关节固定部位尽量使用较好的松质骨进行植骨。

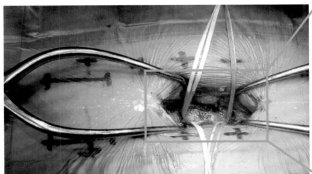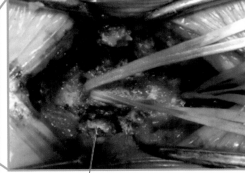

脚侧　　　　　　　　　　　　　　　头侧　　　　椎间关节切除术

图 9　**用曲柄椎板钩加强固定下端椎体：传统自动撑开式拉钩和握持器**

用传统自动撑开式拉钩撑开，握持曲柄椎板钩，从下方置钉的同一切口置入。此时，经皮将固定棒从下方插入，但固定棒的旋转很困难。

传统撑开式拉钩和握持器

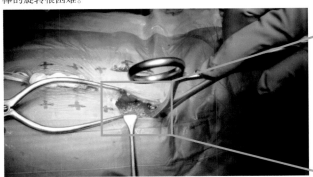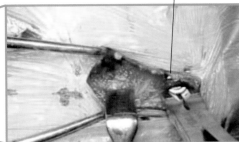

脚侧　　　　　　　　　　　　　　　头侧

41

图 10　用曲柄椎板钩加强固定下端椎体：用 MISt 专用装置经皮插入曲柄椎板钩

a：经皮椎板钩置入法中使用的 MISt 专用椎板钩置入装置

b：如图所示，在透视下，用椎板剥离器在椎弓下缘进行剥离，把持手柄的手从头侧向尾侧转动，一边剥离椎弓间的黄韧带，一边滑入椎弓。

c，d：用同样的操作将椎板钩放置在椎弓下缘。此时，插入钩后由助手保持，然后通过事先插入的导丝置入 PPS 螺钉，固定棒从头侧插入。

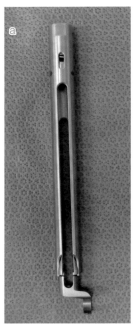
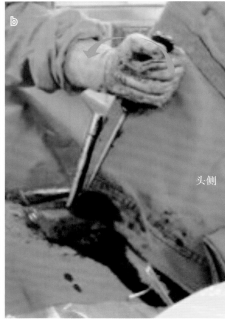
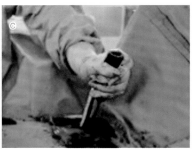
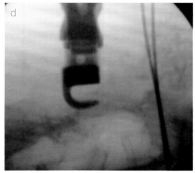

术后

切口处理

- 在前、侧方入路手术中，用温的生理盐水进行气泡试验，以确认有无胸膜损伤，如果试验结果为阳性，需要在胸腔内留置引流管，术后通过胸部 X 线影像进行确认。在腹膜后腔留置引流管。
- 缝合膈肌、肋骨表面肌群和腹部肌群时要小心，以免缝入神经和血管。
- 在后路手术中，要充分止血，用含有抗菌药的单股吸收线连续缝合筋膜和皮下组织及真皮，以降低术后感染的风险。
- 腹膜后腔和硬膜外等的引流管在术后 1 ～ 2 天拔除，胸腔引流管一般在 3 ～ 5 天拔除，如在此期间单日引流量下降到 100ml 以下，即可拔除。

下床时间

- 除了发生并发症的情况外，高龄者尽量早期尝试下床活动。佩戴硬质支具或现成的 Jewett 支具，尽早开始康复治疗。
- 佩戴支具时间为术后 3 个月，如果依从性差，可用较长的腰 - 骶椎矫形器代替。

成功的秘诀

固定棒的固定端要略微向前弯曲

基本上，用螺钉和固定棒进行矫正时，出现松动和矫正度丢失的风险并不高。特别是在固定端，固定棒不要过度伸直，或多或少要向前弯曲，以压住椎板钩和螺钉（图11）。脊柱关节松动术、截骨术、椎体成形术等只需要通过体位和椎间固定的方式进行矫正。而对退行性脊柱侧弯等疾病采用固定棒预弯和悬臂梁技术时，需要设置力学强度能满足矫正的锚杆及其相关技术，如髂骨螺钉和 SAI 螺钉（图1和2）等，矢状面对位不良和固定范围不足，必定会导致邻椎损伤，出现术后矫正失败和椎体骨折等。

图 11　关于固定棒的预弯

a：固定节段上位椎体使用悬臂梁技术时，在骨质疏松症患者中容易出现术后螺钉拔出（箭头）。

b：为了便于理解，在图示中稍微夸张了一下，用固定棒压住固定椎体的螺钉，即在第二个螺钉的部分使固定棒稍微浮起（箭头）。

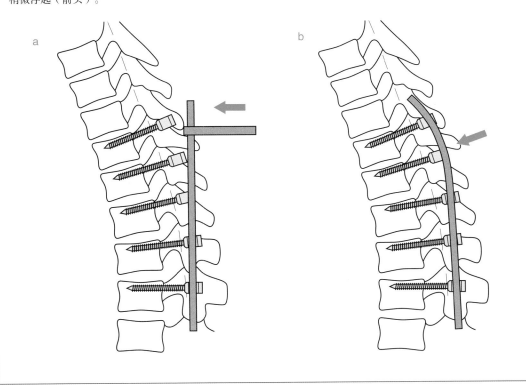

术后药物治疗

- 短期内使用麻醉剂，静脉注射对乙酰氨基酚、曲马多类药物等控制疼痛是比较容易的。但要注意血压、呼吸状态和肾功能等。
- 骨质疏松症的药物治疗是必不可少的，应尽可能从手术前开始使用特立帕肽。通常，用到术后 6 ～ 12 个月，在确认脊椎固定部位出现骨性融合并达到稳定后，再根据脊椎固定范围和骨密度评估，继续服用其他抗骨质疏松药物。

并发症的处理

- 一般来说，老年人发生术后感染、迟发性出血和硬膜外血肿等并发症的风险高于青壮年。故上述风险的评估及早期应对措施非常重要。
- 关于手术创伤：对于手术熟练者来说，传统的前路脊柱重建术是一种相对微创的手术，与后路脊柱重建术相比，其创伤性似乎更小。但是，对于高龄患者来说，已有关于前路脊柱重建术存在肺不张等术后并发症的报告，这是一个需要关注的问题。
- 对于有呼吸道合并症的患者，需要慎重考虑其手术适应证，必要时由熟练掌握前路手术的术者来主刀。

 术后的血气胸

▶ 在上位腰椎的侧方入路椎间融合内固定术中（ eXtreme Lateral Interbody Fusion，XLIF®），如果盲目地切除肋骨进行显露，不仅存在结肠损伤的风险，而且可能在不经意间损伤到胸膜，导致术后出现血气胸。因此术者不仅要熟练掌握胸膜返折线的解剖及其显露方法，还需要在术后通过胸部X线进行确认，这一点非常重要。

- 术后出现邻椎骨折等邻椎病的危险因素是多方面的，目前已明确的因素之一是多节段椎间融合内固定术。除此之外尚有关于骨质疏松症，360° 固定及胸腰段、后凸顶点及中段胸椎固定、上端椎的固定方法，椎间关节破坏等因素的报告，因此必须秉持考虑到所有的可能性后，并进行验证的态度。
- 关于脊柱内固定术后出现静脉血栓栓塞（VTE）等其他并发症以及各自的处理方法，无论患者是否合并骨质疏松症，都需要采取相应的措施，具体请参照其他出版物。

⚠ 要点　控制出血

对于高龄患者，有效控制出血是脊柱内固定手术成功的关键。

● 一般成人的脊椎手术如果出血量超过2000ml，止血就会变得困难，但更值得关注的是，即使是没有贫血和血小板减少等明显异常的老年人，如果出血量超过1000ml，其止血难度也会增加。特别是对于低体重患者，要考虑单位体重的出血量，评估其出血量的极限值，这在患者术前评估中已经叙述过。

● 前、侧入路内固定术中节段血管的处理是重点。按以往的常规做法是进行结扎、切断，但是在非新鲜的骨折椎体中，节段血管会萎缩、瘢痕化，此时只需要进行电凝和剥离处理即可。

● 由于术者的手无法进入微创用的手术通道内，因此可以利用推挤结扎器和内窥镜下的血管夹等深部结扎方法进行结扎。但传统的结扎方法更多的是利用蚊氏钳（Kelly钳）和直角钳等进行结扎。因此在利用结扎器进行深部结扎前，应预先进行常规结扎训练。

● 预备LigaSure™等超声刀、电凝止血仪器、各种止血材料，以防出现难以控制的出血。即便如此，若遇到难以控制的大血管撕裂损伤而导致的大量出血，不要勉强、盲目地扩大开口，应塞入止血材料，然后进行压迫止血，并请血管外科医生来进行处理。

● 注意脊椎滑脱症的节段血管有无怒张、畸形和走行异常，应在术前完善CT造影等检查并进行评估。在L5～S1水平的显露，需要注意髂腰静脉的走行和处理，同样要进行术前评估，熟练掌握显露手法。

● 在后路内固定术中，为了尽量减少关节突关节外侧的动脉分支和椎体后缘硬膜外静脉丛的出血，要对局部预先进行凝血处理。对于难以电凝止血的静脉丛出血，可用各种止血材料填充止血，但要注意避免对硬膜囊和神经产生压迫。

◆ 文献 ◆

[1] Haga Y, Wada Y, Takeuchi H, et al.'Estimation of Physiological Ability and Surgical Stress'(EPASS)for a surgical audit in elective digestive surgery. Surgery 2004 ; 135 : 586-94.

[2] Hirose J, Taniwaki T, Fujimoto T, et al. Validity of E-PASS system for postoperative morbidity of spinal surgery. J Spinal Disord Tech 2015 ; 28 : E595-E600.

[3] Yoshida G, Hasegawa T, Yamato Y, et al. Predicting perioperative complications in adult spinal deformity surgery using a simple sliding scale. Spine 2018 ; 43 : 562-70.

[4] Kaneda K, Asano S, Hashimoto T, at al. The treatment of osteoporotic posttraumatic vertebral collapse using the Kaneda device and bioactive ceramic vertebral prosthesis. Spine 1992 ; 7 : S295-S303.

[5] 中野正人, 川口善治, 安田剛敏, ほか. 骨粗鬆症性椎体圧潰・偽関節の病態と手術戦略. J Spine Res 2014 ; 5 : 981-6.

[6] Inoue G, Ueno M, Nakazawa T, et al. Teriparatide increases the insertional torque of pedicle screws during fusion surgery in patients with postmenopausal osteoporosis. J Neurosurg Spine 2014 ; 21 : 425-31.

第2章　骨质疏松患者脊柱矫形术

千叶大学研究生院医学研究院骨外科　**大鸟精司，折田純久，稻毛一秀，志賀康浩**

摘要

- 应慎重考虑骨质疏松症患者进行脊柱矫形手术的适应证。首先应充分考虑推荐保守疗法。这是因为矫形术后常常会发生椎体骨折和椎弓根螺钉（pedicle screw，PS）松动等严重的术后并发症。因此，只有在患者出现顽固性腰痛、下肢痛时才考虑手术。
- 术前和术后用药是骨质疏松症患者畸形矫正手术成功的重要的决定因素之一。在进行长节段固定时，至少提前1个月使用特立帕肽，如果可能的话提前3个多月使用。与未使用特立帕肽组相比，术前用药组在PS置钉时的最大扭矩增加，骨愈合时间也缩短。
- 手术中的技巧也很重要。在进行长节段固定时，使用椎板钩和椎板下绑带（Tekmilon tape）进行加强。由于严重的骨质疏松症而导致PS固定效果较差时，可加用羟基磷灰石（HA）颗粒或棒。此外，最近还推出了固定强度十分可靠的S2-alar-iliac（S2AI）螺钉。
- 即使是微创手术，也会出现并发症。在微创脊柱前路内固定术中，包括次要并发症在内，千叶县实施的155例侧方入路腰椎间融合（oblique lateral interbody fusion，OLIF）手术中，出现并发症75例（48.3%）。今后的重点是要减少此类并发症的发生。

手术适应证

术前

- 如果包括没有自觉症状的未就诊者，估计骨质疏松症患者已达1300万人。据报道，在50岁以上的人群中，男性骨质疏松症发病率为14.5%，女性为51.3%。另一方面，近年来，在超老龄化的社会背景下，相当一部分骨质疏松症患者已接受了脊柱内固定手术治疗。在这些病例中，出现术后椎体骨折和椎弓根螺钉松动等严重术后并发症的案例较为常见。

- 根据尸体标本研究报告，骨质疏松症患者的螺钉抗拔出力较弱，容易产生椎弓根螺钉松动。骨质疏松症患者还会出现肌量减少，这也是导致后凸畸形的原因。另外，陈旧性椎体骨折、多节段椎间盘退变也会导致同样的后果。这些导致慢性顽固性腰痛的病理机制是背部肌群无

术语解释　▶ S2AI螺钉：贯穿骶髂关节的螺钉。

力。这种疼痛与炎症、神经性疼痛不同，其保守治疗效果不佳。

- 主要症状有顽固性腰痛，用药止痛效果不佳，特别是由于消化道压迫引起的反流性食管炎。另外，脊柱后凸畸形会引起椎管狭窄和椎间孔狭窄，有时会呈现典型的下肢疼痛。

- 对于这些疾病，首选保守疗法，在无效的情况下，再考虑手术治疗。

必要的检查和重要的影像学检查

- 腰椎、脊柱全长 X 线摄影及其功能位影像是必不可少的。MRI 和脊髓造影是检查椎间盘退变和椎管受压程度的必要手段。CT 扫描有助于确定现有椎体骨折的程度以及是否存在假关节。

- 重要的一点是，要明确脊柱后凸侧弯是软弯曲还是硬弯曲，即其根本原因是骨性因素还是椎间盘因素引起的，因为致病原因不同，手术方式也会有所不同（图 1）。

骨质疏松患者脊柱矫形术围手术期用药

● 双膦酸盐制剂

- 双膦酸盐具有抑制骨髓中破骨细胞的形成和皮质骨中的破骨细胞活性，进而诱导细胞凋亡，缩短破骨细胞寿命的作用。

- 据动物实验报告，在骨折愈合过程中，双膦酸盐会加快骨痂形成。但也有报告指出，用双膦酸盐治疗后，虽然骨密度提高了，但骨强度并没有改善。另外，还有报告认为，该药会延迟骨折的愈合。虽然尚

图 1 **后凸侧弯引起的顽固性腰痛患者站立位 X 线片**
正位图像（a）显示侧弯，侧位图像（b）显示后凸。

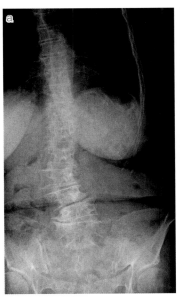
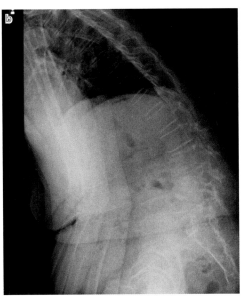

不清楚双膦酸盐影响脊柱融合的生物学变化机制，但在一些动物实验中显示，双膦酸盐可以促进脊柱内固定术后的骨愈合，并取得了显著成效。

- Hirsch 等人报告，在研究双膦酸盐对脊柱内固定术影响的动物实验中，观察了双膦酸盐对骨愈合率的影响，并没有出现显著的统计学差异[1]。
- 另外，在临床应用中，Nagahama 等人报告称，虽然从 X 线表现上看，双膦酸盐有可能提高骨愈合率，但实际上对临床效果没有影响[2]。
- 综上所述，虽然双膦酸盐对脊柱内固定术后骨愈合的促进作用尚有很多不明之处，但至少没有造成负面影响（表 1）。

● 甲状旁腺激素（parathyroid hormone，PTH）制剂

促进骨愈合和预防 PS 松动

- 抗骨质疏松症药物 PTH 制剂具有成骨作用。据中岛等人的报告，在骨折愈合动物实验中，PTH 制剂可促进大鼠单侧股骨骨折模型的骨痂形成，并能增加组织学上的机械强度。在临床研究方面，在以骨盆骨折患者为对象的研究中，PTH 制剂能显著提高骨愈合率[5]。
- 另外，Aspenberg 等人报告，在一项包括 102 名骨质疏松症患者的随机对照研究中，皮下注射 20μg 的 PTH 制剂可使女性骨质疏松症患者桡骨远端骨折的骨愈合提前 2 周[6]。在脊椎领域的研究中，动物实验证明 PTH 制剂可以促进脊柱内固定术后的骨愈合。有报告显示，对大鼠实施腰椎后路固定术后，使用 PTH 制剂组与单独自体骨移植组相比，前者术后骨愈合率明显更好。
- 目前认为，用于改善严重骨质疏松症患者骨密度最有效的药物有日制剂和周制剂两种，其疗程最高不超过 24 个月。据报道，特立帕肽（日制剂）组使用半年后的骨愈合率显著高于阿仑膦酸钠组（89% vs 68%）。
- 笔者对伴有骨质疏松症的患者进行长节段脊柱内固定时，术前使用特立帕肽至少 1 个月，长的使用期达 3 个月。结果显示，术前使用特立帕肽 1 个月以上组与未使用组相比，PS 螺钉置钉时的最大扭矩增加

表 1　特立帕肽（PTH 制剂）对人脊柱内固定术后骨愈合的促进效果

研究对象：被诊断为退行性脊椎滑脱症的绝经后骨质疏松症患者（n=40）
手术方式：后路减压、局部植骨的 PS 后路内固定术
骨质疏松症药物给药时间：术前 2 个月，术后 10 个月

	双膦酸盐组	特立帕肽（PTH 制剂）组	t 检验
骨愈合率（术后 12 个月）	68%	82%	$P < 0.05$
骨愈合时间	11 个月	9 个月	$P < 0.05$
PS 松动发生率（术后 12 个月）	13%	7%	$P < 0.05$

（引用自文献 3、4 部分修改）

了 18.5%（图 2）[7]。此外，与双膦酸盐组相比，术前使用特立帕肽日制剂 2 个月，可使腰椎后路内固定术中混合性植骨块骨融合时间缩短约 2 个月，术后 12 个月时，经 CT 评估 PS 螺钉松动发生率明显降低（13% vs 26%）（图 3）[3,4]。

- 在腰椎椎间融合内固定术中也进行了相同的评价。术后 24 个月时，特立帕肽日制剂组和阿仑膦酸钠制剂组在骨愈合率、螺钉松动率、融合

图 2　特立帕肽（PTH 制剂）对人脊柱固定术中 PS 扭矩的影响

术前使用特立帕肽 1 个月以上组与未使用特立帕肽组相比，椎弓根螺钉置入时的最终扭矩增加了 18.5%（*P < 0.05）。

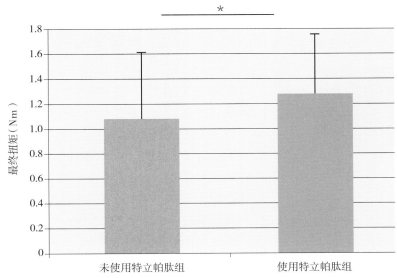

（修改引自文献 7）

图 3　特立帕肽（PTH 制剂）促进人脊柱固定术后骨愈合的示例

为促进骨愈合，使用了特立帕肽日制剂。固定节段为 T9 至髂骨。腰部后侧方发现了大的骨融合块。

a，b：普通 X 线片

c：CT 片

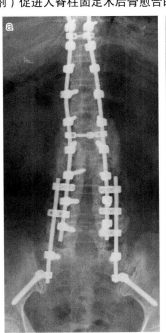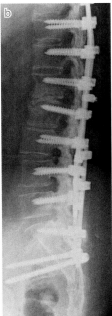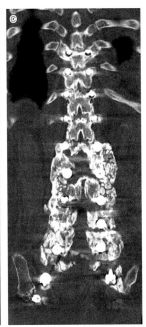

器下沉率等方面没有显著性差异，但是，在骨愈合所需的时间上，与双膦酸盐制剂组相比，特立帕肽日制剂组显著缩短（6.0 个月 *vs* 10.4 个月），术后 6 个月时骨愈合率显著增高（77.8% *vs* 53.6%）[8]。

> **❗要点**　······· **日制剂和周制剂哪个更有效？**·······
>
> ● 据报道，75例服用特立帕肽周制剂并进行了腰椎后路椎间融合术（PLIF）和经椎间孔入路腰椎椎间融合术（TLIF）的骨质疏松症患者，在6个月时与对照组相比，骨愈合率明显更高[8]。另外，如前所述，特立帕肽日制剂组也获得了同样的结果，结论是，给药剂型和给药方法对药效的影响没有差别。

术中

螺钉

- 多种螺钉改良方法可以加强椎弓根螺钉固定。
- 在体外研究方面，有报告指出，在尸体模型上，膨胀型钛合金 PS 的抗拔出强度优于传统的钛合金 PS，在临床研究方面也有报告指出，使用膨胀型钛制合金 PS 可使螺钉松动率降低，从而获得更好的固定强度和临床效果。另外，也有报告显示，用骨水泥进行强化的 PS 固定可获得良好的手术效果。但是，这些方法有可能导致椎弓根骨折、神经血管损伤、骨水泥渗漏等，故不能成为常规方法。
- 除此之外，为了增强固定，有联合使用 PS 和皮质骨通道螺钉内固定技术（cortical bone trajectory，CBT）进行脊柱内固定的报道。

手术方法

- 老年患者重度腰椎后凸畸形的手术治疗，最常见的包括后路矫形内固定术如多节段 TLIF、PLIF，截骨术如经椎弓根椎体楔形截骨术（pedicle subtraction osteotomy，PSO）和后路全椎体截骨矫形术（vertebral column resection，VCR），以及前后联合入路椎体置换术等（图 5）。虽然这些手术均可以获得良好的矫正率，但有报告指出，老年骨质疏松症患者在术后出现了骨融合失败、植入物断裂及出血等问题。
- 作为一种微创侧方腰椎椎间融合内固定术（lateral lumbar interbody fusion，LLIF），微创经极外侧入路腰椎椎间融合内固定术（eXtreme Lateral Interbody Fusion，XLIF®*）于 2001 年被首次报道。尽管其在矫形方面的作用已被肯定，然而有 27% 的患者由于术中髂腰肌受到侵犯或脊神经受累，在术后出现了一些下肢症状，因此在术中通常需要用神经电生理进行实时监测。
- 据报道，斜外侧腰椎椎间融合术（oblique lateral interbody fusion，OLIF）与 XLIF 略有不同，其入路略微向前方倾斜（图 6）。这种方法不需要实时监测肌电图。

成功*的* **秘诀**

PS的固定效果不好时

作者等在进行长节段固定时，使用椎板钩和椎板下绑带进行加强。如果患者有严重的骨质疏松症，PS固定效果不好时，可使用羟基磷灰石（HA）颗粒和棒进行强化固定。最近，S2-alar-iliac（S2AI）骶髂螺钉因其强大的固定效果而被广泛应用（图4）。

图4 PS固定效果不好时的处理

a：骨质疏松严重，PS效果不好时，用HA颗粒和棒强化固定。
b：椎板下绑带
c，d：S2AI螺钉

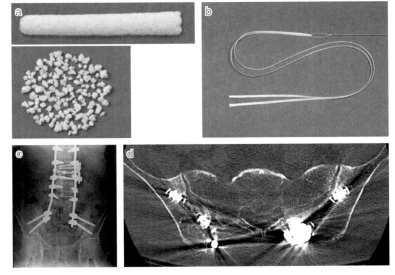

图5 针对腰椎术后邻椎骨折引起的后凸畸形的矫形手术

a，b：椎体骨折引起的脊柱前屈后伸不稳定和后凸畸形。
c，d：从前路进行椎体置换术和从后路进行内固定术。正侧位片显示复位良好。

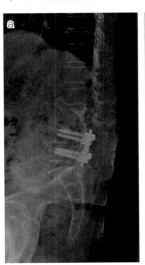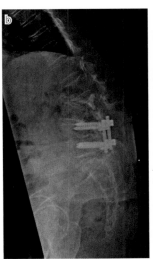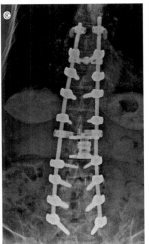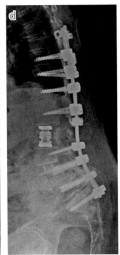

术语解释 ▶ XLIF®：患者取侧卧位，在侧面从髂腰肌前方进入椎间盘的手术方法。

图6 L4/5 节段手术扩大显露

a：完全右侧卧位。腹外斜肌、腹内斜肌、腹横肌均用手指沿肌纤维方向进行分离。髂腰肌、腰椎横突能够很容易触摸到。从髂腰肌上剥离腹膜，首先用手指触摸到横突，然后沿着髂腰肌向前来回钝性剥离。

b：使用扩张器扩张。

c：进入L4/5椎间盘。扩张之后，放置牵开器。

d：将光源插入到牵开器内。

e，f：融合器从偏前方插入，然后矫正到正侧面后再插入椎间隙。

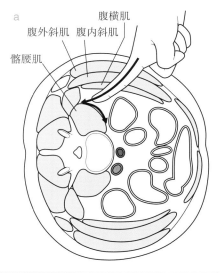

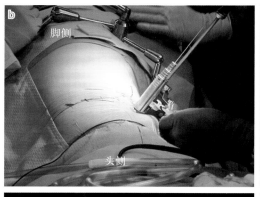

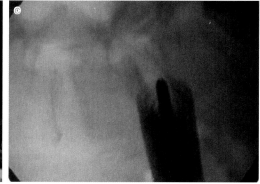

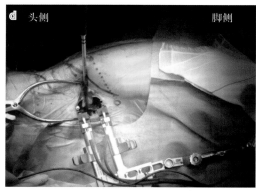

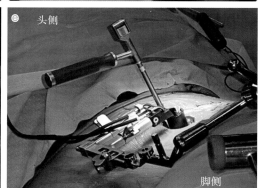

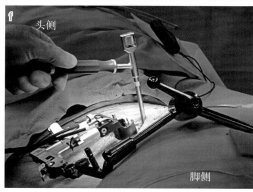

手术效果

- 研究对象为 20 名腰椎后凸畸形患者。其中，退行性后凸侧弯 12 例，腰椎固定术术后后凸畸形 4 例，外伤后凸畸形 1 例，帕金森病导致的后凸畸形 3 例。平均观察时间为 24 个月。采用 OLIF 进行 4 个椎间以内的内固定。后路手术采用切开椎弓根螺钉内固定或者经皮椎弓根螺钉内固定。对于存在脊柱晨僵的病例，行后方下关节突部分切除。后路固定的节段数为 3 ～ 15 个椎间。
- 脊柱后凸矫形手术前后相关参数变化：术前矢状垂直轴（sagittal vertical axis，SVA）140mm，Cobb 角（CA）42°，腰椎前凸角（lumbar lordosis，LL）6°，骨盆前倾角（pelvic tilt，PT）37°；术后矢状垂直轴（SVA）27mm，CA 5°，LL 37°，PT 23°，手术前后差异显著（$P < 0.05$，图 7）[9]。

术后治疗

术后

- 术后使用腰椎、胸椎柔性软支具（Dahmen 支具）、硬性束身衣和胸椎支具（Jewett 型）等 3 个月，以预防植入物松动。
- 此外，继续上述药物的治疗也很重要。

并发症的处理

- 据脊柱侧弯研究学会 – 发病率和死亡率委员会（The SRS Morbidity and Mortality Committee）报道，实施 PSO、VCR 的 578 名患者并发症发生率为 29%，病死率为 0.5%。显然，这不是一个绝对安全的手术。现重点叙述微创 OLIF 系列手术的并发症。

图 7 脊柱后凸侧弯畸形 1 例

a，b：术前 X 线片。呈后凸侧弯畸形。
c，d：4 个椎间行 OLIF 和切开椎弓根螺钉内固定术，矫形良好。

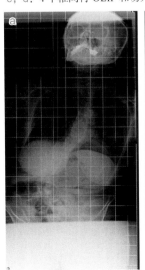
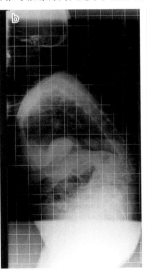
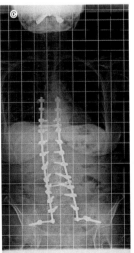
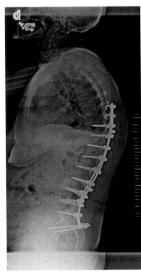

- 包括次要并发症在内，千叶县 155 例 OLIF 手术中（高位为 T11/12 ～ L5/ S1，1 个椎间：64.7%，2 个椎间：22.1%，3 个椎间：8.8%，4 个椎间：4.4%），共发生并发症 75 例（48.3%）。其中术中并发症 68 例，术后早期并发症 7 例。最常见的是大腿周围的不适感、术中融合器过大造成的椎体终板损伤。但是，在经过治疗后这些并发症基本不会成为问题。出现大血管损伤、节段动脉损伤 6 例，输尿管损伤 1 例（表 2）。
- 虽然所有并发症都能在术中、术后得到修复，但是，实施手术时仍应该时刻保持小心谨慎 [10]。

表2　侧方入路腰椎间融合术（Lateral lumbar interbody fusion，LLIF）的围手术期并发症，虽然是微创手术，也有许多并发症，需要引起注意。

		并发症	次数	发生率
术中并发症	神经损伤	马尾损伤	1	0.6%
		神经根损伤	1	0.6%
		大腿周围短暂感觉、运动障碍	21	13.5%
	椎体损伤	终板损伤	29	18.7%
	血管损伤	节段动脉损伤	4	2.6%
		其他大血管损伤	2	1.3%
	其他损伤	输尿管损伤	1	0.6%
		胸膜损伤	2	1.3%
		腹膜损伤	3	1.9%
	手术器械破损	融合器破损	2	1.3%
		植入设备损坏	2	1.3%
术后早期并发症		感染	3	1.9%
		再手术	3	1.9%
		围手术期死亡	1	0.6%

◆ 文献 ◆

[1]Hirsch BP, Unnanuntana A, Cunningham ME, et al. The effect of therapies for osteoporosis on spine fusion: a systematic review. Spine J 2013；13：190-9.

[2]Nagahama K, Kanayama M, Togawa D, et al. Does alendronate disturb the healing process of posterior lumbar interbody fusion? A prospective randomized trial. Journal of Neurosurgery Spine 2011；14：500-7.

[3]Ohtori S, Inoue G, Orita S, et al. Teriparatide accelerates lumbar posterolateral fusion in women with postmenopausal osteoporosis: prospective study. Spine (Phila Pa 1976) 2012；37：E1464-8.

[4]Ohtori S, Inoue G, Orita S, et al. Comparison of teriparatide and bisphosphonate treatment to reduce pedicle screw loosening after lumbar spinal fusion surgery in postmenopausal women with osteoporosis from a bone quality perspective. Spine (Phila Pa 1976) 2013；38：E487-92.

[5]Nakajima A, Shimoji N, Shiomi K, et al. Mechanisms for the enhancement of fracture healing in rats treated with intermittent low-dose human parathyroid hormone(1-34). J Bone Miner Res 2002；17：2038-47.

[6]Aspenberg P, Genant HK, Johansson T, et al. Teriparatide for acceleration of fracture repair in humans：a prospective, randomized, double-blind study of 102 postmenopausal women with distal radial fractures. J Bone Miner Res 2010；25：404-14.

[7]Inoue G, Ueno M, Nakazawa T, et al. Teriparatide increases the insertional torque of pedicle screws during fusion surgery in patients with postmenopausal osteoporosis. J Neurosurg Spine 2014；21：425-31.

[8]Ebata S, Takahashi J, Hasegawa T, et al. Role of Weekly Teriparatide Administration in Osseous Union Enhancement within Six Months After Posterior or Transforaminal Lumbar Interbody Fusion for Osteoporosis-Associated Lumbar Degenerative Disorders: A Multicenter, Prospective Randomized Study. J Bone Joint Surg Am 2017；99：365-72.

[9]Ohtori S, Mannoji C, Orita S, et al. Mini-Open Anterior Retroperitoneal Lumbar Interbody Fusion：Oblique Lateral Interbody Fusion for Degenerated Lumbar Spinal Kyphoscoliosis. Asian Spine J 2015；9：565-72.

[10]Abe K, Orita S, Mannoji C, et al. Perioperative complications in 155 patients who underwent oblique lateral interbody fusion surgery: perspectives and indications from a retrospective, multicenter survey. Spine 2017；42：55-62.

第 3 章　骨质疏松症患者椎体成形术

筑波大学医学医疗系骨外科　**船山徹，山崎正志**

摘要

- 在日本具有代表性的椎体成形术是球囊扩张椎体后凸成形术（balloon kypho-plasty，BKP），因此在本章中详细叙述 BKP。
- 保守治疗对大部分新鲜骨折有效，但其中也有保守治疗无效的病例。最近，采用住院后严格静养一定时间的保守治疗方法也被重新采纳[1]。通过这种保守疗法，可以在早期无遗漏地查出保守治疗无效的病例，有望预防迟发性麻痹等重大并发症。另外，由于在家静养无论如何也无法达到医疗人员所期待的静养效果，因此，在门诊进行保守治疗时，需要高度注意。
- 治疗开始初期必须对保守治疗可能无效的情况进行评估。具体来说，如果在 MRI 的 T2 增强矢状断层影像中，椎体内有明显的局部高信号变化或者广泛性低信号变化[2]，则可以评估为保守治疗无效。其他的保守治疗无效的评价因素还包括：CT 显示中后壁损伤较大，常规 X 线侧位动态影像（图1）显示中椎体不稳定性较大[3]。
- 如果手术适应证选择恰当，在适当的时机，通过正确的手术操作，BKP 是以最小的创伤达到显著去痛效果的有效方法。
- 手术后患者应尽早下床，进行康复锻炼，以恢复受伤前的日常生活能力（ADL）。另外，为了预防脆性骨折的再次发生，一定要同时进行抗骨质疏松药物治疗。

术前

手术适应证

骨质疏松性椎体骨折的治疗目标是"早期止痛"和"维持日常生活能力"，对于可以预见保守治疗效果不理想的病例，以及保守治疗后无效的病例，不要盲目地坚持保守治疗，在可以采用微创手术应对的阶段，应迅速转为手术治疗，这是很重要的。

● 骨质疏松性椎体骨折的手术适应证

- 尽管进行了适当的保守治疗，但由于疼痛且 ADL 也无法得到改善的陈旧性骨折 *。
- 根据治疗初期的影像学检查结果，明显预见到保守治疗可能无效的新鲜骨折。

术语解释
▶ 新鲜骨折：受伤数周以内的骨折[4,5]。
▶ 陈旧性骨折：受伤数周以上，尚未愈合的骨折[4,5]。

图 1　常规 X 线侧位动力位成像

通过比较有无负重情况下的椎体压缩率和椎体终板角，可以对椎体不稳定性进行定量评价。

a：立位或坐位的侧位片（负重位）

b：仰卧位的侧位片（非负重位）

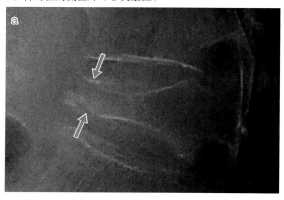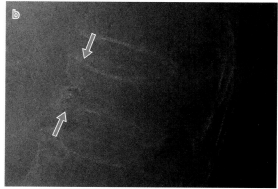

- 如果通过向椎体内残存的松质骨中填充骨水泥可以起到固定制动作用，就算是在骨折延迟愈合阶段，也有望达到骨愈合的病例。
- 椎体后壁骨折的病例严格来说不适合进行 BKP，而无后壁损伤的病例通常保守治疗有效，多数情况下可以不进行手术。在临床上需要进行手术的病例中，伴有后壁损伤的占大部分。即使有后壁损伤，但如果不存在较大的皮质骨缺损，通过谨慎操作，在很多情况下骨水泥渗漏是可以预防的。但是，如果骨折波及椎弓根基底部时，在经椎弓根进行 BKP 时，必须严密注意椎弓根骨折部是否出现骨水泥渗漏。

非手术适应证

- 很多医生一旦熟练掌握了此项技术，就想扩大适应证范围，但是对于骨折保守治疗的基本原则一定是不能改变的。应该避免将适应证无限制地扩大到保守治疗有望奏效的病例中。
- 包括椎体后壁在内的椎体边缘的大片皮质骨缺损而导致骨水泥漏出风险较高的病例，由于存在骨硬化等因素预计无法充分地向椎体内松质骨中填充骨水泥的病例，以及椎体非常不稳定的病例和伴有迟发性神经障碍的病例，不要拘泥于单独运用椎体成形术一种式式，应该选择人工骨椎体成形术联合后路椎弓根螺钉内固定术等其他手术方式。
- 已形成假关节*的病例和由于畸形愈合*引起的严重脊柱后凸畸形的病例等，用椎体成形术难以解决，因此，应结合病情选择开放性更高的手术，如选择前后联合入路椎体置换、椎弓根螺钉内固定术和后路

术 语 解 释　▶ 延迟愈合和假关节：骨折的愈合没有按该骨折部位和类型相应的平均速度（通常为 3 ～ 6 个月）发展。很难区分延迟愈合和假关节。如果愈合明显滞后，可判断为延迟愈合，有一部分表现为延迟愈合之后 3 个月以上没有出现愈合倾向时，多数被判断为即使继续保守治疗也无法骨愈合，导致骨不接形成假关节。但骨折的椎体内形成的裂缝也并不一定意味着是假关节[4,5]。
▶ 畸形愈合：畸形状态下的骨愈合（多数情况下是压缩变形）[4,5]。

截骨内固定术等。

- 弥漫性特发性骨肥厚（ankylosing spinal hyperostosis，ASH/ diffuse idiopathic skeletal hyperostosis，DISH）患者如果存在不稳定性强的伸展型椎体骨折，单独采用椎体成形术通常难以奏效，应选择长节段脊柱后路内固定术。

必要的检查和影像学检查

常规 X 线正侧位摄片和 MRI 及 CT 是必须要做的检查。另外，常规 X 线的侧位动力位片也是很有用的。这是一种在站立位或坐位（即负重位）和仰卧位（即非负重位）时拍摄侧面图像的方法，通过比较负重和非负重条件下的椎体压缩程度或椎体终板倾斜角，可以定量评估椎体不稳定性（图 1）。

⚠ 要点 ·········· 影像拍摄方法

- 常规 X 线侧位动力位拍片，必须以"立位或坐位"（即负重位）和"仰卧位"（即非负重位）进行。通过这种拍摄方法，初诊时即可以诊断出是新鲜骨折还是陈旧性骨折（与畸形愈合的陈旧性骨折鉴别）。在评估保守治疗有效性时，除了定量评估椎体不稳定性外，还可以判断治疗后的骨愈合情况。另外，由于通常的侧位片是以"侧卧位"拍摄的，因此得到的图像与负重位和非负重位都不同，这一点是需要注意的。

需要准备的物品

- 椎体成形术中，由于几乎所有的操作都是在 X 线透视下进行的，因此必须要有可透视手术台。笔者使用的是碳纤维制的 Wilson 框架（MIZUHO 公司）。
- X 线透视装置最好是双平面型的，但如果是普通的 C 臂型，最好安装 2 台（图 2a）。通过将 C 臂分别放置到正位和侧位，在术中不移动 C 臂就可以进行两个方向的透视，这有助于缩短手术时间和防止术野不小心被污染。

术中

手术体位

- 取俯卧位后，在透视下必须能看到标准的正位和侧位影像。由此，穿刺针进入椎体时方向才会左右对称，也更容易掌握穿刺针椎弓根内的三维位置。
- 负责透视正位的 C 臂按垂直方向固定只沿着患者头尾方向进行移动，不要旋转方向移动。如果这样仍不能得到标准的正位图像，则应通过手术台的旋转进行微调。

- 标准的正位影像要求目标椎体上可见到棘突位于两侧椎弓根连线中点，并且在椎弓根像的正上方可以看到椎体上终板的一线征图像。此外，要确保在患者背部有足够的手术操作空间（图 2b）。
- 负责透视侧位的 C 臂要与水平面平行，特别是要使左右椎板下切迹（椎弓根下缘）重叠。这样可以正确评估穿刺针向椎体内刺入时，是否出现偏离而从椎弓根基底部穿出。这也是在术中应该重点关注的一个方面。另外，通过增加 X 射线发生器和患者之间的距离（即让患者靠近影像采集器一侧），可以得到更准确的侧位影像，而不会过度放大。
- 为了减少透视过程中术者的手部暴露，透视时应用长镊子或者类似器械等夹住穿刺针，可避免术者手指进入透视范围。此时，如果在镊子

图 2　安装 X 射线透视仪

a：X 射线透视装置如果是普通的 C 臂型，最好设置 2 台。
b：确保患者背部有足够的操作空间（双箭头）。

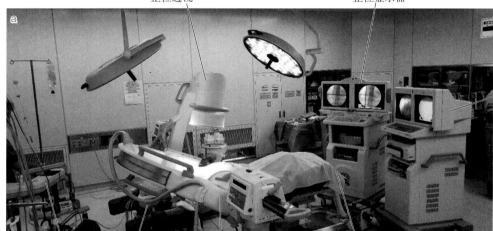

正位透视　　　　　　　　　　正位显示器

侧面显示器

麻醉机　　头侧　　侧位透视　　　　脚侧

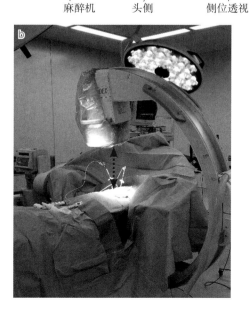

前端安装一节 Neraton 导管，就可以抓紧穿刺针而不会出现滑落的情况。

成功的秘诀 穿刺针刺入时不破壁

椎管内神经根紧贴椎弓根内侧缘向外走行，至椎间孔内沿椎弓根基底部走向椎间孔外。

图3 穿刺针刺入时的要点

穿刺针从椎弓根背侧刺向椎体时，在侧位影像上不能穿破椎板下切迹（椎弓根下缘），另外从侧位影像上穿刺针到达椎体后缘时，在正位影像中不能穿破椎弓根内侧壁，这两点是预防神经根损伤的最重要的操作要点。

a：透视正位像；神经根（实线）在椎弓根（虚线）的内侧边缘走行。

b：透视侧位像；神经根（○）沿着椎弓根的下缘（虚线）走行。

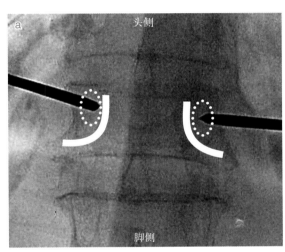
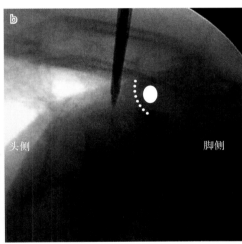

（筑波大学附属病院水户地域医疗教育中心综合病院水户协同病院骨科辰村正纪医师提供）

球囊，骨水泥

- 一边在透视下观察，一边使球囊左右对称地慢慢膨胀。注意不要因过度膨胀而损伤到上下椎体终板。
- 骨水泥充分聚合后小心地注入椎体。从骨水泥推杆中挤出少量水泥时，如果呈下垂状态，说明粘度仍然偏低；当骨水泥前端上卷呈圆形时，则说明粘度正合适（图4a）。或者，用手指挤压水泥，水泥既不会粘在手套上，也不会拉丝，这也是粘度正合适的一个判定标准（图4b）。

图 4　合适的骨水泥粘度

a：从骨水泥推杆中挤出少量水泥时，如果呈下垂状态，说明粘度仍然偏低，应该增加粘度，使其尖端向上卷呈圆形后，填充到椎体内。

b：捏成球状的水泥不会拉丝的状态是理想粘度的判定标准之一。

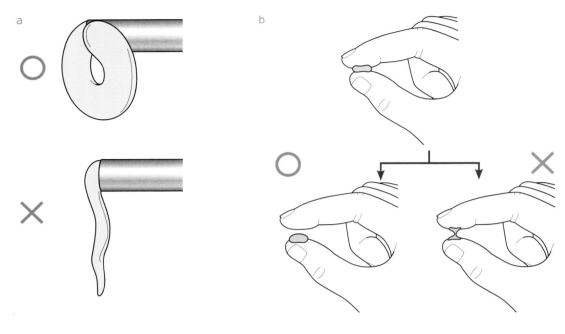

图 5　BKP 术后不久

如果骨水泥能弥散成树枝状渗入正常松质骨的骨小梁，稳定性会更好。但更重要的是，填充骨水泥时必须要小心，不能强行填充，以免骨水泥渗漏到椎体外（特别是椎管内和椎间孔内）。

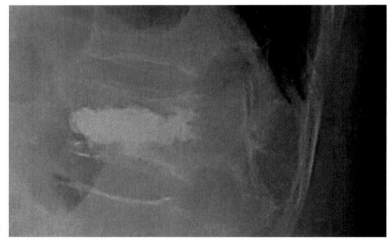

（引自文献 9）

- 在单纯的椎体成形术中，骨折椎体的稳定性全部依赖于填充到椎体内的骨水泥。因此，只靠注入与球囊扩张时产生的骨缺损相同体积的骨水泥是不够的，需要追加少量骨水泥，主要是为了使其渗透到残存于椎体后壁附近的正常松质骨的骨小梁中并呈树枝状。这样，就算存在后壁缺损的椎体骨折也能得到足够的稳定性（图 5）。但更重要的是，在注入骨水泥时必须要小心，不能强行填充，以免骨水泥渗漏到椎体外（特别是椎管内和椎间孔内）。

60

经验分享

骨水泥渗漏！

▶ 骨水泥从椎体前壁、侧壁或终板渗漏时，很少出现神经症状，因此可以采取保守治疗，继续观察。

▶ 骨水泥从椎体后壁或椎弓根向椎管内和椎间孔内渗漏时，有可能出现神经症状。但多数情况下，仅通过术中的正侧位透视图像很难评估骨水泥渗漏的准确部位和范围。因此，在麻醉苏醒后应立即评估患者有无神经症状，再通过拍摄CT进行评估（图6）。

▶ 如果确认骨水泥已经渗漏到椎体附近的静脉时，要立即向麻醉科医师报告。如果生命体征有波动要及时停止手术并采取恰当的抢救措施。

图6 骨水泥渗漏病例（L1）

骨水泥从右侧椎弓根基底部渗漏到椎管内（a）和右椎间孔内（b）（箭头）。幸运的是，没有出现神经症状。

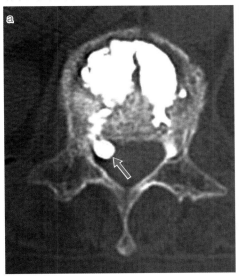 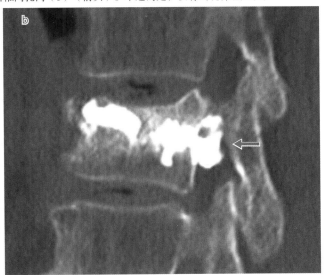

（引自文献9）

术后

下床时间

• 笔者认为，应要求患者麻醉苏醒后当天或第二天早上即开始穿着Jewett型硬质支具进行坐位康复训练，并逐步开始站立、步行训练。

• 如果遵守了正确的手术适应证，进行了恰当的手术操作，就能显著缓解疼痛，获得满意的疗效。

骨质疏松症的药物治疗

- 一定要同时进行骨质疏松症的治疗，其主要目的是预防脆性骨折的连续发生。
- 尽管特立帕肽因其良好的药理作用而被频繁地推荐使用，但在实际临床中，由于各种各样的原因患者不能继续使用。在这种情况下，只要对脆性骨折有良好预防作用，无论使用哪种药物都可以，重要的是坚持抗骨质疏松治疗。

！要点 站立步行训练 ∙∙

- 先从助步器辅助开始，逐渐稳定后尝试挂拐步行。通常，康复治疗的目标是重新获得受伤前的ADL，但多数情况下改善程度无法达到受伤前的ADL水平。

并发症的处理

- 椎体成形术中最常见的术后并发症是邻椎骨折。
- 据报道，邻椎骨折大多发生在术后早期1～2个月内，对压缩骨折的过度矫正会增加这种风险[6,7]。因此，对于术前椎体极度不稳定的病例，在手术中如果仅仅采取俯卧位，就会导致椎体过度的矫正。采用单纯椎体成形术时，若得不到充分的初始稳定，术后早期就会出现矫正丢失，如果水泥块向头侧突出，相邻椎体发生骨折的风险就会增高[8]。
- 大部分术后邻椎骨折通过保守治疗都能奏效，即再次住院之后，在床上静养一段时间。万一出现保守治疗无效的情况，可以对邻椎骨折进行BKP手术治疗，或者选择后路内固定术。总之，在术前应充分告知患者术后相邻椎体骨折的可能性，以避免不必要的麻烦。

◆ 文献 ◆

1）Abe T, Shibao Y, Takeuchi Y, et al. Initial hospitalization with rigorous bed rest followed by bracing and rehabilitation as an option of conservative treatment for osteoporotic vertebral fractures in elderly patients: a pilot one arm safety and feasibility study. Arch Osteoporos 2018; 23[Epub ahead of print]doi : 10.1007/s11657-018-0547-0.

2）Tsujio T, Nakamura H, Terai H, et al. Characteristic radiographic or magnetic resonance imaging of fresh osteoporotic vertebral fractures predicting potential risk for nonunion. Spine(Phila Pa 1976) 2011 ; 36 : 1229-35.

3）船山 徹, 安部哲哉, 柴尾洋介, ほか. 予後不良MRI所見を有する骨粗鬆症性椎体骨折において初期の入院安静による厳密な保存治療にも抵抗した症例の特徴. 日骨粗鬆症会誌 2019 ; 5 : 134-35.

4）椎体骨折評価委員会編. 椎体骨折の診断, 治療の意義. 椎体骨折診療ガイド. 東京：ライフサイエンス出版；2014. p2-4.

5）椎体骨折評価委員会. 椎体骨折評価基準（2012年度改訂版）. Osteoporosis Japan 2013 ; 21 : 25-32.

6）大石陽介, 村瀬正昭, 林 義裕, ほか. BKP術後早期の隣接椎体骨折の危険因子. J Spine Res 2013 ; 4 : 1789-92.

7）佐野秀仁, 市村正一, 長谷川雅一, ほか. 当院でのBKPの術後新規椎体骨折の評価. J Spine Res 2015 ; 6 : 1076-82.

8）船山 徹, 新井規仁, ほか. 骨粗鬆症性椎体骨折に対するバルーン椎体形成術 術後1ヶ月以内に生じた隣接椎体骨折の経験. 整形外科 2015 ; 66 : 937-41.

9）骨粗鬆症性椎体骨折に対するBKP手術. 脊椎手術合併症回避のポイント. メジカルビュー社：東京：2019. p136-43.

第4章　强直性脊柱炎的手术治疗

国立病院机构熊本医疗中心骨外科　**田畑聖吾，橋本伸朗**

摘要

- 强直性脊柱炎（ankylosing spondylitis，AS）是炎性脊柱炎的一种。从骶髂关节开始，炎症逐渐累及腰椎、胸椎、颈椎，最终形成强直脊柱（ankylosing spine）。呈现强直脊柱和后凸畸形会导致疼痛以及前视受限等ADL障碍。

- 已进展到脊柱强直阶段的AS患者不仅患病时间长，年龄大，并发症较多，而且由于脊柱炎症引起的继发性骨质疏松症导致骨脆弱性明显增加，因此在手术中需要针对骨质疏松症采取对策。

- AS 引起的强直脊柱会因轻微外伤而发生骨折，骨折类型为损伤从前向后贯穿的三柱骨折（reverse Chance fracture，即所谓反向Chance骨折），具有高度不稳定性，保守治疗时出现假关节和神经麻痹等情况的风险较高，因此符合手术适应证（图1）。本章将详细叙述AS椎体骨折在手术时针对骨脆性采取的对策和一些经验分享。

- 本手术以合并症较多的老年人为对象，因此最好是采用微创脊柱内固定术（minimally invasive spine stabilization，MISt*）。MISt是一种使用经皮椎弓根螺钉（percutaneous pedicle screw，PPS）进行固定的微创脊柱内固定术，在手术时间、出血量、术后感染等方面都比传统开放式手术更有优势。另外，其优点是强直脊柱不需要进行植骨，也不需要取钉。对于下位腰椎骨折，有时需要固定骨盆，此时贯穿骶髂关节进行固定（S2AI螺钉*）是一种有用的技术（图2）[1]。

- 骨质疏松症如果未经治疗，有必要从受伤时开始抗骨质疏松治疗。早期开始强有力的治疗对于预防术后邻椎骨折、植入物失效（implant failure）等并发症，并实现骨融合十分重要。

术语解释

▶ MISt：使用经皮椎弓根螺钉的微创脊柱内固定术。在传统开放式手术中，进行 PS 置钉时，需要将椎旁肌从棘突剥离，直至横突基底部。该入路会造成椎旁肌损伤及出血，因此创伤较大。但通过经皮置入 PS，则能以最小的创伤实现内固定。MISt 术式已在腰椎管狭窄等退行性疾病及外伤、转移性脊椎肿瘤、脊椎感染等的治疗中得到了广泛应用。

▶ S2AI 螺钉：由 Sponseller 等人报告的方法，是一种具有极高初始稳定性的骶髂关节固定方法。具体方法是将粗而长的螺钉从 S2 骶孔外侧置入，穿过骶髂关节、髂骨，到达髂前下棘，与普通髂螺钉相比，S2AI 螺钉具有以下优点：①螺钉尾帽位置较深（low profile）；②与头侧的 PS 在一条线上，因此无需连接器即可与固定棒连接。贯通骶髂关节固定造成的长期影响尚不明确，但在骶髂关节已强直的 AS 患者中，我们认为这种影响是较小的。

图 1　AS 造成的反向 Chance 骨折
骨质疏松性改变明显（箭头处）。

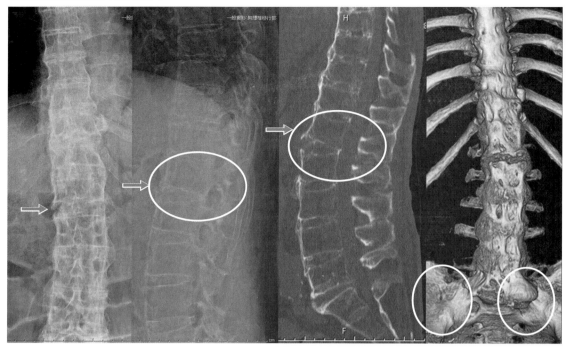

图 2　使用 S2AI 螺钉的腰骶椎固定术
下位腰椎的固定中 S2AI 螺钉起到锚定作用。

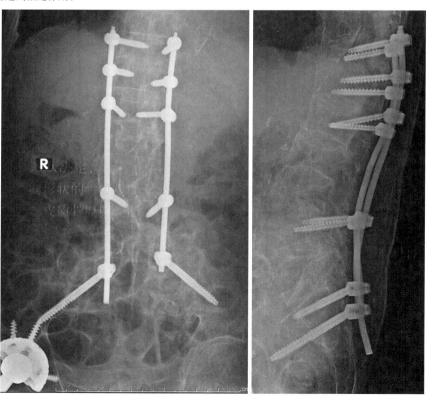

术前

手术适应证

- AS 伴随的反向 Chance 骨折损伤累及三柱，符合手术适应证。
- 特别重要的一点是，不要将这类骨折误诊为骨质疏松性椎体骨折（即压缩性骨折）。通过常规 X 线摄影，确认骶髂关节有无骨性愈合，从而避免漏诊 AS 引起的椎体骨折。但是，由于仅靠常规 X 线摄影往往无法明确韧带钙化及骨折线的情况，因此，通常需要通过 CT、MRI 检查进一步诊断。
- 强直椎体的骨折与长骨骨折一样，骨折端应力高度集中，因此，推荐在骨折椎体上下各 3 个椎体上进行长节段固定。由于是长节段固定，所以最好采用 MISt 技术进行手术。
- 在术前等待期间，由于仰卧位有可能导致椎体前方骨折部位发生分离，从而引发强烈疼痛甚至出现脱位引起神经麻痹，因此有必要采取侧卧位或床头抬高位，避免患者脊柱处于完全伸展位。

必要的检查和重要的影像学检查

- 常规 X 线正侧位和 MRI、CT 检查是必需的检查项目。在常规 X 射线摄影中，通过拍摄的仰卧位和坐位片判断椎体前方骨折端裂隙的变化来评估新鲜骨折的不稳定性。
- CT 检查中，通过 MPR 图像重建椎体矢状位图像和横断位图像，有助于术前骨折诊断分型、测量并计算 PPS 的最佳置钉位置和最适长度。对于需要固定至骨盆的病例，通过重建垂直于骶髂关节的层面，可以进行 S2AI 螺钉的术前测量。
- MRI 检查中，通过 T1 加权像确认从椎体到棘突等后方附件中是否有低信号（STIR 像在同一区域显示高信号）。如果 MRI 显示椎体后方附件存在骨折迹象，即可诊断为不稳定骨折。

需要准备的物品

- MISt 手术是在 X 线透视下进行的，因此 X 线透视型手术台及 X 线透视装置（C 臂机）是必备的。作者使用的是四点式支架（Iso Medical Systems 公司）和碳纤维制手术台（MIZUHO 公司）图 3。
- 采取手术体位时，在预备置钉的椎体和 X 射线透视装置上标记与椎体终板平行的角度，可简化术中操作，缩短手术时间（图 4）。
- J 穿刺针（田中医疗器械制造株式会社）是一种用于 PPS 置钉时穿刺定位、建立螺钉通道、置入导丝的外科器械。它具有良好的可操控性，可重复使用，使用成本低，经济性好（图 5）。
- 由于手术是在 X 线透视下进行的，因此医务人员的辐射暴露是一个很大的问题。为了减少医务人员受到的辐射剂量，防护设备是必不可

图 3　碳纤维制手术台和四点式支架

调节四点式支架，使其能够以原来的对齐方式固定。

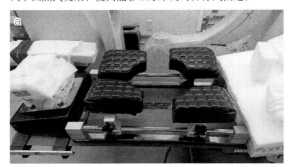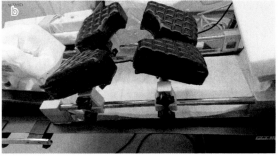

图 4　在 C 臂机上标记

为每个预备置钉的椎体标
记 C 臂机角度（绿圈），
可缩短手术时间，减轻巡
回护士的工作量。

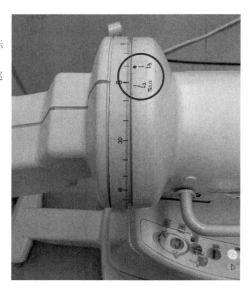

**图 5　J 穿刺针（田中
医疗器械制造株式会
社）**

这是一种用于 PPS 置钉时
建立椎弓根螺钉通道的外
科器械。操控性极佳。

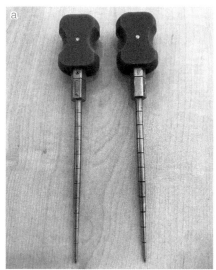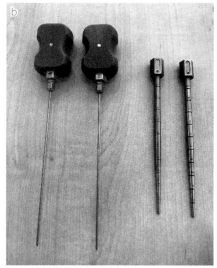

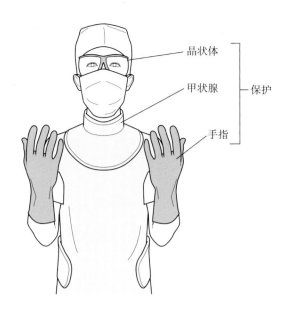

图6 除了躯干防辐射护具外，还应对晶状体、甲状腺、手指等部位做好防护

晶状体

甲状腺

保护

手指

少的。不仅仅要减少躯干的暴露，还要避免晶状体、甲状腺和手指的暴露，必须做好防护。除了躯干防辐射护具外，还要使用防护晶状体的护目镜和 X 射线防护手套（Pro Guard，图6），尽可能减少辐射暴露[2]。

- PPS 系统可购自各公司，建议选择自己熟悉的 PPS 系统。针对骨质疏松，术前制备羟基磷灰石（HA）和超高分子量聚乙烯绑带（无氟胶带）。
- 运动诱发电位（MEP）。最好在术中监测体位变化时和 PPS 的置入时是否造成脊髓损伤。

手术体位和标记

术中

- 患者在四点式支架的手术台上采取俯卧位，为了达到受伤前的对位，有必要调整四点式支架的间隔。通常，缩小四点式支架之间的间距以形成受伤前的后凸位，可避免椎体前方骨折部位的分离（图3）。通过透视侧位像，确认椎体前方的骨折部位没有扩大。
- 在 PPS 置钉时，在 C 臂机上设定目标椎体的标准正位片角度。标准的正位片是"椎体上下终板呈直线，左右椎弓根与棘突之间的距离相等，椎弓根位于椎体头侧 1/2"（图7）[3]。
- 在C臂机上标记各椎体的角度，可简化术中操作，缩短手术时间（图4）。
- 拍摄侧位片时设定 C 臂机与患者平行，术中只需沿头尾方向移动 C 臂机，就能获得椎体正侧位影像。通过升高手术台，在进行侧位透视时无需升降床，可以缩短手术时间，减轻巡回护士的工作量（图8）。
- 通过用 Magic 笔在皮肤上标记椎弓根的位置进行定位（图9）。

图 7　椎弓根内、外缘标记

调整 C 臂的角度，使其垂直于椎体上的终板，以获得正确的正位图像。标记椎弓根内、外缘。

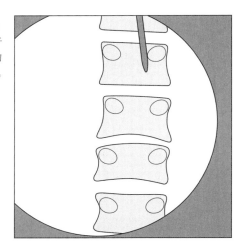

图 8　手术台位置

提升手术台到一定高度，直到能够获得准确的正侧位影像为止，可避免在术中反复升降手术台。

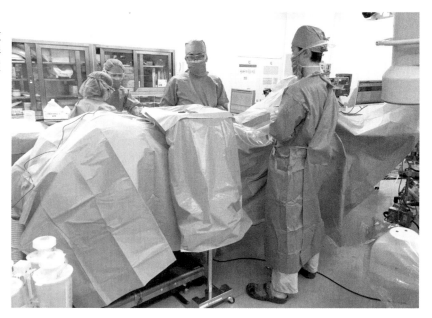

图 9　皮肤标记

考虑到椎弓根和固定棒的布置，将切皮的位置标记在皮肤上。

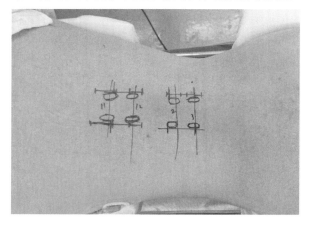 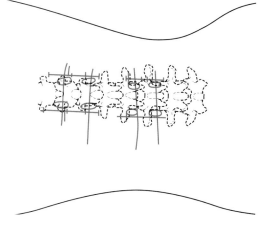

- 切皮时要考虑固定棒的布置尽量成直线。也就是说，从胸椎到腰椎，椎弓根的位置呈"八"字形扩展，因此，在胸椎设定为椎弓根外缘稍外侧，在腰椎设定为椎弓根外缘，横、纵切都可以，但考虑到棒的放置，要纵向切开皮肤切口。

● 插入 PPS

- 切皮后用手指触摸到椎间关节、横突、肋骨等，并进行定位。在胸椎处，使用凹槽进入技术（groove entry technique）[4]确定胸椎刺入点，就可以在进针点明确的情况下进行操作。

- 用锤子敲击 J 探针，制成刺入点的骨孔后，用手刺入 2cm 左右，在正面透视下推进至椎弓根内缘。

- AS 的松质骨非常脆弱，无法像常规的开放式手术探查那样获得松质骨的触感，因此需要注意在透视下不要从椎弓根向内、外侧偏离。

- 在正面透视下将 J 探针刺入拟置入 PPS 的椎弓根（通常为骨折椎体的上下 3 椎体），直到椎弓根内缘，在侧面透视下确认其已越过椎体后缘。靠近椎体后缘时，返回正面透视，调节刺入位置和角度。

- 拔除 J 探针的内筒，插入导丝，但由于骨脆性强，导丝容易前后移动，所以用有齿直钳等夹住导丝继续操作。

- 沿着导丝置入 PPS 时，导丝穿破椎体前方会有大血管损伤和内脏器损伤的危险，因此需要通过侧位透视像确认导丝的位置后再置入。由于不能期待 AS 在椎体内松质骨上的固定力，因此在术前的测量中要选择与椎弓根的宽度相匹配的长径 PPS。

- PPS 置入后，将固定棒折弯塑形，形成椎体受伤前的排列形态。从筋膜下将杆插入到尾钉扩展器下，用固定螺帽固定。

- 固定螺钉要从整体上进行固定。注意不要一根一根地拧紧固定螺帽，而是要从整体上分散力量，以免一个螺钉承担过多的负荷而发生松动。在侧位透视下确认固定螺钉排列是否符合力线、杆的长度及有无松动。

固定棒略微过度弯曲

　　固定棒的预弯非常重要。因为不能在 PPS 螺钉上弯曲固定棒，所以当固定棒弧度不合适时，螺钉会受到拉拔力，从而导致螺钉被拔出或松动（图 10）。作者制作了能够在螺钉延长杆上进行固定棒合理预弯的定制导杆，将定制导杆安装在螺钉延长杆上即可进行预弯（图 11）。当固定棒预弯弧度不足时，螺钉会受到拉拔力，因此，让棒略微过度弯曲，利用棒对螺钉的压力，向椎体前方骨折部位施加压迫力（图 10）。

图 10　固定棒预弯①

a：稍微加大固定棒的弯曲度，利用螺钉的压应力对前方骨折部位施加压迫力。

b：固定棒弧度不够，容易导致螺钉拔出和椎体前方骨折部分离。

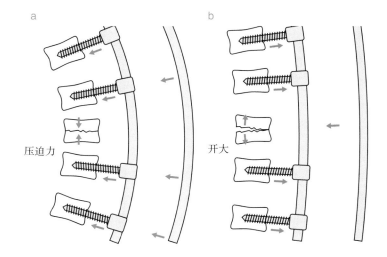

图 11　固定棒预弯②

a：在脊柱模型中置入 PPS 螺钉。

b：将定制的导杆安装到螺钉延长杆上。

c：在导杆上可以确认固定棒弯曲是否合适。

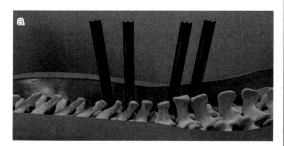

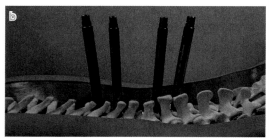

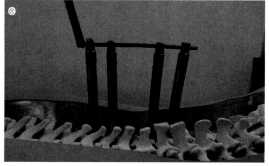

透视无法确认椎弓根！

▶ 强直脊椎的骨质疏松性变化很明显，有时通过透视无法确认椎弓根位置。Wisconsin法是以强直棘突为锚定点，用棘突钢丝代替PPS螺钉进行固定的一种方法（图12）[5]。

图12　因骨质疏松而无法透视确认椎弓根的病例

Wisconsin 法以棘突为锚定点，用钢丝进行近端固定。

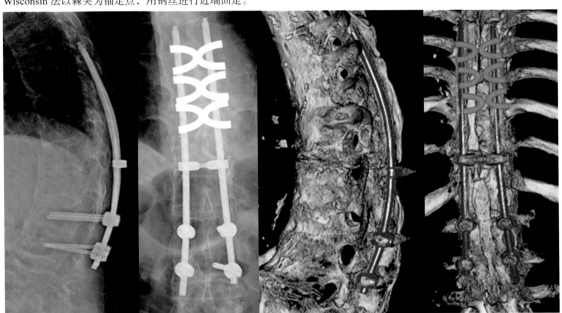

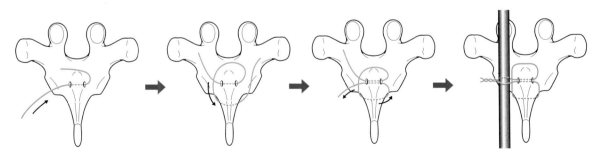

螺钉失效，或者松动了！

▶ 首先确认固定棒的弯曲弧度是否合适，进行调整。

▶ 取出螺钉后，填充羟基磷灰石（HA）颗粒，以增强固定效果。

▶ 螺钉直径、长度上调一个级别[6]。

▶ 扩大固定范围，增加使用以棘突为锚点的Wisconsin法。

！ 要点 关于Wisconsin方法（图12）[5]

● 以棘突为锚定点，使用棘突钢丝进行固定的Wisconsin 法在强直发展到后方棘突间的AS病例中应用效果良好。它适用于在透视下无法确认椎弓根、伴有严重骨质疏松症的病例。当只用螺钉固定效果不好时，也可考虑将其作为补充选择。

术后

● 麻醉苏醒后，抬高床头，以避免完全伸展位造成骨折端移位，内植物负荷过重。

● 术后第 2 天开始，根据患者疼痛情况，在可佩戴胸腰椎支具的情况下开始下床，慢慢地开始站立、步行训练。

并发症的处理

● 手术部位感染（SSI）

● PPS 技术的运用，减少了手术时间、出血量，减轻了软组织创伤，与以往的开放式手术相比，其感染率更低。

● 如果发现术后感染，应及早进行清创，并使用适当的抗菌药物。

● 固定节段上下两端的相邻椎体骨折 [proximal （ distal ） junctional fracture]

● 通过在术前就开始强有力的抗骨质疏松治疗来预防术后邻椎骨折。如果发生骨折，需要在上下两端追加内固定。

骨质疏松症的药物治疗

● 骨质疏松症的治疗必须要从受伤早期开始。与同样表现为脊柱强直的弥漫性特发性骨骼增生症（diffuse idiopathic skeletal hyperostosis；DISH）相比，AS 伴有继发性骨质疏松症的骨脆性更加明显。由于炎性细胞因子 TNF、IL1 和血管内皮生长因子（VEGF）的过度表达，导致骨赘形成，破骨细胞的活化导致骨吸收亢进 [7]。另外，在强直性脊柱炎中，由于椎体皮质、骨化韧带的负荷传递，对椎体内的松质骨形成应力遮挡（stress shielding），使之呈菲薄的蛋壳（egg shell）状改变，形成明显的骨质疏松症。

- 虽然治疗骨质疏松症的首选药物是双膦酸盐，但对于多伴有重度骨质疏松症的 AS 椎体骨折，应从受伤早期开始使用特立帕肽。有报告显示，使用特立帕肽可使椎弓根螺钉置钉时的扭矩值提高、抗拔出强度增加[8]。据笔者的经验，在术前即开始使用特立帕肽的 4 例手术中，没有发生内植物失效和邻椎骨折，所有病例都达到了骨愈合标准[9]。

- 据报道，维生素 K 依赖性骨钙素（Gla 蛋白）可正向调节特立帕肽对骨愈合的促进作用[10]。如果没有口服华法林钾等禁忌，特立帕肽可与维生素 K_2 制剂联合使用。

◆ 文献 ◆

[1]Chang TL, Sponseller PD, Kebashi KM, et al. Low profile pelvic fixation. Anatomic parameters for sacral alar-iliac fixation versus traditional iliac fixation. Spine 2009；34：436-40.

[2]赤羽正章. 医療スタッフの被曝 管理側の観点から. 脊椎脊髄 2018；31：837-41.

[3]日本MISt研究会. PPS刺入法(基本編). MISt手技における経皮的椎弓根スクリュー法. 三輪書店：東京；2015. p22-7.

[4]塩野雄太，日方智宏，船尾陽生，ほか. MISt手技における新たな胸椎経皮的椎弓根スクリュー刺入法(Groove Entry Technique)-その精度と安全性についての検証. J Spine Res 2015；6：1295-9.

[5]Drummond D, Guadagni J, Keene JS, et al. Interspinous process segmental spinal instrumentation. J Pediatr Orthop 1984；4：397-404.

[6]日本MISt研究会. トラブルシューティング 2術中スクリューのルースニング. MISt手技における経皮的椎弓根スクリュー法：三輪書店：東京；2015. p219-21.

[7]Sangala JR, Dakwar E, Uribe J, et al. Nonsurgical management of ankylosing spondylitis. Neurosurg Focus 2008；24：1-5.

[8]Ohtori S, Inoue G, Orita S, et al. Comparison of teriparatide and bisphosphonate treatment to reduce pedicle screw loosening after lumbar spinal fusion surgery in postmenopausal women with osteoporosis from a bone quality perspective. Spine 2013；8：E487-92.

[9]田畑聖吾，中野哲雄，越智龍弥，ほか. 強直性脊椎炎の胸腰椎椎体骨折4例の治療経験. 骨折 2018；40：109-12.

[10]Shimizu T, Takahata M, Kameda Y,et al. Vitamin K-dependent carboxylation of osteocalcin affects the efficacy of teriparatide (PTH(1-34)) for skeletal repair. Bone 2014；64：95-101.

第3篇

上肢手术

第 1 章　骨质疏松症患者人工肩关节置换术（包括假体周围骨折）

东京都立多摩综合医疗中心风湿病外科　**永瀬雄一**

东都文京医院骨外科部　**玉井和哉**

摘要

- 骨质疏松症合并肩关节挛缩的患者要预防术中骨折。
- 当伴有肩关节间隙狭窄时，暴力操作易致肩关节脱位，应缓慢、逐层分离并暴露肱骨头及肩关节盂，这在两段式肱骨头截骨中至关重要。
- 为了关节盂组件的初期固定，肩胛盂的软骨下骨不要全部磨除，而是要保留一部分（手动进行打磨操作更安全）。
- 肱骨干固定以非骨水泥为主流，生物型固定更适合骨质疏松症病例。

术前

手术适应证

● 肩关节骨性关节炎

- 肩关节骨性关节炎是由原发性、炎症性、外伤性或血流不畅等原因引起的关节面损伤。大约 15% ～ 20% 的亚洲人患有肩部骨性关节炎。在肩关节骨性关节炎中，其主要表现为关节盂后方软骨的损伤，呈双凹关节盂（biconcave glenoid）。通常根据 Walch 分型对关节盂损伤进行分类 [1]。

- 保守疗法效果不佳的患者，关节间隙消失，运动和夜间疼痛明显时，适合手术治疗。手术以人工肱骨头置换术和人工全肩关节置换术（TSA）为主，但有报告显示，与人工肱骨头置换相比，TSA 更能保持功能 [2]。

- TSA 的治疗目标是缓解疼痛和恢复运动范围，但要恢复运动范围，手术中需要适当切除变厚、变硬的关节囊，咬除盂唇周围影响活动范围的骨刺；重建损伤的肩袖。在 TSA 的适应证中，保持肩袖功能是很重要的。

● 肩袖损伤性肩关节病

- 肩袖损伤性肩关节病（CTA）是指在肩袖损伤后，肩袖内、外旋肌群失平衡，肱骨头与肩关节盂匹配度改变，因此形成继发性肩关节病。基于 X 线影像表现的 CTA Hamada 分类法 *，对我们评估肩袖损伤程度及骨关节炎程度具有重要指导意义 [3]。

- 对肩袖损伤的不稳定肩关节患者行 TSA，可能会缓解疼痛，但不能提供良好的运动范围。并且，在有肩袖损伤的状态下，会导致木马效应*，对关节盂组件造成过度的压力，导致假体松动。因此，当对肩关节骨性关节炎并伴有原发性不可修复的肩袖损伤进行假体置换时，可能需要进行肩袖的移植术等。

- Urita 等人报告，对于肩袖损伤性退行性肩关节炎，并用肩袖移植术和使用小直径肱骨头的人工肱骨头置换术，取得了优异的临床效果[4]，手术技术和后期治疗中存在许多"陷阱"，需要手术者掌握相关知识和技巧。

- 1985 年，法国的 Paul Grammont 发明了反向人工肩关节置换术（reverse shoulder arthroplasty，RSA）。此式式以关节盂侧为凸面，以肱骨侧为凹面，使肩关节旋转中心向内移，从而使肱骨干略微下移，可保持三角肌张力，无论有无肩袖损伤，都能使肩关节上举、外展（图 1）。因旋转中心内移，关节盂和基座之间的剪切力也降低了，在初期模型

图 1　**反向肩关节假体（Aequalis® ）结构**

a：由关节盂底板、关节盂球、聚乙烯衬垫、杆组成。
b：术前 X 线片。
c：术后 X 线片。旋转中心（*）内移，三角肌处于更大的张力状态。

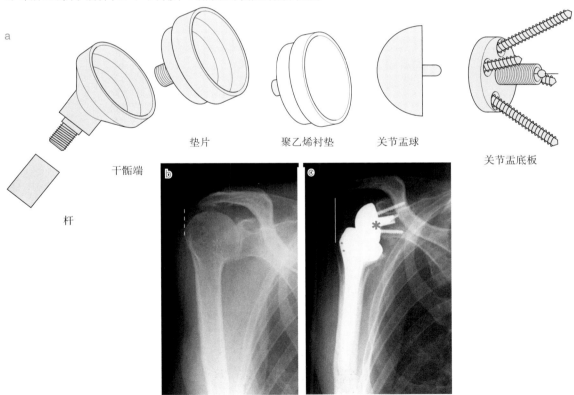

干骺端

杆

垫片

聚乙烯衬垫

关节盂球

关节盂底板

术语解释

▶Hamada 分类（滨田分类）：结合后肱骨头上移程度和肩肱关节间隙狭窄程度的分类方法。
▶木马效应（rocking horse effect）：人工肩关节活动时，肱骨头向关节盂组件施加偏心负荷的状态。

中观察到的关节盂松动的发生率也降低了。**RSA 最大的优点是可以缓解肩袖损伤患者的疼痛并可改善上举、外展能力。** 通常大多是可以上举到 120° 范围。内、外旋与术前相比没有变化，或呈轻度下降趋势。

- 近年来，有越来越多的学者倾向于采用镶嵌式肱骨假体将肱骨外翻，以此来恢复内旋和外旋的肩袖肌群的张力以减少肩胛骨磨损[5]（图2）。此外，以法国为中心开展的增加骨性偏心距反肩技术（bony increased technique RSA；BIO-RSA）也获得了良好的效果；这是骨移植术的一种，即把从肱骨头摘取的自体松质骨放置在关节盂与假体之间，从而形成长期有效的长颈肩胛骨，减小肱骨侧假体的颈干角[6]。

- RSA 是按照日本整形外科学会的指南来决定其适应证的。原则上来说，年龄在 70 岁以上，有 CTA 病史，上举、外展均在 100° 以下（假性麻痹肩）的病例，伴随肩袖断裂或肩袖变薄的类风湿关节炎（rheumatoid arthritis，RA），高龄者 Neer 分型为四部分骨折等为适应证。RSA 可以作为 TSA 无法应对的最后手段。

● 因类风湿关节炎而遭受破坏的肩关节

- 受 RA 破坏的肩关节（风湿肩），常合并骨质疏松。大野等人根据 NinJa 的数据库，报告了 9 212 例 RA 患者的肩关节患病率为 11.5%。另外，两侧肩关节患病比两侧膝关节或两侧髋关节患病对日常生活的影响还大。这表明，在人体中具有最大活动范围的关节患病对日常功能有很大影响[7]。

图 2　镶嵌式肱骨假体

a：传统的 Grammont 型肱骨假体。横向偏移较少。

b：镶嵌式短柄弯曲肱骨假体。横向偏心距比 Grammont 型大。

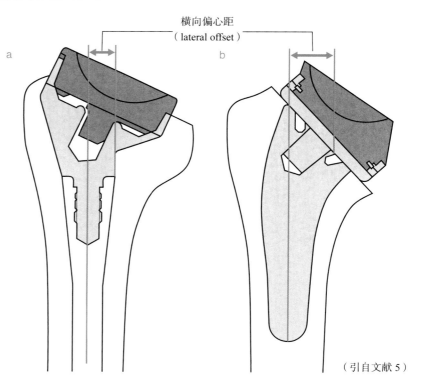

横向偏心距
（lateral offset）

（引自文献 5）

- 由于骨质破坏发生在肩袖附着部位附近，肩类风湿关节炎被认为是许多肩袖损伤病例中进行 RSA 的良好适应证。然而，对于 70 岁以下、伴有肩袖损伤和明显盂肱关节破坏的 RA 患者，尚无好的手术方式，这是今后需要解决的问题。

必要的检查和重要的影像学检查

● 常规 X 射线

- 进行肩关节三个方向的成像（图 3a）。在 RSA 的手术前后测量上肢的伸长长度时，进行包含肩峰在内的肱骨两个方向成像。

● 核磁共振

- 手术前为了评估肩袖损伤情况，进行肩关节 MRI 成像（图 3b）。Goutallier 分类对评估肩袖退化程度非常有价值[8]。

● CT

- 可用于评估术前骨关节的破坏程度。特别是关节盂 3D-CT 作为安装关节盂组件时的影像非常有用（图 4）。

需要准备的物品

- 暴露关节盂的牵引器，以及植入器械。

图 3　常规 X 线片（a）和 MRI（b）

a：伴有骨质疏松、关节挛缩，关节盂中央骨侵蚀的 RA 病例。

b：T2 增强斜矢状位。肩胛下肌（＊），冈上肌（＊＊）Goutallier 分类为 2 级。

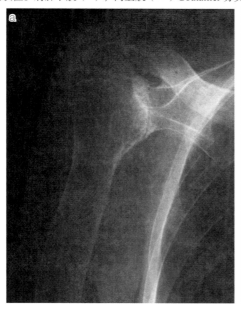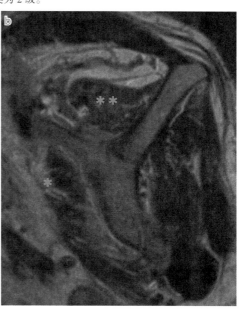

图 4   术前 3D-CT 影像

a：从三维角度仔细确认关节盂的形状。中央有骨质侵蚀，标明导丝的进入方向。

b：关节盂后壁变薄，在这样的病例中，使喙突基部和关节窝下方的螺钉发挥作用是很重要的。

＊：进入点

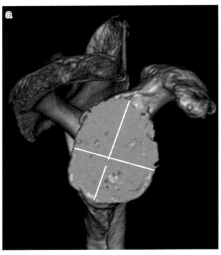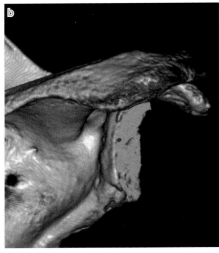

术中

┃ TSA、RSA 的体位和入路

● 体位

- 手术是在沙滩椅体位下进行的，躯干抬高 40°。

● 入路

- 入路采用常用的胸大肌、三角肌间入路。但也有手术者对骨折病例使用上方入路。

- 如果头静脉从喙突内侧部向远端发出分支，就很容易鉴别。头静脉向三角肌伸出分支，虽然也有将其向外侧牵开的方法，但也有在用牵开器牵拉的过程中造成损伤的情况，因此笔者采取了向内侧牵拉的方法。

成功 的 秘诀

剥离时切忌暴力操作

　　伴有骨质疏松症，存在挛缩和骨破坏的病例，重要的是不要勉强，阶段性地进行软组织剥离，阶段性地进行肱骨头截骨。如果强行进行脱位操作，可能会发生大结节的撕脱性骨折，因此需要注意。

　　发生大结节撕脱性骨折时，使用 2 号或 5 号高强度线缝合在肱骨柄上的尾孔，或者缝合到肱骨近端外侧部。

逐步剥离软组织

- 识别联合腱，将其向内侧牵开，用手剥离肩峰下滑囊，插入三角肌牵引器，将三角肌向外侧牵开，暴露肩峰。在结节间沟远端确认肱二头肌长头腱后切断。接下来，小心地将肩胛下肌腱从小结节外侧缘切离，在注意保护腋神经的同时，将其内侧的肱盂上韧带切开。
- 在患有骨质疏松症的高龄者和 RA 病例中，肩胛下肌变薄的病例也比较多，但要尽量确保手术后将其缝合到肱骨前方。挛缩明显，难以打开时，在 RSA 的情况下，也可以切断喙肩韧带。

肱骨头的截骨

- 将起子插入到肱骨头上方往下看时的 0 点的位置，使患肢伸展外旋，尝试使肱骨头从前方脱位。即使这样也很难脱位时，在前方半脱位的状态下，从肱骨头的内外侧插入起子；关节脱位后暴露截骨区，对肱骨头软骨下 5mm 左右进行截骨，确保有一定程度的操作空间。
- 其次，最好在所需的截骨水平上进行截骨（在第二次截骨前，如将关节盂底中心钉用的骨孔制成与肱骨截骨面垂直，可以在第二次截骨中获得骨性偏移增加的骨床）。
- 在 TSA 的术中，留有冈上肌、冈下肌腱附着部，均为 30° 后倾截骨。在 RSA 中，由于不是解剖学上的假体，所以在冈上肌、冈下肌腱附着部的外侧缘，想要内旋，推荐进行后倾 0° 的截骨，想要外旋，推荐进行后倾 20° 左右的截骨。在此，用食指确认关节盂下缘和肱骨截骨部的间隙。通常需要一根手指宽的间隙，但也受到模型和假体位置的影响，需要一定的经验。

正确打开关节囊

▶ 在TSA、RSA中，能够在最大程度上安全和准确地暴露关节盂是最重要的。与其他人工关节一样，勉强进行人工关节的复位会增加术中骨折、神经损伤的危险性。

▶ 在肩胛下肌下方，由于腋神经沿着右肩5点钟位置走行，所以用手指确认神经的张力后，关节囊从2点切离到6点，如果还是硬的话，转到后方切离到10点附近。对于引起挛缩的病例，重要的是要松解到肱三头肌腱起始部。即使是这样，如果间隙仍然很紧的话，一边注意不让截骨进入小圆肌附着部，一边在肱骨侧追加2～3mm左右的截骨。因此，在关节盂下缘与肱骨截骨后方之间可以获得1指宽的间隙的情况较多。

● 安装 TSA 的关节盂组件

- 据报告，钉型关节盂组件与龙骨型相比，应力更均匀，翻修的风险更小 [9]。

成功的秘诀 骨质疏松症病例应保留一些软骨下骨

术前仔细确认 3D-CT，把握好关节盂扩孔方向。从无菌单上触摸肩胛冈，用手指触摸关节盂颈部前方，确认前后方向。用骨膜剥离器去除关节盂表面的软骨，露出软骨下骨。仔细确认关节盂的前后、上下后，插入导丝。通常在套管中插入关节盂铰刀，磨锉关节盂表面，对于骨质疏松症病例，尽量徒手磨锉，虽然切除了软骨，但在一定程度上保留初期固定所需的软骨下骨，这是很重要的。由于人工髋关节是很深的球窝关节，也可以经一定程度的挖凿后设置不带螺钉的臼杯；但由于肩关节盂是非常浅的球窝关节，因此需要龙骨型或钉型的臼杯。

● 肱骨干的扩孔和扩髓

- 对于骨质疏松症病例，推荐在骨干部放置生物型肱骨柄。另外，还有一些是喷砂柄，在压迫松质骨的同时，也能磨碎松质骨，这对骨质疏松症病例可能是有用的。
- 解剖学上髓腔的位置相对于肱骨头要靠前、靠内。
- 使用非偏心头的肱骨头时，肱骨头边缘可能会相对于肱骨边缘向前突出。在这种情况下，使用偏心头，使其与肱骨截骨部边缘贴合。

● 试模和外旋 40°、50°、60°

- 过紧的关节囊张力会造成肩关节活动度的降低，至于多大的张力合适，指标有 40°、50°、60°。外旋以 40° 以上为指标，但实际上很多时候是切断肩胛下肌进行手术，所以 50°、60° 也成为指标之一 [10]。
- 在放置关节盂假体后，内旋并缓慢牵引，施加使肱骨头向后方错位的力，认为错位 50% 时停止牵引是合适的；向下牵引时，错位达关节盂的 1/4 左右为最适合。
- 接下来，检查在 90° 外旋后是否能进行 60° 的内旋。如果张力很紧，进一步松解关节囊后方。

● 正式安装植入物

- 聚乙烯制的关节盂组件采用骨水泥固定，肱骨组件根据骨质情况而选择生物型固定或水泥固定。近年来有使用短的非水泥柄的倾向。

● 缝合

- 在肱骨近端肩胛下肌附着点制作骨孔，将肩胛下肌残端用特殊缝线穿过骨孔进行缝合固定，以此来重建肩胛下肌。

RSA 植入物安装

● RSA 肱骨截骨术

- 为了预防脱位，初期的 Grammont 型肱骨干假体是顺肱骨干轴的方向放置（颈干角大），为了得到间隙而追加截骨的话，会影响到小圆肌的附着部而成为问题。但是，近年来，在日本也在使用颈干角较小的假体，这样能在肩袖增加一定程度的张力。

● 安装关节盂底板

- 为了避开肩胛骨缺损，在肩胛盂偏下方安装关节盂导板后插入导丝。前面已经提到了关节盂扩孔时的注意事项。关节盂的骨性覆盖率较低，因此除了中心钉（某些型号是中心螺栓）外，通常还需增加两个或更多的螺钉固定。
- 图 4 所示的病例中，对于有中心性骨缺损的关节盂，为了保持边缘的软骨下骨新鲜并维持初期稳定，在中心部自体移植从肱骨头截骨部分取松质骨，并打入关节盂底。

成功 的 秘诀 　螺钉确实管用

　　最重要的是，确保上方的螺钉在喙突的基部，下方的螺钉在关节盂的下方，这样更有效。如果这 2 颗螺钉有效，即使是对于骨质疏松症病例，底板也能在初期被牢固地固定住，进而插入半球状的关节盂球。根据类型的不同，插入球体时可以向下偏移。

● 肱骨的处理

- 肱骨假体系统有嵌体型（inlay type）和高嵌体型（onlay type），嵌体型将干骺端部位埋入髓腔，高嵌体型是在插入假体柄后，将肱骨垫片放置在截骨部位（图 2）。
- 人们认为，高嵌体设计可以使肱骨侧移，更好地利用剩余的内、外旋肌。近年来，高嵌体短柄的使用呈上升趋势。另一方面，短柄是否可以在没有骨质疏松的情况下使用，仍有待积累证据。

图 5　术后 X 线片

对于有中心性骨缺损的关节盂，保持边缘软骨下的骨新鲜有利于维持初始固定，中心用肱骨头部截骨处的松质骨片自体移植。肱骨存在骨质疏松症和髓腔管增宽，但通过使用具有骨长入特性的嵌体型系统（Trabecular metal, Zimmer- Biomet），使非骨水泥固定成为可能。

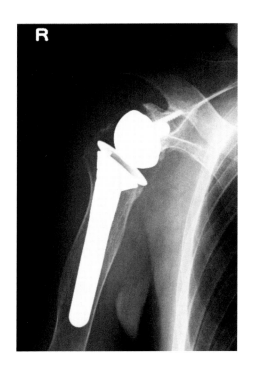

- 以前对于 RA 这样的骨质疏松症病例，推荐骨水泥柄的情况也比较多[11]。如图 5 所示，骨长入型的嵌体型设计的肱骨假体（代表性的产品是 Zimmer-Biomet 公司的肩部置换系统），对于骨质疏松症病例，在非水泥的情况下能够应对的情况也越来越多。

⊕ **要点**　‥‥‥‥ **检查张力** ‥‥‥‥‥‥‥‥‥‥‥‥‥‥‥‥‥‥‥‥‥‥‥‥‥‥

- TSA和RSA最大的区别是张力。RSA设置的张力一般是在牵引患肢时可以将伸缩量控制在5mm 以下的程度。重要的是要认识到，反置肩是反向解剖学设计，是接近半限制型的概念。

● 反置型肩关节假体系统

- 这种假体系统可使人工肱骨头、人工肩关节向 RSA 的转换变得更容易，因此也备受关注。
- 无需拔除杆的平台系统有可能降低转换手术时肱骨骨折的风险，但由于 TSA 和 RSA 的杆的后倾角和肱骨截骨水平不同，因此采用 TSA 和人工肱骨头时插入的杆有时无法直接转换为 RSA 。这时，也可采用沿着结节间沟进行延长截骨术（扩展截骨），拔除柄后，再次进行颈部截骨，再插入柄。

术后

术后观察

- 手术后采用三角巾固定，第 2 天开始可以下床。
- 医嘱：术后早期不要进行肩关节的伸展和外旋。

后续治疗

● TSA 的康复治疗

- 尽量做好肩胛下肌缝合，从术后早期开始进行一定程度的活动范围训练。
- 3 周起解除活动范围限制，进行主动上举、外展训练和内、外旋训练。为了获得良好的肱骨头向心位，在弯曲 110° 左右进行 10 ~ 20cm 的弧形动作训练。
- 肩关节康复治疗需要 6 个月左右，这一点在术前就有必要进行说明。

● RSA 的康复治疗

- RSA 的康复治疗比 TSA 简单。
- 术后早期与 TSA 相同。
- 手术后 4 ~ 5 周开始三角肌和内、外旋肌群的强化训练，从等长性训练开始。肌肉力量弱且身材矮小的病例有时需要长期康复治疗。

TSA、RSA 术后并发症

● 肩峰骨折

- 这是骨质疏松症病例手术所需要注意的并发症，但基本上可采取保守疗法。

● 肩胛骨缺损

- 是指肩胛骨颈部下方的骨缺损，为了避免这种情况，关节盂底板应设置在下方。

● 肱骨近端外侧应力遮挡（图 6）

- 有报告显示，采用生物型远端固定型柄时发生这种情况的病例较多，但骨质疏松症患者使用水泥固定也需要注意。

● 臂丛神经损伤

- 一般认为，在 RSA 中，如果上肢延长 3cm 以上，并发神经损伤的危险性增大。

图 6　肱骨近端骨萎缩

对于 RA 病例，将 Aequalis® 反转（反置肩）的柄进行骨水泥固定。术后肱骨近端外侧部产生了应力遮挡，但没有疼痛和柄的松动。

a：手术后

b：术后 4 个月

c：术后 2.5 年

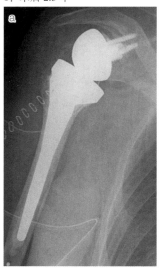 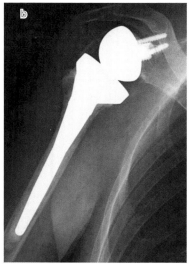 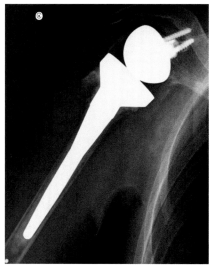

● 感染

- 与其他人工关节一样，对于深部感染，建议取出假体，置入含有抗菌药的骨水泥间隔器，进行二期重建手术。肩关节的感染有可能是由痤疮丙酸杆菌引起的感染，怀疑这种情况时需要至少 2 周的细菌培养。

假体周围骨折

　　这是骨质疏松症病例中需要注意的并发症之一。伴有骨质疏松症的上肢骨折，由于不是负重关节，且内固定力强度不够，有时也会选择保守治疗。也有因保守治疗无效而形成假关节，假关节部位外周肿胀明显，不稳定性导致功能障碍明显的病例。骨质疏松症病例虽然骨强度弱，但破骨细胞已被活化，骨愈合（功能）本身并不差。所以对于存在手术适应证的病例，最好在进行内固定术时充分注意骨的脆性。以下是笔者亲身经历的病例（图 7、8）。

● 病例展示

　　74 岁，女性，54 岁时开始患 RA。64 岁时接受了右侧人工肘关节置换术，73 岁时因右肱骨四部分骨折接受了右侧人工肱骨头置换术。74 岁时，她想把被子放进壁橱里时，身体向前倾跌倒了，导致右肱骨骨干骨折。患者有骨质疏松症，当初也尝试了使用 U 型板和功能支架等保守治疗方法，但骨折部位的复位很困难。考虑到形成假关节的可

图7 假体周围骨折病例（术前）

右人工肘关节、右侧肱骨在接受肱骨头置换手术后发生肱骨干骨折的病例。保守疗法复位很困难。

a：前后位图像
b：侧位图像

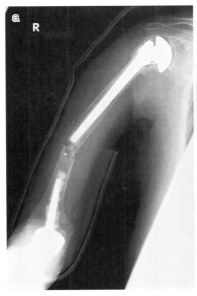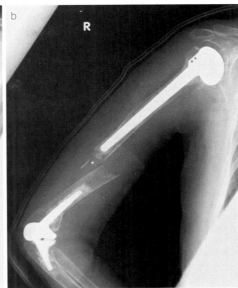

图8 假体周围骨折病例（术后1.5年，与图7为同一病例）

考虑到形成假关节的可能性大，对患者行开放性复位内固定术。对肱骨采用后方入路，进行自体髂骨移植，从后方用锁定钢板、钢缆、锁定螺钉进行固定。术后采用功能支具、特立帕肽皮下注射、超声波疗法，达到骨愈合。现在右上肢仍能保持着正常功能状态。

a：前后位图像
b：侧位图像

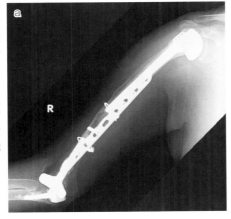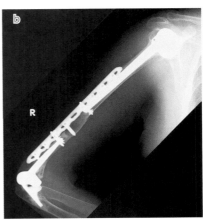

能性很高，进行了开放性复位内固定术。对肱骨进行后方入路探查并保护桡神经。进行自体髂骨移植，从后方放置锁定板，使用钢缆、锁定螺钉进行固定。术后同时采取功能支具、特立帕肽皮下注射、超声波疗法，获得了骨愈合。右上肢现在也能保持正常功能状态。

结语

骨质疏松症病例的人工全肩关节置换术中，适当保留关节盂一侧的软骨下骨，以帮助初期固定是很重要的。另外，在伴有关节挛缩的情况下，不要勉强尝试脱位，需要逐步剥离关节周围的粘连和截骨，充分松解关节囊。

◆**文献**◆

[1]Walch G, Badet R, Boulahia A, et al. Morphologic study of the glenoid in primary glenohumeral osteoarthritis. J Arthroplasty 1999 ; 14 : 756-60.

[2]Bryant D, Litchfield R, Sandow M, et al. A comparison of pain, strength, range of motion, and functional outcomes after hemiarthroplasty and total shoulder arthroplasty in patients with osteoarthritis of the shoulder. A systematic review and meta-analysis. J Bone Joint Surg Am 2005 ; 87 : 1947-56.

[3]Hamada K, Yamanaka K, Uchiyama Y, et al. A radiographic classification of massive rotator cuff tear arthritis. Clin Orthop Relat Res 2011 ; 469 : 2452-60.

[4]Urita A, Funakoshi T, Suenaga N, et al. A combination of subscapularis tendon transfer and small-head hemiarthroplasty for cuff tear arthropathy: a pilot study. Bone Joint J 2015 ; 97-B : 1090-5.

[5]Merolla G, Walch G, Ascione , et al. Grammont humeral design versus onlay curved-stem reverse shoulder arthroplasty: comparison of clinical and radiographic outcomes with minimum 2-year follow-up. J shoulder Elbow Surg 2018 ; 27 : 701-10.

[6]Boileau P, Moineau G, Roussanne Y, et al. Bony increased-offset reversed shoulder arthroplasty: minimizing scapular impingement while maximizing glenoid fixation. Clin Orthop Relat Res 2011 ; 469 : 2558-67.

[7]Ono K, Ohashi S, Oka H, et al. The impact of joint disease on the Modified Health Assessment Questionnaire scores in rheumatoid arthritis patients: A cross-sectional study using the National Database of Rheumatic Diseases by iR-net in Japan. Mod Rheumatol 2016 ; 26 : 529-33.

[8]Goutallier D, Postel JM, Bernageau J, et al. Fatty muscle degeneration in cuff ruptures. Pre- and postoperative evaluation by CT scan. Clin Orthop Relat Res 1994 ; 304 : 78-83.

[9]Lazarus MD, Jensen KL, Southworth C, et al. The radiographic evaluation of keeled and pegged glenoid component insertion. J Bone Joint Surg Am 2002 ; 84-A : 1174-82.

[10]Matsen FA Ⅲ, Lippitt SB. Shoulder Surgery : Principles and Procedures. Philadelphia: WB Saunders ; 2004.p479.

[11]Young AA, Smith MM, Bacle G, et al. Early results of reverse shoulder arthroplasty in patients with rheumatoid arthritis. J Bone Joint Surg Am 2011 ; 93 : 1915-23.

第 2 章 骨质疏松症患者肩部骨折手术

东北大学大学院医学系研究科骨外科 **八田卓久，井樋荣二**

摘要

- 骨质疏松症患者，特别容易因跌倒而发生肱骨近端骨折。本章节主要概述肱骨近端骨折。
- 对于小的移位性骨折，保守治疗和早期开始物理理疗是有效的。
- 对于较大的移位性骨折，根据患者的活动性和骨质评估来决定手术适应证。
- 行开放性复位固定时，要注意髓内钉的插入位置、锁定板的放置位置。
- 伴有复位困难的结节部粉碎骨折的病例，可以选择人工肱骨头置换术和反式人工肩关节置换术。

术前

手术适应证

- 关于 Neer 分型二部分外科颈骨折的手术适应证一直存在分歧。应评估患者骨折的移位程度和骨质情况。如果选择保守治疗时发生移位加大、短缩畸形和假关节的风险性很大，则应根据病例的具体情况确定手术治疗方案。
- 对于肱骨大结节骨折，移位的骨片可能与肩峰发生撞击，应重视骨块移位的情况。在保守治疗中，也可能出现随时间的延长而移位增大，也有可能会出现活动明显受限的情况，对于有撞击风险的病例，要积极选择手术治疗。
- 对于 Neer 分型三部分、四部分骨折，需要考虑手术治疗。此时，应对患者的日常活动度和骨质进行评估，这对于手术方式的选择是很重要的。

● 必要的检查和重要的影像学检查

- 采用常规 X 线正位片、肩胛骨 Y 位像评估骨折。特别是高能量外伤可能合并肩胛骨骨折等损伤，应考虑 CT（图 1）检查。另外，肱骨大结节骨折需要三维评估骨片移位，需要 3D-CT。

● 肩袖的评估

- 日本流行病学研究报告显示，肩袖断裂发生率在 50 多岁时为 10%，而 80 多岁时超过 30% 以上 [1]。老年骨质疏松症患者发生骨折时，应注意伴发肩袖断裂的可能性。

- 国外临床研究报告表明，40%的肱骨近端骨折患者合并有肩袖断裂[2]，骨折时有无肩袖断裂直接影响手术后的临床效果[3]。我们认为，应该通过超声和MRI评估肩袖情况。
- 骨折患者选择手术治疗时，虽然学术界对是否应该同时修补肩袖断裂

图1　肱骨近端四部分骨折合并关节盂前缘骨折

74岁，女性。除术前常规X线检查（a）外，3D-CT（b，c）对诊断也有帮助。手术采用了阶梯式植骨＊（d）的反置肩关节置换术（e）。

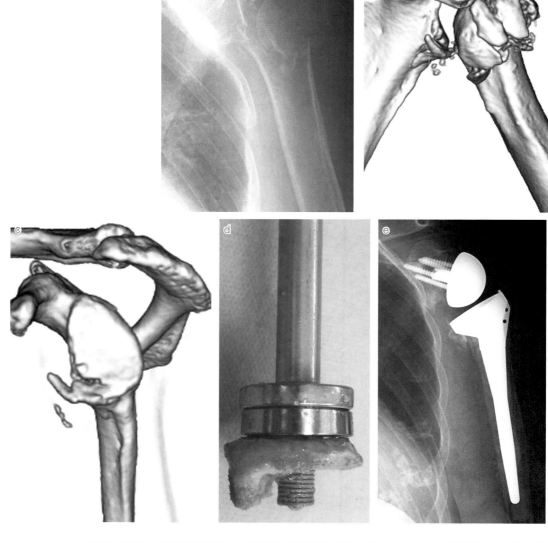

术 语 解 释　　▶ 阶梯式植骨：对于关节盂骨缺损，使用阶梯状的移植骨的方法，Garofalo等[4]报告了在反置肩关节置换术中追加阶梯式植骨方法的有效性。

图 2　骨质评估

a：Tingart 测量法通过测量肱骨近端骨干部内外侧骨皮质平行的高位（A）及 2cm 远处（B）皮质骨的厚度，计算出（A1–A2 +B1–B2）/2 。

b：三角肌结节指数是计算三角肌粗隆平面上，骨皮质外侧横径与骨皮质内侧横径的比值（C1/ C2）。

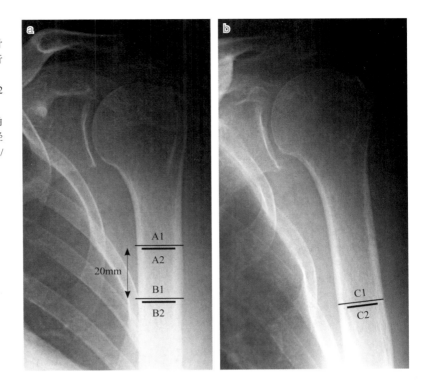

存在分歧，但笔者积极坚持进行肩袖修复，并注重肩袖功能的术后康复，有望改善肩关节功能。

● 骨质评价

- 评价肱骨近端骨折中骨质的方法包括 Tingart 测量法（图 2a）[5] 和三角肌结节指数（图 2b）[6]，其对骨折内固定术后的矫正丢失和螺钉的切割等危险性的预测评价的有效性已有报告[7]。

需要准备的物品

- 手术器械的准备方面，特别是在选择髓内钉或人工关节置换术（包括人工肱骨头置换术）时，应考虑术中骨折（特别是肱骨干骨折）的可能性，准备加固用钢丝或钢缆。
- 另外，如果同时要做肩袖修复术，应准备缝合锚钉和高强度线。

髓内钉

- 主要适用于 Neer 分型二部分外科颈骨折和三部分骨折，但通过术中积极的复位，即使对于四部分骨折，也能够获得充分的固定性。
- 大致分为弧型（Curved）和直型（straight）两种，但在术中操作中，为了减少对肩袖的损伤，有些报告推荐选择直型髓内钉[8, 9]。
- 伴有结节部骨折的病例，在插入髓内钉时，有可能引起骨折部位的移位增大。
- 对于骨质疏松症患者，将髓内钉的近端置于肱骨头部健康的软骨下骨中，有望获得更强的固定效果，因此，在髓内钉的近端开孔时，必须充分了解骨折线，确定其位置并尽量避免插入孔周围的术中骨折。

成功的秘诀

使用克氏针腔内撬拨和临时固定法（Intrafocal pinning）进行复位

在利用髓内钉的内固定术中，为了在最合适的位置插入髓内钉，在创建插入孔的操作前如何获得着力点是很重要的，所以作者积极使用克氏针腔内撬拨和临时固定法。术前，根据健侧常规 X 线成像，用 1.5mm 的克氏针制作腔内临时固定针，将固定针制作成符合患者的骨形状和骨折部位的塑型（图 3），仅靠从骨折部位插入的腔内针，近端骨片就能保持良好的复位位置。一般来说，骨质疏松症患者的肱骨的髓腔较宽，因此可以用克氏针撬拨等保持复位位置的同时插入髓内钉，这是一种简便而有效的手法。

图 3　腔内固定针的制作方法

术前，利用健侧的常规 X 线检查评估骨折部位及近端骨片形状（a），将腔内固定针制作成从骨折部位插入时能够保持复位位置的形状（b）。

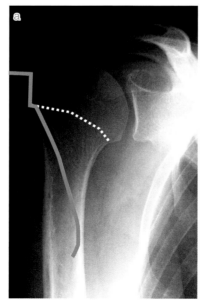
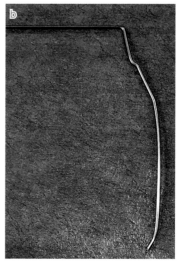

锁定板固定

- 锁定板固定中需要注意的一点是，要获得内侧骨皮质的足够的支撑性。特别是，对于伴有难以复位的内侧粉碎骨折的病例，通过使用骨空隙填充物 * 和多角度螺钉 *，内侧柱支撑 * 等方法，得到尽可能高的初期强度是很重要的[10, 11]（图 4）。

- 切开和复位时要小心操作，保留骨膜，需要注意不要损伤骨膜，以免影响术后的骨愈合反应。

图 4　锁定板固定
80 岁，女性。术前（a）和术后 6 个月（b）的常规 X 线影像。对肱骨近端三部分骨折，进行了锁定钢板固定，因为注意骨皮质内侧柱的支撑，实现了良好的骨性融合。

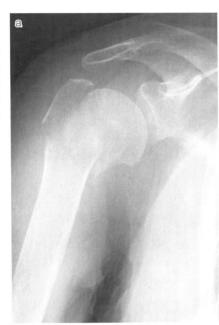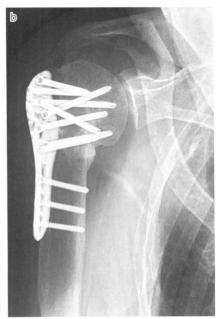

成功 的 秘诀　不要过度高估锁定钢板的固定强度

　　一般认为，采用锁定板固定可使骨质疏松症病例获得充分的固定强度，但需要在骨皮质内侧获得充分的支撑力，支撑力不足时，固定后引起畸形的例子也很多。另外，引起锁定螺钉切出的病例也不少。不要过度高估锁定钢板的固定强度，在术中钢板的放置时必须非常小心。特别需要提示的是，安置钢板的近端必须低于大结节高度，骨折端的锁定螺钉放置在内侧柱，以获得更好的支撑。

术语解释

▶ 骨空隙填充物：对于因压缩而产生的松质骨的骨缺损部位，采用填充自体骨、人工骨、骨水泥的方法。

▶ 多角度螺钉：通过锁定板，向多个方向置入螺钉的手法。特别是，在前后方向、上下方向上在一定的角度插入骨头，虽然可以期待获得更高强度的固定性，但关于其效果，在生物力学研究上还存在分歧。

▶ 内侧柱支撑：沿着肱骨头软骨下方置入螺钉，以获得对骨结节部碎片支撑的方法。

使用螺钉或锚钉的固定

- Neer 分型二部分大结节骨折的骨片较大时，是进行空心螺钉固定的很好的适应证。
- 笔者认为，对于骨片较小或粉碎性骨折的病例，通过按照肩袖修复的标准，使用带线锚钉的缝合桥接法，可以压紧骨折部位，获得良好的固定。

人工关节置换术

- 人工肱骨头置换术适用于难以修复的重度粉碎性骨折病例和疑有肱骨头血液循环不良，伴有脱位的解剖颈骨折病例、骨质差病例。近年来，一些骨折专用的植入物被开发出来，其近端颈部形状较小，更容易保留结节碎片，这对身材矮小的患者特别有用。
- 进行人工肱骨头置换术时，植入物安装后必须重建肩袖功能，使用高强度线使结节部骨片的复位更牢固。因为在固定性不足时，有可能在术后早期发生结节部的移位，所以对于骨质疏松症患者，要特别强调使用多根高强度线等。
- 另一方面，对于肩袖巨大撕裂的病例（特别是前上方型断裂），可以通过胸大肌移位术等重建肩袖。近年来，对于有复位困难的结节部骨片的高龄患者，反式人工肩关节置换术可以作为他们的选择。虽然对这种手术方式中修复和再建肩袖的必要性有不同的意见，但在近年的报告中，也有学者指出结节部骨片的复位可使患者术后功能恢复得更好[12]。因此我们需要尽可能牢固地复位结节部骨片（图 5）。

图5 反式人工肩关节置换术

75 岁，女性。术前（a）和术后 6 个月（b）的常规 X 线片。在插入肱骨假体之前，在大结节骨片上附着的冈下肌腱和小结节骨片上附着的肩胛下肌腱上穿上高强度线，缝合固定在假体及结节间沟上，使结节部骨块获得良好的骨愈合(箭头)。

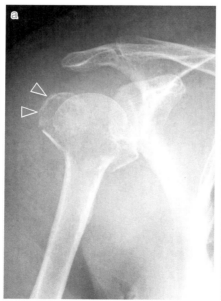
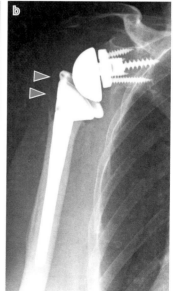

成功的秘诀

根据手术计划确定植入物放置高度

在粉碎性骨折的情况下，应特别注意肱骨柄假体的放置高度。如果放置得太深，肌张力不足可能会导致术后不稳定，相反，放置得过浅可能会增加肌张力，导致人工肱骨头置换术不能获得轴向对位，早期会产生不稳定和关节病样变化。另一方面，反向全肩关节置换术中的肌肉张力过高，会导致三角肌功能障碍和肩峰骨折等并发症。在实践中，这一点仅在术中就很难评估，因为评估是在结节骨片被重新固定前进行的，所以很难确定适当的张力。笔者在术前通过对健侧进行简单的 X 线和 CT 检查，尽可能准确地制定计划。具体来说，对于人工肱骨头置换术，目标是达到与健侧相当的上臂长度，而对于反向全肩关节置换术，术前计划是达到相比健侧长 5 ～ 10mm 三角肌的长度（从肩峰到三角肌结节的距离），以此来确定假体安装的高度。

术后

术后疗法

- 作者在保守治疗或内固定后使用内旋支具，在全肩关节置换术后使用外旋支具。
- 保守治疗的患者应一直穿戴矫形器，直到实现骨融合；而手术患者则可以穿戴矫形器到术后 3 周。
- 从术后早期开始，应教会病人积极进行下垂运动和钟摆运动。从术后 1 ～ 2 周开始进行被动运动训练，从术后 4 周开始进行自动运动训练。

◆ 文献 ◆

[1]Minagawa H, Yamamoto N, Abe H, et al. Prevalence of symptomatic and asymptomatic rotator cuff tears in the general population: From mass-screening in one village. J Orthop 2013；10：8-12.

[2]Gallo RA, Sciulli R, Daffner RH, et al. Defining the relationship between rotator cuff injury and proximal humerus fractures. Clin Orthop Relat Res 2007；458：70-7.

[3]Fjalestad T, Hole MO, Blucher J, et al. Rotator cuff tears in proximal humeral fractures：an MRI cohort study in 76 patients. Arch Orthop Trauma Surg 2010；130：575-81.

[4]Garofalo R, Brody F, Castagna A, et al. Reverse shoulder arthroplasty with glenoid bone grafting for anterior glenoid rim fracture associated with glenohumeral dislocation and proximal humerus fracture. Orthop Traumatol Surg Res 2016；102：989-94.

[5]Mather J, MacDermid JC, Faber KJ, et al. Proximal humerus cortical bone thickness correlates with bone mineral density and can clinically rule out osteoporosis. J Shoulder Elbow Surg 2013；22：732-8.

[6]Spross C, Kaestle N, Benninger E, et al. Deltoid Tuberosity Index：A Simple Radiographic Tool to Assess Local Bone Quality in Proximal Humerus Fractures. Clin Orthop Relat Res 2015；473：3038-45.

[7]Spross C, Zeledon R, Zdravkovic V, et al. How bone quality may influence intraoperative and early postoperative problems after angular stable open reduction-internal fixation of proximal humeral fractures. J Shoulder Elbow Surg 2017；26：1566-72.

[8]Kancherla VK, Singh A, Anakwenze OA. Management of Acute Proximal Humeral Fractures. J Am Acad Orthop Surg 2017；25：42-52.

[9]Lopiz Y, Garcia-Coiradas J, Garcia-Fernandez C, et al. Proximal humerus nailing：a randomized clinical trial between curvilinear and straight nails. J Shoulder Elbow Surg 2014；23：369-76.

[10]Jung SW, Shim SB, Kim HM, et al. Factors that

第 3 章　骨质疏松症患者腕关节周围骨折手术

产业医科大学骨外科　**目貫邦隆，酒井昭典**

老年人腕关节周围的骨折，以桡骨远端骨折（DRF）为多见，是日常工作中最常遇到的骨折。由于老年人多数存在骨质疏松症，骨质脆弱，容易发生粉碎骨折和骨折移位。有学者报告，在 50 岁以上女性的伸直型 DRF 患者数据统计中发现：腰椎骨密度高低与受伤后骨折块的移位程度呈反比[1]；桡骨远端的骨密度变低时，骨折线向近端延伸；皮质骨较多的桡骨干部的骨密度降低，有合并尺骨干骨折的风险。这些研究表明，DRF 的粉碎程度依赖于皮质骨的骨量。

虽然 DRF 治疗的原则是保守治疗，采用手法整复和石膏固定，但也有许多病例由于骨质疏松而难以维持位置或发生再移位。因此，判断出难以用外固定维持的不稳定骨折，对确定治疗策略很重要。在手术技术上，也应注意粉碎骨折和骨质脆弱对植入物和固定方法选择的影响。有些人试图通过使用经皮固定、外固定和人工骨填充来防止矫正性丧失。近年来，使用掌侧锁定钢板（VLP）固定已成为标准技术，其角度稳定性使得用掌侧锁定钢板对背侧移位的骨折进行充分固定成为可能，极大地改善了手术效果。作者比较了 60 岁以上背侧移位不稳定型 DRF 连续患者的经皮克氏针固定（pintrafocal pinning）和 VLP 的术后效果，发现 VLP 没有术后矫正损失，但受伤时的尺骨变异（UV）>5mm 或腰椎骨密度< 70%YAM（年轻成人平均值）的患者，骨折内固定后会导致桡骨再次缩短；最终观察时无法维持 UV[2]。虽然大多数患者单用 VLP 固定取得了良好的效果，但有些骨折类型单用 VLP 是无法解决的，对影响术后效果的关键骨片进行术前影像学评估和术中固定很重要。本章节主要叙述关节边缘骨折（包括月骨窝掌侧骨折、尺背侧骨折）；背侧盖状骨片；合并尺骨远端骨折的治疗方案。

众所周知，DRF 是绝经后骨质疏松症妇女的初发骨折，腕部骨折后各部位继发骨折的风险增加：腕关节 3.3 倍，椎体 1.7 倍，股骨近端 1.7 倍。因此，脆性 DRF 的治疗并不是以治疗骨折为最终目的，而是以评估和治疗骨质疏松症为最终目的。根据《原发性骨质疏松症诊断标准（2012年修订版）》，如果存在其他脆性骨折（肋骨、骨盆、肱骨近端、桡骨远端、小腿骨），同时骨密度低于 80% YAM（青壮年骨密度平均值），则可诊断为原发性骨质疏松症。因此，即使没有骨折史的骨密度在 70% YAM 左右的病例，DRF 后也可能成为药物治疗的对象，应慎重对待。

由于 DRF 一般在较年轻的年龄开始发生，对于没有发生二次骨折风险的患者，我们需应用选择性雌激素受体调节剂（SERM） 和艾地骨化醇（eldecal citor）对患者进行治疗，这是《骨质疏松症的预防和治疗指南（2015年版）》中根据骨密度增加效果、减少椎体骨折效果评价为"A"的两种药物；治疗过程中应根据治疗效果追加药物和改变药物也是十分重要的。但是，前臂的骨密度评价不一定能反映股骨近端和椎体的骨密度情况，因此不能仅仅依靠前臂的骨密度。在2016年国际骨质疏松症基金会的共识报告中，针对骨吸收抑制药是否对骨愈合产生影响，由于没有提出双膦酸盐和地舒单抗会阻碍骨折愈合的证据，我们认为从早期开始对骨质疏松症患者进行药物治疗，患者的依从性也会变高。

摘要

关于老年人桡骨远端骨折：

- 骨质疏松患者骨折类型会更严重，还容易造成复位后的再次移位。
- 使用掌侧锁定板固定可以改善治疗效果。
- 通过CT检查对关节面移位、关节边缘骨折（月骨窝掌侧和尺背侧骨折）和背侧盖状骨块进行术前规划。
- 对于并发尺骨茎突骨折的情况，如果没有不稳定的情况下应采取保守治疗方法。
- 软骨下骨支撑的髁稳定法（condylar stabilizing）是有用的。
- 作为VLP术后并发症，需要注意迟发性的拇长屈肌腱损伤。

术前准备

手术指征

在《2017年桡骨远端骨折治疗指南》中，青壮年患者手法复位和石膏固定后的保守治疗指征如下。建议老年人的可接受值可大于青壮年，但"推荐强度"较弱，未来还需积累证据。

①尺骨变异与健侧相比＜2mm。

②桡骨远端掌倾角（PT）＜10°。

③关节面间隙或塌陷＜2mm。

必要的检查和重要的影像学检查

为了评价关节面状况和常规X线检查不能确定的骨折线或可能影响治疗效果的骨片，及选择合适的内固定材料，应进行CT检查，以协助制定术前计划。下面重点介绍骨折类型评价和术前计划。

● 关节边缘骨折（marginal fracture，MF）

- 1838年Barton最先报告了桡骨远端掌侧边缘骨折伴发桡腕关节脱位的病例，之后桡骨关节边缘骨折被命名为Barton骨折。近年来，多将骨折线达到分水岭线（WL）的称为 MF。

- 随着 CT 的普及，根据骨折部位和大小等赋予了 MF 各种各样的名称，下面介绍对术后效果有影响的月骨窝掌侧骨片和尺背侧骨片。

月骨窝掌侧骨片（volar lunate facet fragment，VLFF）

- 月骨窝掌侧是短桡月韧带（Short radio-lunate，SRL）的附着部位，SRL 韧带在桡骨腕关节的稳定中起着重要作用。因此，VLFF 的复位对于桡腕关节的骨性和韧带性支撑非常重要，骨片的固定力不足可能会导致术后发生腕骨半脱位。

- 坂本等人报告说，当 VLFF 向手掌侧移位时，引起对抗月骨向掌侧方向移位剪切力的骨性支撑失效，而当 VLFF 向背侧开放楔形移位时，引起对抗月骨向背侧方向移位剪切力的韧带性支撑失效，导致腕骨半脱位和偏离[3]。

- 由于 VLFF 相对较小，且位于关节面的边缘，所以往往难以固定，应根据骨片的大小和不稳定性选择固定方法。VA-LCP Volar Rim Plate®（边缘钢板）是用于固定最远端的钢板，适用于所谓的掌缘骨折，即骨折位于 WL 之外，螺钉可以插入远端。

- 对于 VLP 的标准设置位置，近藤等人将不能通过钢板远端螺钉固定的，VLFF 的纵径在 7.5mm 以下的，无论横宽和前后径的大小如何，都定义为外侧缘骨折（VMRF），且根据骨片的移位情况和涉及关节面积将其分为 4 种类型，并就各类型的固定法的选择进行了阐述。其中，VMRF 的横向宽度或前后径相对于关节面为 100%，或横向宽度与前后径都在 50% 以上（该骨片的关节面积较大）的病例，可以在标准钢板放置位置单独固定 VLP[4]。

- 笔者也有类似的观点，并不是所有的骨折类型都适用于远端放置的 VLP，如边缘钢板。对于关节面较大的背向移位的 VMRF，采用标准放置的 VLP 来纠正掌倾角，通过将螺钉插入软骨下骨的平面来支撑骨片，从而提供对抗背侧剪切力的稳定性（图 1）。

- 远端放置的 VLP 需要严格的放置位置，术前应考虑技术问题和肌腱断裂的并发症。已有报道对小的 VLFF 采用其他固定方法，在掌关节囊和韧带上挂线，并将其缝合到钢板远端的临时固定孔，或在骨片上制作骨孔并缝合拉出。

尺背侧骨片（ulnodorsal fragment）

- 尺背侧骨碎片复位不良会影响术后效果，因为它们构成下尺桡关节，并参与月骨窝的背侧支撑。然而，在骨块较薄或严重粉碎的情况下，仅靠 VLP 可能无法提供固定。
- 背侧骨质支撑的重建对于掌侧韧带功能破坏的脱位性骨折尤为重要。
- 如果骨片较小且粉碎严重，应使用无螺钉的 buttress 钢板固定。

图 1　MF 病例（月骨窝掌侧骨片）

a：AO 分型为 A3 型。WL 上的相关骨折。

b：发现背侧盖状骨片（绿圈）的关节内突出。

c：MF，但前后径较大，采用标准的 VLP 固定。通过矫正掌倾角，向关节内突出的背侧盖状骨片已被复位（绿圈）。

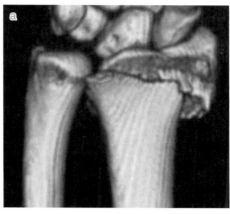
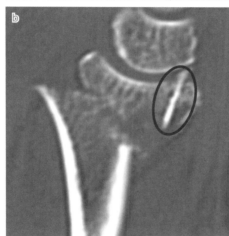
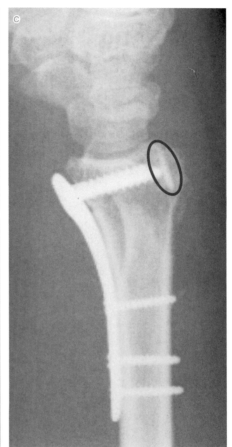

- 笔者使用体内可吸收板（Super-Fixsorb®）进行固定（图 2）。

- 可吸收钢板可以根据骨片的大小和形状自由塑形，螺钉可以在任何位置自由插入。在动物实验和临床病例中，有人认为该板比钛板有更多的骨痂生成和更高的骨诱导能力，可能对粉碎的背侧骨片的骨愈合和重塑有优势。

● 背侧盖状骨片（dorsal roof fragment）

- 在背侧移位型的 DRF 中，移位并游离到腕关节的关节外背侧皮质碎片被称为背侧盖状骨片，更可能发生在第二和第三隔室。

- 据报道，背侧碎骨片复位不良会导致腕关节的活动范围受限和疼痛，或导致伸肌腱滑行障碍和肌腱损伤。即使在桡骨被重新复位和固定后，如果骨片仍然游离到关节内，则需要进一步处理。

图 2 MF 病例（尺背侧骨片）

a：AO 分型 C3 型。
可见呈开放楔形向背侧
移位的月骨窝掌侧骨片
（白圈）、尺背侧骨片（绿
圈）的 MF。
b：用边缘钢板固定，
月骨窝的掌侧骨片用缝
线缝合在钢板的远端，
但由于骨片残留的不稳
定性而加用克氏针临时
固定。由于背侧骨片残
留不稳定，关节面有间
隙，用可吸收钢板进行
支撑固定（箭头）。

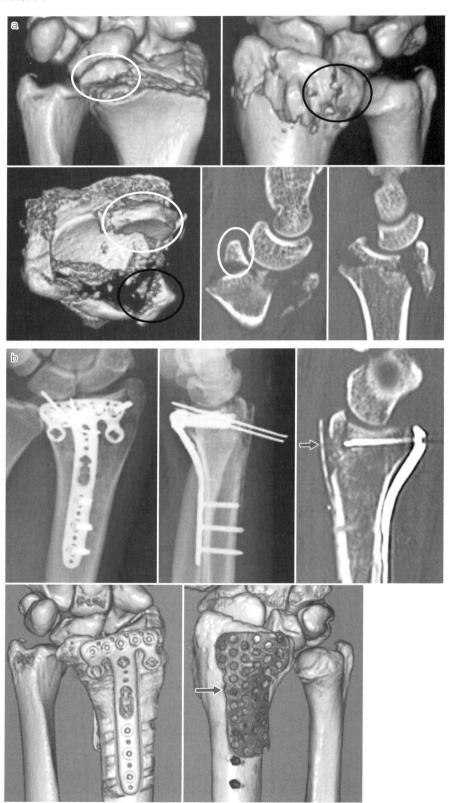

图 3　背侧盖状骨片病例
a：AO 分型 A3 型。可见一个大的背侧盖状骨片（绿圈）。
b：术中，经皮用克氏针进行髓内复位，由于在被动运动中也是稳定的，因此未做内固定。
c：术后早期再次发生移位。推测为拇长伸肌腱（EPL）的腱鞘附着的骨片，因 EPL 的牵引再次移位。

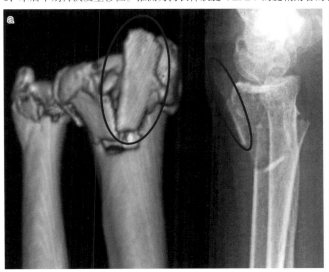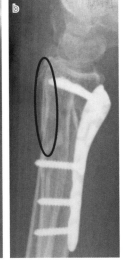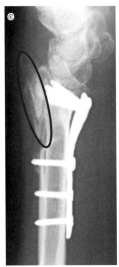

- 如果骨片较小，往往可以单独进行骨片切除术，但如果骨片比较大，或拇长伸肌腱的腱鞘与骨片相连，则容易发生移位（图 3）。因此，骨片修复后需要进行骨膜缝合或内固定（微型螺钉或克氏针）。
- 由于脆弱的骨骼中皮质骨很薄且很脆弱，所以通常选择临时克氏针固定。

● 合并尺骨远端骨折

- 关于尺骨茎突骨折的治疗策略，笔者回顾了 VLP 固定的 DRF 的术后结果，并报道了尺骨茎突骨折假关节和尺骨疼痛之间没有关联[5]。基于这些结果，在没有远端桡尺关节（DRUJ）不稳定的情况下，可采取保守治疗方法。
- 关于尺骨干骨折，有报道推荐对于关节面或干骺端移位超过 1/3，成角畸形超过 10°，以及桡骨固定后残留不稳定的病例进行内固定。笔者对桡骨固定后不稳定的病例也进行了内固定，但对于骨质脆弱、粉碎性骨折的病例，需要尽量减少剥离，尽量保留软组织。内固定材料包括锁定板和户羽等人报道的夹针髓内固定法，即把钢丝的一端弯曲成钩状，夹住骨片进行髓内固定，但笔者使用上述的可吸收板包裹骨折部位进行固定。
- 存在尺骨茎突内翻变形时，为了提高固定性，可采用缝合线穿过尺骨茎突基部，并紧系在可吸收板的螺钉孔上（图 4）。

图 4　桡尺骨干端粉碎性骨折病例

a：AO 分型 C2 型。桡尺骨干端粉碎性骨折。

b：用人工骨填充粉碎的桡骨干骺端，用长板（VA-TCP）[®] 进行固定。

c：桡骨板固定后，由于尺骨茎突末端骨折仍不稳定，所以用可吸收板固定。因为尺骨头已经粉碎，所以将缝合线（虚线）穿过可吸收性板的孔，连接到尺骨茎突上，进行加固。

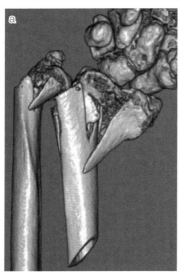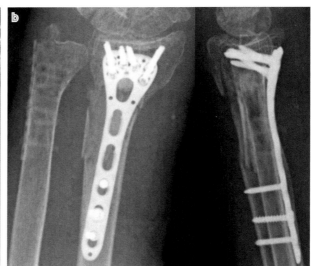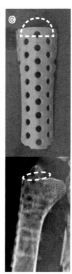

!　**要点**　……… CT影像的检查要点和术前计划 ……………………………………

- 关节面台阶(在CT 矢状层面上进行)→复位操作法。
- 月骨窝掌侧骨片、背尺侧骨片、背侧盖状骨片→关键性骨块的特异性固定。
- 骨缺损(fracture void)→人工骨填充。
- 桡腕关节有无脱位→并用韧带修复术和外固定术（图5）。
- 舟状骨、月骨间隙及月状骨、三角骨间隙增大→韧带修复术和腕骨间的临时固定。

需要准备的物品

- 准备人工骨，用于骨缺损等缺损部的填充和关节面复位（图 6 ）。
- 如果骨折线向近端延伸时，使用可选的长板(图 7)，骨折线在 WL 上时，使用远端板。
- 因合并尺骨远端骨折需要内固定时，使用尺骨用内固定材料。
- 对于 VLP 难以保持复位的病例，考虑外固定架和牵引板（图 8 ）。

图 5　桡腕关节脱位病例

a：AO 分型 B1 型。在桡骨茎突骨折中，由于合并腕关节周围韧带损伤，在桡骨关节面的月骨窝和舟状骨窝可见骨折线。
　　在月骨窝背侧可见桡骨关节面粉碎塌陷（白圈）。
b：伴有桡骨尺侧粉碎性骨折，月骨和月骨窝掌侧缘间距增大（双箭头），可见桡腕关节脱位。
c：直视下复位月骨窝背侧关节面，用可吸收板进行支撑固定。
d：桡骨茎突骨折用桡骨远端钢板®固定，由于并发掌侧韧带损伤和关节面塌陷，所以结合使用外固定架。

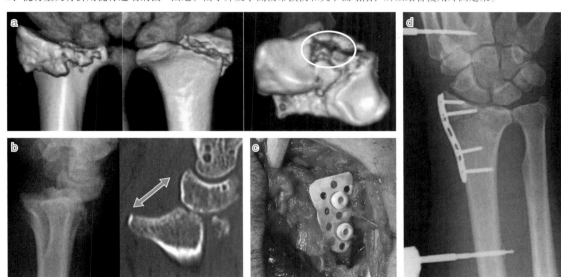

图 6　舟状骨撞击骨折（die punch）病例

a：舟状骨撞击造成的关节面塌陷。
b：在桡骨掌侧开窗处用人工骨向远端填充。凹陷
　　的关节面在人工骨植骨时间接进行复位，并由
　　VLP 钉支撑。
c：关节镜检查确认关节面的复位情况（白圈）
　　（上：修复前，下：修复后）。

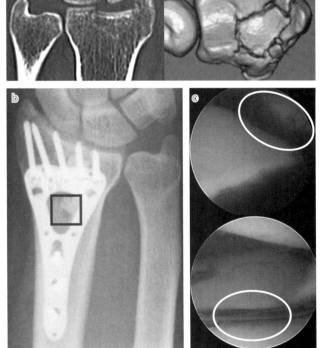

图 7　开放性骨折病例

a：AO 分型 C3 型。掌侧有一个 Gustilo Ⅲ A 的开放性伤口。

b：同日，实施了清创及外固定手术。

c：在外固定复位的状态下实施 CT，制订术前计划。由于在干骺端部发现了较大的游离骨片，因此使用了长板。

d：术中，由于很难将缩短的位置固定住，在水平牵引下进行了钢板放置。

e：用两根螺钉固定了游离骨片。

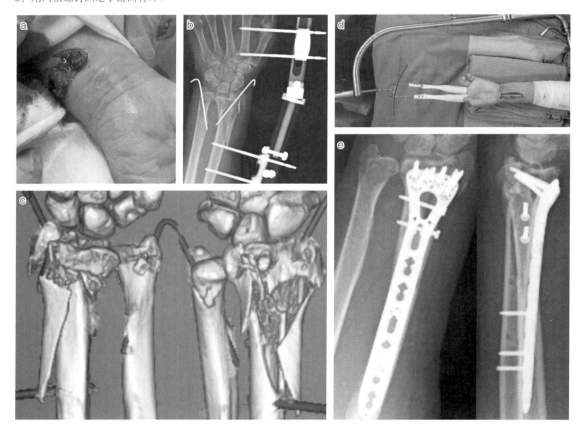

图 8　用牵引板（Distraction plate）固定的病例

a：AO 分型 C3 型。背侧有 Gustilo Ⅲ A 的开放性创伤。
b：同日，实施了清创及外固定术。
c：粉碎严重，需要二期修复并用外固定板固定，但是由于患者有明显的痴呆症，外固定的管理比较困难。
d：用牵引板（LCP metaphyseal Plate® 14 孔）进行固定，复位良好。文献报道，拔钉时间平均为 4 个月。

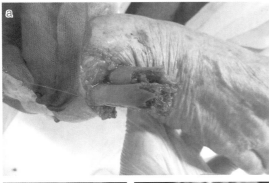

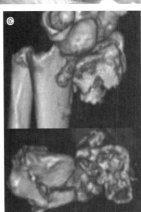

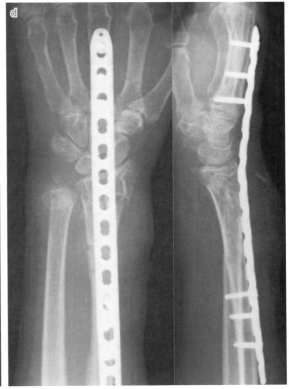

手术方法

术中

- 为不伤及正中神经掌侧支，采用经屈肌腱（FCR）切开。如果过度剥离附着在粉碎骨片上的关节囊和骨膜，则会增加骨片的不稳定性，因此，将剥离限制在复位和放置钢板所需的最小范围内。

- 在需要对月骨窝骨片进行复位固定和尺骨远端骨折进行内固定时，也可以采用久能等人报告的方法，通过将屈肌腱吊成一块，向桡侧和尺侧牵引，打开 2 个窗口的双窗口入路。

- 用骨折端克氏针撬拨（Intrafocal pinning）法对骨折部位进行复位、临时固定，但重点放在掌侧骨皮质的复位上，在实施后述的髁状体稳定方法时，此时进行掌倾角（PT）的矫正最好。

- 在进行远侧髁端固定时，在钢板的近端部浮起的状态下，用复位钳和剥离器压钢板远端，插入并锁定远端螺钉。接着，通过固定板近端，使 PT 得到矫正。

- 修复旋前方肌，使钢板的远端部分被覆盖以预防屈肌腱断裂。

仔细安放固定板

- 准确的侧位影像对确定钢板的位置很重要。
- 检查尺骨临时固定克氏针是否插在软骨下的最佳位置，在这个位置上，手臂抬高约20°，关节间隙是清楚的。
- 应使用修复钳或提升器牢牢压住钢板，因为钢板上翘会导致术后屈肌腱断裂的并发症。
- 如果桡骨近端是尺侧偏移，应在桡骨近端部分进行牵引复位，并用复位钳在桡侧方向固定。
- 如果采用骺端固定技术，远端螺钉与软骨下骨之间有间隙，则 PT 矫正会小于钢板近端抬高的角度，因为螺钉尖在脆弱的骨松质内移动，PT 的矫正比钢板近端抬高的角度小。因此，预先钢板抬高的程度要比目标 PT 的矫正角度稍大。

钢板内固定容易出现的错误

- ▶ 由于钢板一般设置在桡侧，拍摄影像检查的正位片，使掌背侧切迹重叠，以确认是否处于合适的位置。
- ▶ 在安装钢板时，被动活动拇指，确认拇指长屈肌腱是否被钢板夹住。
- ▶ 当掌侧存在较大的游离骨片时，术中仅用克氏针固定有时很难维持桡骨长度，这时可以采用水平牵引以维持桡骨长度(图7)。
- ▶ 用复位钳隔着钢板压迫关节面的裂隙进行复位时，掌侧骨片有时会向背侧方向旋转，引起关节面成角畸形。当掌侧骨片不稳定时，在关节面正下方向掌背侧方向插入一根克氏针，用复位钳拧紧，由于间隙沿着克氏针复位，可以预防掌侧骨片的背侧移位。
- ▶ 钢板近端的螺钉固定时，钻孔和置钉时应一直压迫钢板，以防止螺孔偏差。对于松质骨，如果螺钉尖端抖动，就会破坏对侧的皮质骨，使螺钉失效。

- 切口缝合时，为了预防屈肌腱断裂，修复旋前方肌时，使板远端能够被覆盖。
- 若稳定性没有问题，则不进行外固定，积极地进行日常功能活动锻炼。另外，应该教病人使用 6 组运动的自我活动度训练。

术后

并发症的处理

● 拇长伸肌肌腱断裂

- VLP 术后发生拇长伸肌肌腱断裂，有时是因为螺钉向背侧突出或背侧骨片引起的肌腱滑动障碍等原因造成的。为了预防螺钉的突出，在钻孔时不要突破背侧的皮质骨，如果是粉碎性骨折，由于术中很难评估长度，通过术前的图像确认最合适的螺钉长度也很重要。
- 另外，当发现有突出的背侧骨片时，术前要评价其与拇长伸肌腱走行的关系，必要时进行摘除和复位固定。

● 拇长屈肌肌腱断裂

- 拇长屈肌肌腱断裂常常发生在 VLP 手术后，这是由于拇长屈肌腱在钢板远端经过长期磨损造成的。如果骨折线在远端，只能将钢板放在远端，这样就增加了钢板与肌腱接触的风险。
- 肌腱断裂往往没有先兆，因此有风险时或远端放置的 VLP 需要拆除内固定。

◆ **文献** ◆

[1]Sakai A, Oshige T, Zenke Y, et al. Association of bone mineral density with deformity of the distal radius in low-energy Colles' fractures in Japanese women above 50 years of age. J Hand Surg AM 2008 ; 33 : 820-6.
[2]Oshige T, Sakai A, Zenke Y, et al. A comparative study of clinical and radiological outcomes of dorsally angulated, unstable distal radius fractures in elderly patients: intrafocal pinning versus volar locking plating. J Hand Surg AM 2007 ; 32 : 1385-92.
[3]坂本相哲, 土井一輝, 服部泰典, ほか. 背側転位型volar rim 骨片を伴う橈骨遠位端関節内骨折の治療. 日手外科会誌 2018 ; 34 : 734-9.
[4]近藤秀則, 今谷潤也, 森谷史朗, ほか. 橈骨遠位端骨折に合併するvolar marginal rim fragmentの新分類とその治療戦略. 日手外科会誌 2018 ; 34 : 963-8.
[5]Zenke Y, Sakai A, Oshige T, et al. The effect of an associated ulnar styloid fracture on the outcome after fixation of a fracture of the distal radius. J Bone and Joint Surg Br 2009 ; 91 : 102-7.

第4篇

下肢手术

第1章　骨质疏松症患者全髋关节置换术（包括假体周围骨折）

佐贺大学医学部骨外科　**河野俊介，馬渡正明**

全髋关节置换术（total hip arthroplasty，THA）是骨科最成熟的手术之一。随着社会老龄化程度的进展，手术病例数逐年增加，高龄患者的比例呈上升趋势。在高龄女性中，骨关节炎和骨质疏松症的患病率也随着年龄的增加而上升，因此，在进行 THA 时，需要对骨质疏松症患者采取应对措施。

术前未治疗的骨质疏松症病例很多，因此，对于有骨质疏松风险的患者，术前需要进行骨矿物质和维生素 D 含量的评估，及时对骨质疏松症进行干预，以改善骨密度和骨强度。在手术中，选择合适的内固定和正确的手术方法至关重要，这样才能保证术后早期内固定的稳定。术后要继续对骨质疏松症进行干预，术后早期要注意假体下沉（implant migration）和骨延迟愈合（osseointegration），远期需要关注假体松动和假体周围骨折。

摘要

- 骨质不良会影响假体的选择和长期效果。
- 近年来，无水泥人工髋关节（生物型人工关节）发展迅速。
- 全髋关节置换术后需注意假体周围骨折。
- 尽可能从术前开始改善骨密度和骨强度，这对于提高远期效果至关重要。

术前

手术适应证

- 随着社会老龄化程度加剧，骨质疏松症患者日益增多，包括人工关节在内的骨科手术量也在增加。女性髋关节骨性关节炎患者中，74%的人患有骨质疏松症或骨软化症，在实施 THA 手术前，多数患者未对骨质疏松症和维生素 D 不足的情况进行过干预。

- 在对患有骨质疏松症的患者进行 THA 时，需要注意术中骨折、固定不良和骨吸收伴发的假体松动、术后的假体周围骨折等，但 THA 的适应证不应因年龄、体重、骨质疏松症而改变。骨矿物质含量低（bone mineral density，BMD）对 THA 的长期效果有影响，因此尽可能从术前就开始努力改善骨质和骨密度。

- 通常，术前不需要评估骨代谢水平和钙含量，但对于绝经后的女性（尤其是 65 岁以上的女性），70 岁以上的男性，如有长期服用类固醇药物病史，长期卧床，酗酒，钙摄入不足，有骨质疏松性骨折的既往史、家族史、低 BMI、低体重等，则存在骨质疏松性骨折的风险。这些有骨质疏松性骨折风险的病例，不仅要关注局部骨质疏松情况，还需要评价全身的骨代谢情况。

- 骨质疏松症的评价一般采用双能 X 射线吸收法（dual-energy X-ray absorptiometry，DEXA）进行 BMD 等检查，但常规 X 线下的骨皮质厚度指数（cortical thickness index，CTI*）也具有意义（图 1）。

- CTI 与骨质疏松症 T 值的分级有很强的相关性，CTI < 0.40 为骨质不良，需要注意。在评价骨质的同时，生物化学检查和维生素 D 含量的测定也是必要的。

- 维生素 D 摄入量对骨质变化有重要影响，其还有强化肌肉的效果，建议血液中含量为 20ng/ml 以上。但是，在进行人工关节置换术的病例中，很多病例维生素 D 含量低于 20ng/ml，因此推荐补充维生素 D。另外，对于继发性骨质疏松症，建议进行钙 - 磷代谢检查和 DEXA。

图 1　髋关节正位常规 X 线下的 CTI
测量距离小转子 10cm 处的股骨直径（diaphysis width，DW）和股骨髓腔直径（femoral canal width，FW），用公式（DW–FW）/DW 计算出骨皮质的比例。

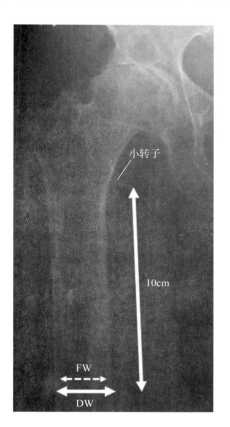

小转子

10cm

FW

DW

术语解释　▶ 骨皮质厚度指数（CTI）：在小转子下方 10cm 处测量股骨直径和股骨髓腔直径，计算出骨皮质的比例。

- 过去，对于骨质不良病例的初期固定采用骨水泥假体，不需要假体骨长入时间，早期即可以开展活动，因其长期效果稳定而被广泛应用。然而，新一代生物型假体的骨长入已得到改善，即使在 Dorr 分型 C 型的骨骼中，大直径的生物型假体也可获得稳定的效果（图 2）。

- 骨水泥假体存在栓塞和生存率降低、二期翻修高和残留水泥的问题，非骨水泥假体则需注意术中并发骨折和假体下沉、骨延迟愈合和骨不愈合等情况。

- 对于骨质不良病例，为了减少并发症，并能够得到确实的初期固定性和良好的长期效果，选择能够应对再置换术和并发症发生的假体是很重要的。

- 表面髋关节置换手术因存在股骨颈骨折的风险，不推荐用于骨质疏松症病例。特别是，除了准备常用的植入假体，需要做好能够应对人工髋关节置入过程中并发骨折的应对措施，建议准备其他内固定物和钢丝等固定材料。

图 2　针对骨质疏松症病例，使用非骨水泥植入物的 THA 例子

79 岁，女性。既往有类风湿关节炎病史。

a：观察到类风湿骨关节炎病变，另外还有骨质疏松症，股骨髓腔扩大也很明显。

b：使用压配型的非骨水泥假体，进行了 THA。

c：术后 5 年时，没有出现股骨柄下沉、假体松动等异常情况。

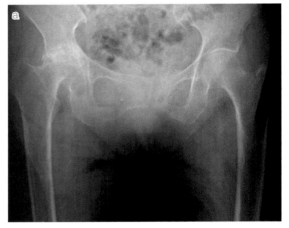

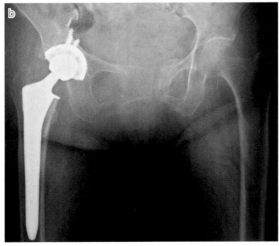

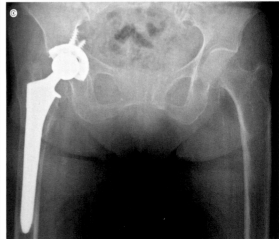

- 全身状态的术前评价和应对策略：有必要尽可能停止或减少口服质子泵抑制剂和类固醇的摄入，补充维生素 D，促进钙的摄入，尽可能从术前开始改善骨密度和骨强度。
- 对于骨折风险评估软件（Fracture Risk Assessment Tool，FRAX®）评分中总骨折风险超过 20%，或股骨近端骨折风险超过 3% 的病例和重度骨质疏松症病例，建议从术前开始针对骨质疏松症进行药物治疗和改善骨质。

术中

- 制定充分的术前计划，选择合适的假体，对于手术至关重要，要在得到确切的初期固定的同时，尽可能预防骨折。
- THA 的术中骨折的发生率因患者样本量和使用的假体而不同，但一般认为是 0.3% ~ 7.8%，高龄、女性、非骨水泥假体、翻修术、骨质疏松等都是风险因素。在预防方面，正确的手术方式和充分的术前评估至关重要。

手术方法

● 切开方法

- 切开关节时，由于使用牵开器进行过度挤压和脱位时的股骨回旋操作，容易并发骨折，需要小心谨慎地剥离软组织，并进行合理的切开、脱位。

经验分享 旋转操作中的骨折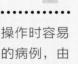

▶ 在骨质不良且活动范围降低的病例中，做脱位和复位等旋转操作时容易并发骨折，因此需要小心谨慎。尤其是像这种需要腿部牵引的病例，由于肌张力会增加，骨折危险也会增加，因此确定腿部牵引力度也很重要（图3）。

● 植入

- 为了得到确切的初期固定，术中的骨质评价很重要，转子间的松质骨骨量是评价松动的指标之一。
- 在植入假体时，插入允许的最大尺寸的假体对于初期稳定很重要，但是，在扩孔、锉髓腔、插入假体时，如果对线不良，容易并发骨折，因此需要密切注意。
- 扩孔、锉髓腔后，确认残存的松质骨骨量和皮质骨的状态，确定假体尺寸。

图 3 　术中合并股骨骨折病例

52 岁，女性。左侧髋关节行保髋手术后发生退行性骨关节炎。

a：观察到明显的活动度受限和股骨头塌陷。

b：植入假体后进行复位，为改善活动度，进行软组织剥离，股骨内、外旋确认活动度时，并发股骨螺旋骨折。

c：最终通过使用两块锁定接骨板固定骨折端达到稳定。

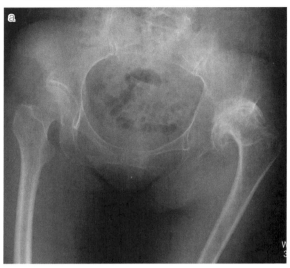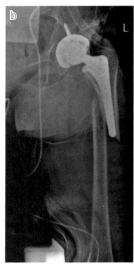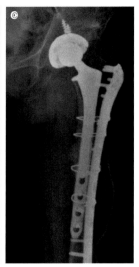

成功 的 秘诀　术前计划要精准

　　利用常规 X 线和 CT 的二维、三维重建来制定准确的术前计划，确定拟使用假体的型号。预定假体型号和术中实际型号之间存在 2 型号以上的误差时，应怀疑假体初期固定不良或对位、对线不良，应通过 X 线检查进行确认。

- 用水泥假体时要注意水泥的挤压力，用生物型假体时要注意避免扩髓和插入假体时用力过度，这对于预防术中骨折也是很重要的。对于存在易发生骨折风险的骨质疏松患者的髓腔化股骨，为了预防骨折，有必要追加钢缆捆扎固定。
- 对于无水泥髋臼杯，为了提高初期稳定性，建议在注意避免血管损伤的情况下，追加螺钉固定。

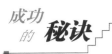

也要关注锤击的声音

成功 的 **秘诀**

压入水泥和插入假体时，力度的控制也很重要，需要注意锤击的力度。特别是在插入无水泥杆时，需要特别注意使用塑料锤锤击。另外，声音对初期稳定的判断非常重要。研究表明，锤击的声音与皮质骨的接触面积相关[5]，注意听锤击的声音，判断得到初期固定后，应该谨慎进一步的打入。

术后疗法

术后

- 虽然没必要根据有无骨质疏松症而改变常规的术后疗法，但在术后早期，需要特别注意隐匿性骨折和假体下沉造成的松动迹象。
- 长远来看，需要注意因骨延迟愈合和骨密度、骨强度下降而出现的早期松动，如果存在早期松动，即使因轻微外伤也可能并发髋关节假体周围骨折。因此，重要的是术后也要尽可能地努力改善骨密度和骨强度。

经验分享 **术后假体松动**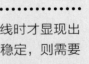

▶ 术中和术后早期未发现的隐匿性骨折，往往通过术后复查X线时才显现出来。有时，如果假体稳定，也可以继续观察；但如果假体不稳定，则需要再次手术，因此，即使手术后没有发生骨折，在评价假体稳定性时，手术后的常规X线片意义重大（图4）。

经验分享 **术后的髋关节周围疼痛**

▶ 在骨质不良病例中，即使没有并发假体周围骨折，也可出现骨盆隐匿性骨折，引起髋关节周围的疼痛。症状刚出现时，耻骨、坐骨骨折和髂骨骨折有时并不明显。有时过于重视假体周围骨折，也会延误诊断，应重点关注骨盆隐匿性骨折，注意确认。如果常规X线检查难以诊断，CT和MRI等检查对明确诊断有重要意义（图5和6）。

図 4　术中隐匿性无移位骨折术后移位病例

62 岁，女性。双股骨外翻截骨术后晚期骨关节炎。

a：观察到明显的活动度受限和骨量减少。

b：右 THA 术后。髂耻线部分连续性不佳（箭头）。

c：右 THA 术后 2 周。髂耻线部分连续性不佳的部位出现骨盆骨折并出现移位（箭头）。

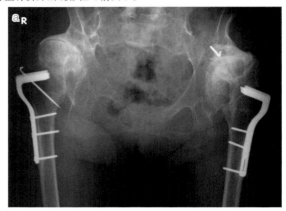

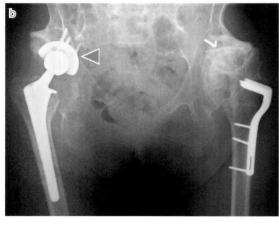

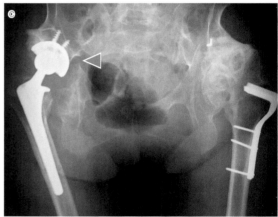

図 5　术后骨盆隐匿性骨折病例①

77 岁，女性。左髋关节骨关节炎 THA 术后 1 年。虽然能够独自行走，但在除草作业后出现两侧臀部疼痛，因行走困难来院就诊。

a：单纯 X 线影像上，人工髋关节周围骨折不明显。

b：MRI T1 横断面图像显示，两骶翼部存在低密度区域（箭头），诊断为隐匿性骶骨骨折。

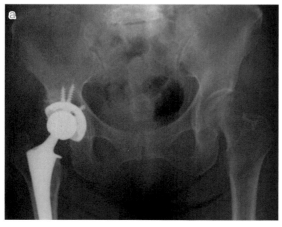

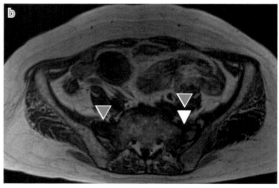

图6　术后骨盆隐匿性骨折病例②

97岁，女性。双侧退行性髋关节病 THA 术后 3 年。能够独立行走，但在行走中被绊倒后出现左侧大腿部疼痛，步行困难，因此来医院就诊。

a：在常规 X 线影像上，人工髋关节周围骨折不明显，但疑有耻骨下支骨折。

b：通过 CT 图像，在左髋臼以及耻骨下支可见骨折线（箭头）。

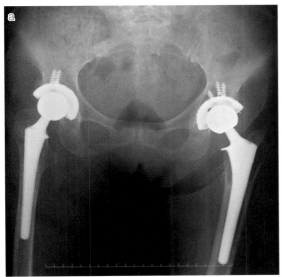
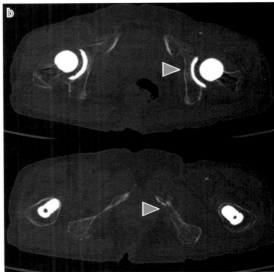

- 一般认为，双膦酸盐能增加假体和同种异体骨的骨长入，抑制假体周围的骨吸收，预防骨溶解，减少翻修术和骨折的风险。但是，在长期服用双膦酸盐的病例中，需要注意假体尖端非典型骨折，需要通过单纯 X 线进行监测。
- 有报告称，特立帕肽能早期促进非水泥假体的骨长入，减少无菌性松动（aseptic loosening）的发生，有可能对骨质疏松症患者的无水泥固定有用，有望作为骨溶解的治疗药。
- 地舒单抗具有与双膦酸盐不同的作用机制，有望预防骨吸收和骨溶解。

！要点　依从性的确认

- 骨质疏松症的药物治疗，也有很多不是在实施THA的医疗机构进行的，最终导致依从性差的病例也较多。对于骨质疏松症患者，即使不在实施THA的医疗机构进行药物治疗，也有必要与合作机构进行密切的信息交换，努力确认患者的骨质改善情况和用药依从性。

◆文献◆

[1]Linda A, Russell. Osteoporosis and Orthopedic Surgery: Effect of Bone Health on Total Joint Arthroplasty Outcome. Curr Rheumatol Rep 2013；15：371.

[2]Maier GS, Kolbow K, Lazovic D, et al. The Importance of Bone Mineral Density in Hip Arthroplasty: Results of a Survey Asking Orthopaedic Surgeons about Their Opinions and Attitudes Concerning Osteoporosis and Hip Arthroplasty. Adv Orthop 2016；2016：8079354.

[4]Bottai V, Dell'Osso G, Celli F, et al. Total hip replacement in osteoarthritis: the role of bone metabolism and its complications. Clin Cases Miner Bone Metab 2015；12：247-50.

[4]Kim YH, Park JW, Kim JS. Is diaphyseal stem fixation necessary for primary total hip arthroplasty in patients with osteoporotic bone(Class C bone)? J Arthroplasty 2013；28：139-46.

第2章　骨质疏松症患者人工全膝关节置换术（包括假体周围骨折）

东京慈惠会医科大学骨外科　**斋藤充**

摘要

- 人工膝关节置换术（total knee arthroplasty，TKA）实施病例多为70岁以上老年人，有骨质疏松症的风险。
- 退行性膝关节炎病例多患有骨质退化型骨质疏松症（硬而脆的骨），即使骨密度较高，骨折风险也很高。
- 术前行单纯X线检查（脊椎、膝、下肢）和骨密度检查，可进行骨质疏松症诊断。术前施行膝关节单纯CT检查，评价假体周围的骨密度情况。
- 考虑到截骨时的"手感=骨强度试验"，如有必要，使用延长杆（stem），另外，术后应针对骨质疏松症进行药物治疗。

术前

手术适应证

- 存在无法耐受的疼痛和挛缩的 Kellgren-Lawrence（KL）分级 Ⅲ 度以上的膝关节病。
- 术前做下述检查，评价骨质疏松症。如果有骨密度低和骨折，术前就要开始骨质疏松症治疗。但是，不必因为等待骨质疏松症的治疗效果而推迟手术时间。
- 无论有无骨质疏松症，对于双侧病例，同一天进行 TKA[1]。

必要的检查和重要的影像学检查

- 在术前检查中，确认骨质疏松症评价（骨密度测定，有无骨折既往史）。在日本骨质疏松症诊断标准中，即使骨密度高，但如果既往有椎体骨折和股骨近端骨折，也可诊断为骨质疏松症。
- Rotterdam 的研究表明，退行性膝骨关节炎病例中，尽管膝关节周围以及股骨近端和椎体的骨密度很高，但椎体和非椎体骨折的风险很高（图 1）[2,3]。也就是说，膝关节炎病例中即使骨密度高也可能存在引起脆性骨折的 "骨质退化型骨质疏松症（硬而脆的骨）"。
- 目前，临床实验室使用的两种检测血中的骨碱性磷酸酶（Ostase，SRL，东京，日本）和尿中戊糖素水平（LSI，美迪恩斯公司）已作为骨质退化的标志物。如果存在下列情况，必须告知患者即使骨密度高也会发生骨折的骨质退化型指标。

图1　膝关节骨性关节炎（OA）（KL 分级＞2）的骨密度和骨折风险分离（Rotterdam 研究）

退行性膝关节炎病例不仅膝关节周围骨密度很高，股骨近端和椎体的骨密度也很高，但椎体和非椎体骨折的风险仍然很大。也就是说"骨质退化型骨质疏松＝硬而脆的骨头"。

a：腰椎骨密度
b：股骨骨密度
c：新发骨折发生率（5.7 年）

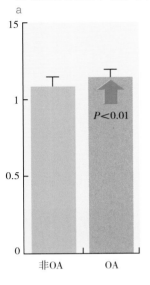 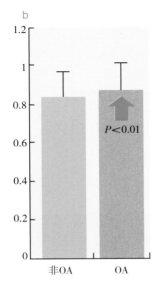 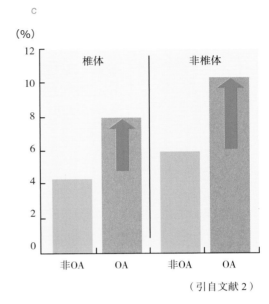

（引自文献 2）

①糖尿病病例：HbA1c＞7.5；

②肾功能：eGFR＜60；

③腰椎侧位像中腹主动脉钙化的距离超过两个椎体等。

- 术前检查时要通过肾功能检查、了解糖尿病既往史等，尽量掌握即使是骨密度高也会使骨脆性提高的病情。

- 再者，对于膝关节周围骨的结构学骨质评价，进行单纯 CT 检查。虽然分辨率有限，但单纯 CT 图像也完全可以对软骨下骨的骨缺损和骨小梁结构的减少，以及骨囊肿等做出评价。

需要准备的物品

- 准备假体，还要准备延长杆。

手术方法

- 术者要通过 X 线和 CT 图像明确膝关节周围的骨的形态。最重要的是，截骨时的触感 = 骨强度（图 2）。根据目测的截骨面周围的骨小梁结构，判断假体的水泥和延长杆的使用等。

- 如前所述，退行性膝关节炎是骨密度高但骨折风险高的"骨质退化型"。即使软骨下骨显示旺盛的骨硬化像，但并不一定是钙化程度高（白色），反而是脆性骨，这一点至关重要。截骨和安装假体时，应该避免随意用力锤击硬化部。如果用力过度地敲打，容易产生微裂纹，应保护性地进行操作。

图 2　截骨时掌握骨强度

进行股骨和胫骨的截骨时，必须掌握患者的骨骼强度。另外，应掌握胫骨截骨后胫骨内松质骨的状态，充分考虑股骨假体的制作和同一部位的水泥注入。

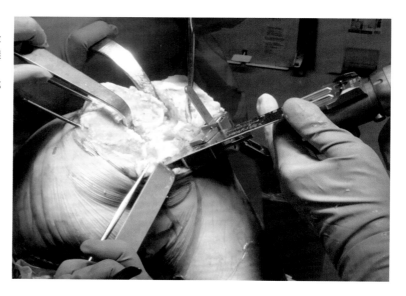

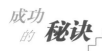

骨硬化越明显，说明骨越是又硬又脆

- 笔者认为，骨硬化越明显，说明骨头越是又硬又脆，需注意如下几点：
- 做股骨假体时，预先用骨锯制作切口，再使用股骨假体穿孔机（图3）。
- 截骨面无硬化骨，但骨小梁结构退化，呈稀疏状时，需要更加注意。这种情况下，即使在直视下骨髓侧的松质骨存在脆弱性，如果骨缺损程度不到需要使用杆的程度，则在股骨假体部分使用骨水泥填补骨缺损。
- 无论什么样的病例，如果下肢力线出现变化，胫骨假体的负重部位就会发生改变，有可能会出现骨折线。由于假体侧骨小梁的水泥覆盖层太小，增加了无菌性松动的风险。在用牵开器操作时，有时牵开器会陷入骨面，从而导致医源性的骨缺损，需要助手注意这一点。
- 在水泥固定前，用气体洁骨系统（CarboJet）向截骨面施加高压空气时，导致发生骨微裂纹的可能性也很大，因此，需要时刻通过目视进行骨结构评价，以及截骨时的反应即骨强度试验，规范地进行操作。

图3 股骨假体制作时的诀窍
先用骨锯做一个缺口后再使用股骨假体穿孔机。

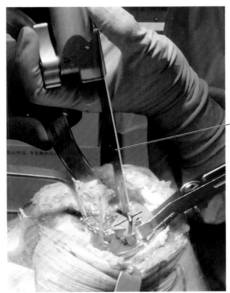

骨锯

- 随着年龄增大，退行性膝关节炎的发生率会增加。同时，无论男女，随着年龄的增长，由于骨吸收较骨形成亢进，骨的脆弱性增高。接受 TKA 的患者多为高龄患者，不少患者骨脆性高，因此观察术后过程时，需要重点关注人工关节周围的骨代谢状况，随访有无无菌性松动、假体周围骨折等情况。

- 年轻时接受 TKA 的病例，除了要保证人工膝关节良好的长期预后，也有必要考虑假体周围的骨代谢状态。

- 由于近年来已明确了骨质疏松症患者伴发骨折的风险增大，会使其日常生活能力和社交能力降低，进而增加死亡的风险，因而人们对骨质疏松症治疗的关注度提高了。下面我们就预防 TKA 病例中的骨质疏松症，及预防骨质疏松症带来的翻修术和假体周围骨折等不佳效果进行阐述。

假体周围骨折和骨质疏松症

- TKA 的假体周围骨折多发生在股骨侧。与此相比，在单髁置换中，胫骨侧正下方的骨折较多。

- 导致假体周围骨折的因素中，除了术前就存在的骨质疏松症引起的骨脆弱性外，还与术后步行能力改善、假体周围的骨密度下降有密切关系。

- 假体的设计、水泥的使用、力线的变化等都会导致假体周围骨密度下降。

- 关于全置换型 TKA 时的股骨组件周围的骨密度下降，有报告显示，股骨前方及中央部的骨密度下降与假体的设计类型及水泥使用类型无关[4-6]。

- 岛田等报告，在分析全置换型 TKA 术后的骨密度变化时发现，股骨的骨密度在术后 6 个月与术后 1 个月相比减少了 6% ～ 10%，即使到术后 24 个月时，骨密度也没有恢复到术后 1 个月的水平[7]。这种现象在胫骨中也能观察到。在该研究中，岛田等报告称，胫骨内侧骨密度下降明显，即使在术后 24 个月时，与术后 1 个月相比，仍残留约 30% ～ 40% 的骨密度下降[7]。

- 作为胫骨内侧骨密度下降的原因，我们认为主要与随着下肢力线的改善，避免了向胫骨内侧的应力集中有关，但有报告显示，手术前后的下肢力线的变化与骨密度变化没有关系，因此今后需要进行进一步的研究。

- TKA 术后骨密度下降在术后约 6 个月内非常明显，但这种变化与骨吸收标志物的变化也有关联。笔者们以 22 例进行了单侧 TKA（无水泥）的 70 ～ 84 岁（平均 74 岁）女性为研究对象，在术后 1 天、3 天，1、2、3、4、5、6、8、24 周，测定了骨吸收标志物血中 Ⅰ 型胶原交联 N 末端肽（NTx）[8]。其结果是，22 例手术后第 2 天血清 NTx 最小显著性变化（minimum significant change，MSC）增加 14.2% 以上的有 5 例，术后第 3 天 15 例增加了 68%。术后 1 周，除 1 例外，21 例均有明显增加。另一方面，显示的血清 NTx 峰值时间为术后第 3 ～ 4 周。增加率为 11% ～ 168%，平均为 62%。高峰以后，随着时间的延长呈减少趋势，但到第 12 周为止，又出现了暂时性增加的情况。术后 6 个月时，血清 NTx 下降到术前值 +14.2% 水平的有 16 例，占 73%，剩下的 6 例虽然有下降趋势，但依然显示高值。但是，尽管术后 6 个月骨吸收标记物恢复正常，但从查过骨扫描显像的病例中发现，假体周围的骨吸收仍然很旺盛。

- 骨代谢标志物只是全身代谢的平均值。因此，如果只有假体周围的骨吸收增加，则代谢标志物不会发生变化（图 4）。根据这些事实，为了使假体周围的骨代谢正常化，在术后使用骨吸收抑制药 6 个月以上，对于降低假体翻修率来说，可能是有效的。事实上，这个假设已经得到了证实，在后面叙述[9]。

- 但是，如果在术后早期使用双膦酸盐，在抑制骨吸收的同时，骨形成也受到抑制，因此，有学者担心会阻碍植入物周围的骨长入。关于这一点，Mochida 等发现，将生物型人工关节植入狗股骨中，手术后立即给予双膦酸盐阿仑膦酸钠，假体表面的骨形成没有异常（图 5）[10]。也就是说，术后早期使用以双膦酸盐为主的骨吸收抑制药，不仅可以防止全身的骨质疏松性骨折，还可以抑制假体周围的骨吸收，保持骨密度，避免假体周围骨折和骨的脆弱性引起的无菌性松动等。

图 4 TKA 术后骨吸收亢进

TKA 术后 6 个月期间骨吸收标记亢进，但是，在第 6 个月恢复正常。应注意的是，骨吸收标志和形成标志是全身骨代谢的平均值。本病例在术后第 6 个月骨形成及骨吸收标志恢复正常［血中 TRAP5b：292，正常（～ 590），血中 P1NP：31.8，正常（18 ～ 74）］，但从骨扫描显像中可以确认在 TKA 假体周围存在很旺盛的部分（绿圈，骨扫描显像是在检察泌尿科疾病的过程中拍的照片）。也就是说，在假体周围，即使是骨代谢标志物正常后，旺盛的骨代谢也会持续。

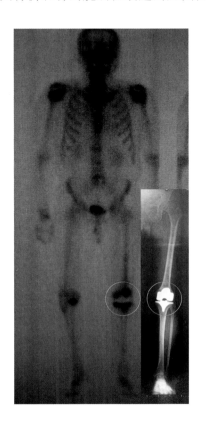

图5　术后早期使用双膦酸盐制剂

在狗股骨中插入涂有羟基磷灰石的生物型人工关节，手术后立即每日服用双膦酸盐制剂阿仑膦酸钠。在术后第 4 周的组织图中，骨长入没有受到阻碍。在股骨近端的股骨柄上，虽然没有水泥，但在膝关节上也能得到同样的局部结果。

a：阿仑膦酸钠给药组

b：未给予阿仑膦酸钠组

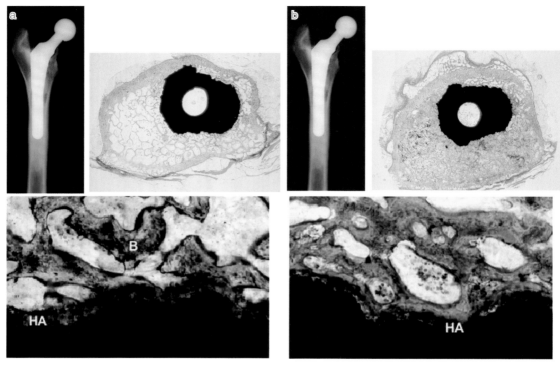

（引用修改自文献 10）

- 与此相似，骨形成促进药特立帕肽，对只靠低强度超声波脉冲照射（LIPUS）治疗无法达到充分的骨愈合的假体周围骨折起到了促进骨折愈合的作用[11]。另外，笔者等对 1 例双侧退行性膝骨关节炎患者实施两侧同时 TKA 后，虽然他在步行训练时只是用力踏步，但还是两侧同时发生了髌骨骨折[12]。该病例的骨密度为健康水平，但患有可引起骨质退化的糖尿病。由于在手术中截骨时感觉到骨的脆弱性，因此从手术第 2 天开始每天使用特立帕肽制剂。术后第 21 天进行阶梯步行训练时，自觉双膝剧痛，检查发现两侧髌骨骨折。选择保守治疗，在骨折前就开始每天使用特立帕肽的基础上追加了低强度脉冲式超声波（LIPUS）治疗。之后，膝关节功能也恢复了正常。
- Warden 等利用大鼠股骨骨折模型，发现 LIPUS 和特立帕肽的并用对促进骨愈合具有协同作用[13]，这也说明对于难以治愈的病例，LIPUS 和特立帕肽的并用疗法是有效的。

使用抑制骨吸收药物能否减少非感染性松动？

- 如上所述，由于术后早期骨吸收状态增强，同时期使用双膦酸盐有可能抑制假体周围骨吸收的亢进。

- 对于伴有骨质疏松症的 TKA，在术后早期使用骨质疏松症治疗药物时，需要验证其有效性和安全性。特别是，在开始使用骨质疏松症治疗药物后，如果在不抑制假体周围的骨形成的同时，还能够抑制骨吸收的话，是术者所希望看到的。因此，笔者以双侧同日 TKA 病例为研究对象，从术后第 2 天开始使用以下骨质疏松症治疗药物，并对术后第 2 周、第 4 周的骨形成及骨吸收标志物进行了评价，同时还调查了不良事件 [14]。

- 使用的骨质疏松症治疗药物为唑来膦酸钠、地舒单抗、伊班膦酸钠、特立帕肽、每周一次特立帕肽醋酸盐，以非给药组为对照组（各组 15 例：合计 90 例 180 个膝关节）。结果表明，非给药组在术后 2 周、4 周时，骨吸收标志物和骨形成标志物都出现亢进。

- 而唑来膦酸盐组、伊班膦酸盐组、地舒单抗组在术后 4 周没有抑制亢进的骨形成，只降低了骨吸收标志物。另外，在使用两种特立帕肽制剂的组中，虽然没有产生骨吸收抑制，但骨形成标志物的增加在术后 4 周显示为 600% ～ 1000%。未发现不良事件。

- 值得关注的是，唑来膦酸钠和伊班膦酸钠在给药后会引起炎症反应而呈现流感样症状，但在术后第 2 天处于显著高炎症状态的病例中，或许是因为已经发生了全身性炎症反应，超过了药物诱导的炎症，没有一例发生流感样症状。

- 欧美的人群研究显示，人工关节置换术后患者使用口服双膦酸盐后翻修率明显减少 [9,15]。在英国 1986 ～ 2006 年接受 TKA 的 18 726 例病例中，分析了口服双膦酸盐与翻修率之间的相关性的报告，由于患者术后口服双膦酸盐 6 个月以上，术后第 5 年因无菌性松动引起的翻修率仅为 0.93%，而未口服双膦酸盐组病例的翻修率为 1.96%。研究发现，后期翻修率在口服双膦酸盐的病例中也显著降低（风险比 0.54；95% CI 0.29 ～ 0.99，图 6）。

- 在同一调查中同时进行的人工全髋关节置换术也获得了同样的结果。在丹麦的人群研究中得到的结果也相似 [15]。在该调查中，口服双膦酸盐患者的翻修率明显低于未口服双膦酸盐的患者（风险比 0.41；95% CI 0.27 ～ 0.61）。该研究得出结论，口服双膦酸盐 1 年以上是显著降低翻修率的相关因素。

- TKA 术后以预防并发症为目的口服双膦酸盐，在术后尽可能早期开始，至少持续 1 年以上，口服依从性在 80% 以上是很重要的。从这样的观点来看，考虑到人工关节术后 1 年，门诊随诊的频率在很多医疗机构中是每半年到 1 年进行一次，也就是说每 6 个月给一次地舒单

图 6　TKA 术后，口服双膦酸盐组和未口服双膦酸盐组病例的翻修率比较
术后口服双膦酸盐 6 个月以上，术后第 5 年因非感染性松动而引起的翻修率为 0.93%，未使用双膦酸盐组病例为 1.96%。
口服双膦酸盐的病例之后的长期翻修率也显著降低（风险比 0.54；95%CI 0.29 ～ 0.99）。

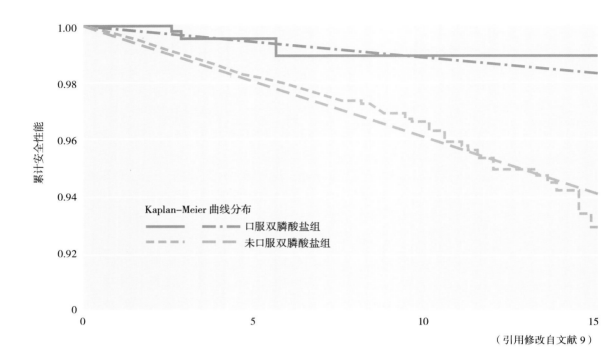

（引用修改自文献 9）

抗，以及 1 年给予一次唑来膦酸（预计今后在日本也能使用），有可能适用于合并骨质疏松症的 TKA 病例的随访观察过程。

结语

随着人口老龄化，退行性膝关节炎的患病人数在不断增加。同时，TKA 的数量逐年增加。对于老年 TKA 病例，应该充分考虑并发骨质疏松症的情况，如果可能的话，应该从术前开始以双膦酸盐为主进行骨质疏松症治疗。通过在术前及术后早期开始用药，有可能使假体周围骨折和无菌性松动引起的翻修率减少一半。

但是，对于股骨弯曲严重的病例，有报告称长期服用双膦酸盐会增加非典型股骨骨折的风险，因此，有必要对股骨行 X 线检查进行定期观察。

◆ 文献 ◆

[1]斎藤　充, 丸毛啓史. 5章：これからの手術手技：両側同日TKA. パーフェクト人工膝関節置換術. 石橋恭之 編. 金芳堂；京都：2016. p218-22.

[2]Bergink AP, van der Klift M, Hofman A, et al. Osteoarthritis of the knee is associated with vertebral and nonvertebral fractures in the elderly：the Rotterdam Study. Arthritis Rheum 2003；49：648-57.

[3]斎藤　充, 鈴木秀彦, 黒坂大三郎, ほか. 椎体骨折, 高骨密度, 骨質劣化は変形性膝関節症の独立した危険因子である　長野コホート2725例での検討. 日整会誌 2015；89：S207.

[4]Spittlehouse AJ, Getty CJ, Eastell R. Measurement of bone mineral density by dual-energy X-ray absorptiometry around an uncemented knee prosthesis. J Arthroplasty 1999；14：957-63.

[5]Petersen MM, Olsen C, Lauritzen JB, et al. Changes in bone mineral density of the distal femur following uncemented total knee arthroplasty. J Arthroplasty 1995；10：7-11.

[6]Soininvaara TA, Miettinen HJ, Jurvelin JS, et al. Periprosthetic femoral bone loss after total knee arthroplasty：1-year follow-up study of 69 patients. Knee 2004；11：297-302.

[7]島田克博. 人工関節周囲の骨密度の経時変化. 日人工関節会誌 2006；36：210-1.

[8]田中孝昭, 熊谷吉夫, 斎藤　充, ほか. 骨粗鬆症患者における血清I型コラーゲン架橋N-テロペプチド（NTX）値 骨折がおよぼす影響. 医療 2005；59：604-7.

[9]Prieto-Alhambra D, Javaid MK, Judge A, et al., Association between bisphosphonate use and implant survival after primary total arthroplasty of the knee or hip：population based retrospective cohort study. BMJ 2011；343：d7222.

[10]Mochida Y, Bauer TW, Akisue T, et al. Alendronate does not inhibit early bone apposition to hydroxyapatite-coated total joint implants：a preliminary study. J Bone Joint Surg Am 2002；84-A：226-35.

[11]Ochi K, Ikari K, Naomi A, et al. Administration of teriparatide treatment for a challenging case of nonunion of periprosthetic fracture after total knee arthroplasty. Arch Osteoporos 2013；8：159. doi：10.1007/s11657-013-0159-7.

[12]米本圭吾, 斎藤　充, 黒坂大三郎, ほか. 両側人工膝関節置換術後に介達外力により両側同時に膝蓋骨骨折を生じた1症例. Bone Joint Nerve 2005；6：219-22.

[13]Warden SJ, Komatsu DE, Rydberg J, et al. Recombinant human parathyroid hormone（PTH 1-34）and low-intensity pulsed ultrasound have contrasting additive effects during fracture healing. Bone 2009；44：485-94.

[14]斎藤　充, 黒坂大三郎, 池田　亮, ほか. 両側人工膝関節置換術例に対する術後早期骨粗鬆症治療介入は骨形成を抑制することなく骨吸収を抑制する. 日整会誌 2018：S1116.

[15]Prieto-Alhambra D, Lalmohamed A, Abrahamsen B, et al. Oral bisphosphonate use and total knee/hip implant survival：validation of results in an external population-based cohort. Arthritis Rheumatol 2014；66：3233-40.

第 3 章　骨质疏松症患者人工踝关节置换术（包括假体周围骨折）

国立病院机构大阪南医疗中心骨外科　**野口貴明，辻成佳，橋本淳**

大阪大学大学院医学系研究科器官制备外科学　**平尾眞**

摘要

- 掌握术前下肢整体的力线状况，制定周密的术前计划，可使术后能够获得良好的下肢力线。
- 准确判断截骨水平和假体尺寸，使胫骨组件在前后，距骨组件在 3 边或 4 边的骨皮质上放置假体。避免使用尺寸不符的假体。
- 为调整软组织平衡，提高人工踝关节置换术的效果，内踝、外踝截骨和跟腱延长 [跟腱 Z 延长和腓肠肌短缩 (gastrocnemius recession)] 等技术，是不可或缺的方法。
- 通过向脆弱化的胫骨骨髓内移植人工骨来增强骨强度，有助于防止胫骨组件下沉。另外，术前开始的全身性骨质疏松症治疗也很重要。
- 人工踝关节置换术后的假体周围骨折虽然比较罕见，但是随着人口老龄化程度加快，此类骨折必然会增加。所以，我们应该为此类骨折确立应对方法并学习翻修技术。

术前

手术适应证

- 在笔者所在的医疗机构中，人工踝关节置换术适应证限定为类风湿关节炎（RA）患者。对于希望以跑步为目的进行手术的高 ADL（日常生活活动度） RA 患者，考虑到他们早期就有松动的风险，我们认为截骨术和关节融合术相对较好。
- RA 的治疗策略随着生物制剂的出现发生了很大的变化，不仅是手术方法，对适应证的选择也在变化和进步。对于 RA 患者的踝关节功能障碍，采取踝关节融合术还是人工关节置换术，都是由各医疗机构或各手术医生进行选择。随着药物疗法的进步，RA 病情趋于稳定，类固醇的使用也在减少。另外，在患者的治疗目标不断提升的情况下，为提高人工踝关节置换术的效果，我们有必要做更多的努力和研究。此外，我们认为，我们正在进入一个截骨术治疗也应该被足够重视的时代。笔者对于 RA 患者的踝关节功能障碍，只要是无距骨组件放置困难的距骨骨缺损病例，全部选择人工踝关节置换术，同时并用各种手法，努力提高长期效果。其结果是，在平均 7.1 年的随访中，翻修率为 4%[1]。这对于今后支持 RA 患者踝关节障碍首选人工踝关节置换术有重要价值。按照之前的治疗共识，只有在患者购物和旅行变得困难的时候，才提供人工踝关节置换术的选择，但是，不适用于以跑步为目标的年轻患者。

- 在日本，目前市售的人工踝关节（提供商）有 3 家公司的产品。笔者使用的是帝人中岛医疗公司（TEIJIN NAKASHIMA MEDICAL CO）的精细全踝系统（FINE Total Ankle System），该公司采用的是 3 组件移动轴承方式来实现负荷分散的假体设计。本章节将介绍使用该假体的人工踝关节置换术的概要。

- 严密控制 RA 的病情有助于提高人工踝关节置换术的效果。并且，我们认为，在考虑适应证方面，除了假体设计和病情的控制之外，骨的脆弱化、邻近关节的破坏和力线异常、内外侧的平衡不良、创伤愈合不良和表层感染的应对技术、翻修技术的确立和学习也是很重要的。对于存在骨质疏松症的 RA 患者，必须从术前开始进行强有力的骨质疏松症治疗。

术前影像学评估（图 1）

- 作为评价整个下肢力线（alignment）的方法，使用髋至跟骨后位（hip to calcaneus view，HC view）摄影法[2]。使用这种摄影方法可以勾画出从股骨头中心到地面的接地点即跟骨下端的连线，以此为负重轴。

- 进行立位足关节正面、距下关节（Cobey 法）、立位足正侧位 X 线摄影。

- 另外，为了掌握骨内部的状况和骨赘的详细位置，必须行踝关节中立位 CT 检查。

图 1　术前检查方法
a：HC view 摄影。可以评估负重轴通过踝关节的位置。
b：距下关节（Cobey 法）摄影。这对于把握跟骨的内外翻是必要的。

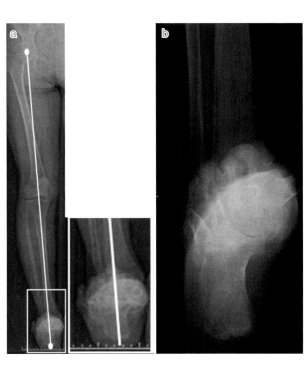

- 安置人工踝关节时，制订计划使 HC view 中的负重轴经过踝关节中央。制订计划如图 2 所示。

图 2 术前为病例制订计划

绿色线：理想的负重轴，白色线：实际的负重轴

a，b：为了获得理想的负重轴，跟骨需要内翻 10°。

b，c：跟骨外翻 12°，矫正 10° 后跟骨外翻角变为 2°。

d：胫骨垂直解剖轴截骨后，外翻可矫正 6°。剩余 4° 内翻通过距骨的截骨进行矫正。

e：在内侧多切 2mm 的骨，胫骨和距骨的合计可以矫正 10° 外翻。

f：术后 HC view 中，负重轴通过膝关节、踝关节的中央。

g，h：跟骨外翻也得到矫正，实现了良好的对线。

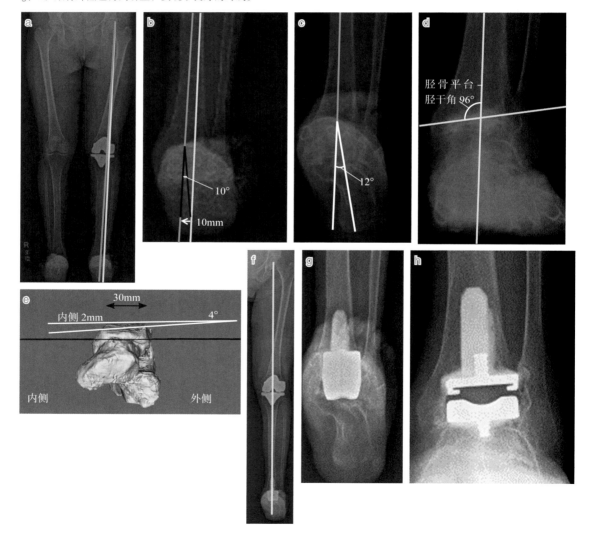

⚠ 要点　避免麻烦

- 如果由于后足部变形而使负重线通过边缘，则会引起术后关节边缘应力集中，导致假体松动。对于跟骨外翻变形在15°以上，偏心距在20mm以上的病例，不进行一期置换手术，应在后足部矫形手术后，再次评价负重力线，进行人工踝关节置换术。

术中

体位和麻醉

- 股骨近端绑止血带，采用仰卧位。手术中使用X射线透视装置（图像）。
- 由麻醉医师负责麻醉，建议采用联合坐骨神经阻滞的全身麻醉。

手术方法

● 切皮

- 以踝关节为中心，在胫前肌腱和拇长伸肌腱之间，做10cm纵形切口。

● 关节内切开

- 钝性剥离软组织，显露伸肌支持带，在两边用3-0 PDS线作标记，为不损伤肌腱，将起子插入支持带下，纵向切开。
- 再向深部分离，即可显露足背动脉。尽量在足背动脉内侧电凝止血，剥离软组织，到达关节囊。
- 纵向切开胫骨前面的骨膜和关节囊，沿着关节面的边缘逐渐剥离。此时不要切除骨赘。骨赘是术前计划中的截骨目标。

⚠ 要点　标记

- RA患者伸肌支持带变得薄且脆，为彻底闭合切口，手术时需先做好标记，以免损伤支持带而导致术后难以缝合。

● 胫骨截骨

- 截骨要从胫骨开始。按术前计划的截骨线用皮肤标记笔或者电刀进行标记。
- 截骨导轨使用髓外杆，通过观察图像使截骨导板平行骨轴，并临时固定，反复确认设置是否能使截骨时正面和侧面都与骨轴垂直（图3）。

- 首先用短骨锯进行截骨，然后用长骨锯截骨至后方的皮质骨。RA 患者中骨脆性很强的病例很多，截骨时要注意避免因骨锯左右摇晃幅度过大而造成过度截骨。另外，为了不损伤后方软组织，截骨的同时应考虑到胫骨的前后径。
- 有时很难将切除的胫骨穹隆块摘出，这样也存在破坏近端截骨面的危险。将金属测量器插入截骨的缝隙中，保护胫骨近端截骨面，同时用骨锯将截骨块纵切成 4 ～ 5 块，同时将其后方的软组织用骨膜剥离器剥离，利用髓核钳、咬骨钳逐一摘出。

图3　胫骨截骨导轨

a，b：截骨导轨设置后的 X 线正面像。使用粗杆，便于确认对准。
c：截骨导轨设置后的 X 线侧位像。
d，e：安装截骨导轨后的外观。

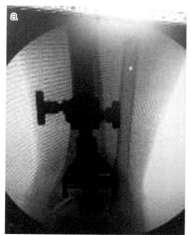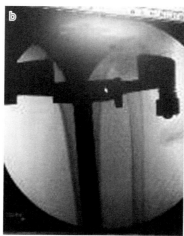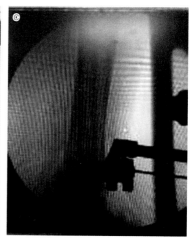

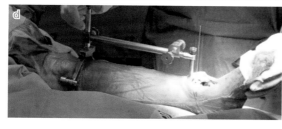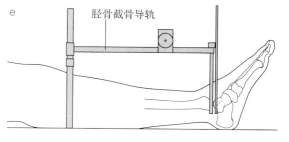

胫骨截骨导轨

成功的秘诀　**一定要用指腹确认截骨面**

使用定位杆确认是否能够准确截骨，用指腹多次确认并调整截骨平面。

● 距骨截骨（图 4）

* 按照术前计划画截骨线，使用垂直板，以保持踝关节在中立位，手术者一边让助手观察截骨是否与足底平行，一边徒手操作。

图 4　距骨截骨
用垂直板贴着足底进行距骨截骨。

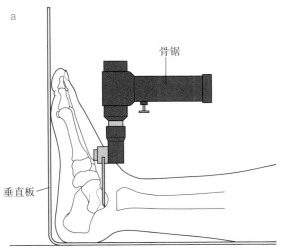
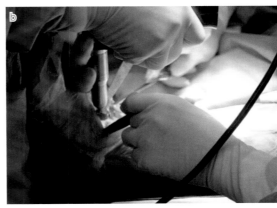

成功 的 秘诀　**不要切除骨赘**

骨赘的位置是截骨线的标志，因此在截骨之前不要切除骨赘。

● 调整软组织平衡（图 5）

• 很多 RA 患者由于变形严重，软组织的平衡不良会导致内、外翻的矫正困难。置入人工踝关节的关键不仅是力线，踝关节内外翻的软组织平衡也很重要。由于很难通过软组织松解来调整平衡，笔者等采用 Doets 等报告 [3] 的内踝和外踝的滑移截骨术（sliding osteotomy）矫正平衡。

图 5　**软组织平衡**

a：内踝截骨的方法。在内踝截骨部约 2cm 近处横切骨膜（箭头）。
b：在保护内侧软组织的同时，用骨锯进行内踝截骨。
c：截骨后的 X 线片。

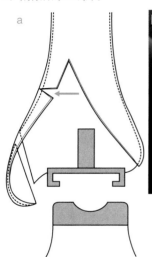
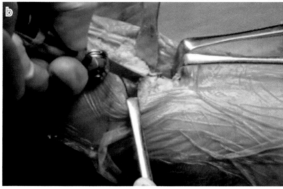
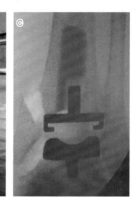

❗ **要点**　　**是否需要内固定?**

• 内踝、外踝截骨后原则上不进行内固定。我们认为，不需要进行内固定，通过从术后2周半开始负重步行，身体负重可以重新自我定位找到适合动态软组织平衡的位置。

● 增强胫骨强度（图 6）

• 由于 RA 患者关节周围存在骨质疏松，有时会发生胫骨组件向近侧下沉。为了防止这种情况，笔者在填充 HA 填充块（HA block）、Borntheram P®（奥林巴斯泰尔茂生物材料公司）后，再安装胫骨组件，可获得良好的效果 [1]。

图 6　胫骨骨强度增强

a：Borntheram P ® 填充专用骨锉（rasp）

b：锉骨时的 X 线影像。注意不要前后磨穿。

c：Borntheram P® 填充块。

d：打磨 Borntheram P® 填充块，使它的尺寸与专用骨锉大小相符。

e：插入打磨成形的 Borntheram P® 填充块。

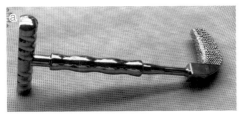

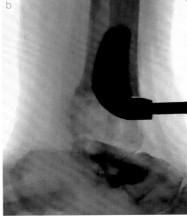

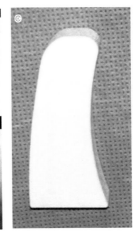

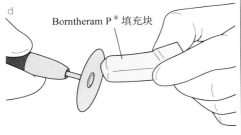

Borntheram P ® 填充块

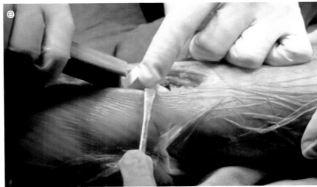

● 安装假体

- 胫骨组件安放在胫骨截骨面的前后皮质骨上，距骨组件设置在距骨截骨面的左右皮质骨和前后皮质骨的1边(合计3边)或2边(合计4边)。

要点 …… 跟腱延长

- 即使剥离后方关节囊，安放假体后，对于侧面的胫骨负荷轴延长线经过距骨组件后方的病例，也要考虑跟腱延长术。

术后

- 术后，用夹板固定2周半，以使切口彻底愈合。另外，为了减轻肿胀，活动时使用可抬高下肢的轮椅。
- 手术后2周半确认切口情况，如果愈合良好，予以拆线，第二天开始全负重步行。
- 如果做了内踝和外踝的滑移截骨术时，从拆线第2天开始全负重步行，但需使用Aircast支具，直到骨愈合为止（术后3个月左右）。

假体周围骨折的处理

人工踝关节置换术后的假体周围骨折很少见，目前还没有统一的治疗方法。我们遇到过因跌倒而导致胫骨杆正上方骨折的病例，供大家参考。

● 病例展示

62岁，女性，1986年患RA（Ⅳ型Ⅲ级，图7）。这是在假体未发现松动的胫骨组件正上方的骨折。采用Hoffmann外固定支架（Stryker公司）进行一期手术。

图7 假体周围骨折病例
与受伤前相比，发现ADL下降，在受伤之前ADL已得到了恢复。
a: 受伤后的X线影像。

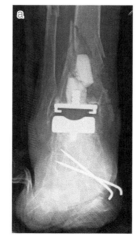
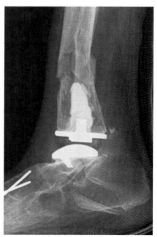

图7　假体周围骨折病例（续）

b：术后不久的 X 线影像。

c：手术后 14 周除去外固定架，戴 Aircast 支
　　具，开始步行训练时的 X 线影像。

d：术后 10 个月的 X 线影像。

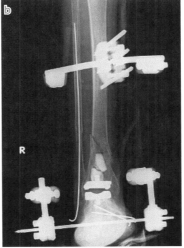
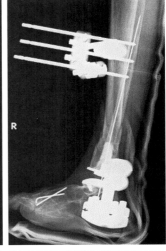

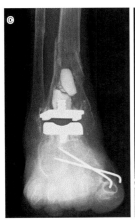
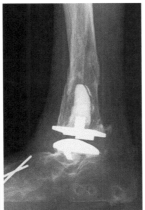
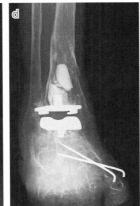
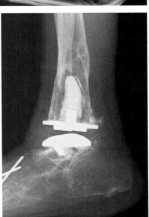

◆ 文献 ◆

[1]Hirao M, Hashimoto J, Tsuboi H, et al. Total Ankle
　Arthroplasty for Rheumatoid Arthritis in Japanese
　Patients : A Retrospective Study of Intermediate to
　Long-Term Follow-up. JB JS Open Access 2017 ; 2 :
　e0033.

[2]Haraguchi N, Ota K, Tsunoda Nn et al. Weight-
　bearing-line analysis in supramalleolar osteotomy for
varus-type osteoarthritis of the ankle. J Bone Joint
Surg Am 2015 ; 97 : 333-9.

[3]Doets HC, van der Plaat LW, Klein JP. Medial malleolar
osteotomy for the correction of varus deformity
during total ankle arthroplasty : results in 15 ankles.
Foot Ankle Int 2008 ; 29 : 171-7.

第4章　骨质疏松症患者胫骨高位截骨术

川崎幸医院关节外科　**大澤克成，藤間保晶，竹内良平**

随着人类健康寿命的延长，保护关节的意识也在不断提高，在日本，在内固定材料的不断发展及骨科术后康复时间缩短的双重影响下，胫骨高位截骨术（hightibialosteotomy，HTO）的手术数量有逐年上升的趋势。可以设想，如果再生医学进一步的发展并使关节再生成为现实，今后保留关节的需求将会增加。在日本，不仅是青壮年，很多人即使到了高龄也会继续参加体育活动，而且从保持正常生活方式的观点出发，希望保留关节的患者也很多。退行性膝骨关节炎（osteoarthritis，OA）的女性患病率较高，骨质疏松问题不容忽视。更有报道指出，骨密度的下降会增加胫骨关节面的内侧倾斜，使 OA 加重[1]。可以预测，今后针对脆性骨的手术数量将不断增加，因此，围手术期并发症的对策就显得非常重要。

在手术前根据适应证对骨质疏松症患者进行辅助性干预治疗，可以促进术后骨愈合。据报道，特立帕肽（parathyroid hormone，PTH 制剂）不仅具有促进骨形成的作用，在动物实验和人体临床试验中也显示出能够加速骨折后和截骨后的骨愈合的效果[2]。另外，也有报道称，至少在手术前 1 个月开始的 PTH 治疗会增大椎体螺钉置入时的最终扭矩[3]。笔者在术前检查中，对于骨质疏松症病例，只要符合适应证，即在术前开始给 PTH 制剂，截骨术后继续将其用于骨质疏松症治疗。另一方面，骨质疏松症病例在术前开始使用双膦酸盐制剂（bisphosphonate，内服 BP 制剂）的情况也很多。也有报道指出，用于骨质疏松症的临床用量的 BP 制剂对骨折的治愈过程没有特别的影响。但是，由于抑制骨吸收作用，理论上可以设想在骨折治愈过程中的软骨内骨化并不正常，因此，笔者一般会在骨愈合之前停药。

即使在手术之前已进行了上述骨质疏松症治疗，但还是应预想到脆性骨在术中可能会出现的各种各样的问题。因此，在治疗过程中要考虑到铰链骨折、术后矫正丢失、骨愈合延迟等术中以及术后并发症。在本章节中，我们将对骨质疏松症病例进行 HTO 时的术中隐患和注意事项进行详细阐述。

摘要

- 术前评价骨质疏松状况，探讨治疗方法。
- 要留意骨皮质的脆弱性，尽可能避免截骨时骨锯伤及神经和血管。
- 使用钢板和螺钉进行骨块复位时，要进行保护性操作，以免引起术中骨折。
- 助手要高度关注下肢的回旋操作和截骨部位的压迫、复位操作等。
- 有时很难确定钻孔后的螺钉拧入方向，因此操作时要小心谨慎。

术前

手术适应证

- 经过一段时间的保守治疗仍不能完全解除疼痛的膝关节 OA（K-L 分级 Ⅱ～Ⅲ级）。
- 膝关节外侧间室相对完好。
- 活动性好，膝关节活动度保持较好。
- 若与关节置换相比，保留关节的优势更多，且在年龄方面没有特别限制，但考虑到内固定松动的可能，80 岁以下为佳。
- 关于体重，最好是正常体重。文献中有很多 BMI 超过 30 的病例中期效果不好的报道 [4]。
- 制订能够使胫骨近端内侧角（medial proximal tibial angle，MPTA）、股骨远端外侧角（mechanical lateral distal femoral angle，mLDFA）等参数保持在生理范围内的术前计划。
- 是采用开放性楔形高位胫骨截骨术（open wedge HTO，OWHTO），还是采用混合闭合楔形高位胫骨截骨术（hybrid closed wedge HTO，HCWHTO），需要通过矫正角的大小、膝屈曲挛缩的程度，以及髌股关节有无 OA 变化等来判断。特别是对于 OWHTO 的适应证选择，因其术后有可能发生髌股关节压力上升的问题和潜在的神经障碍等，最好慎重判断。
- 下肢外伤后畸形愈合和内侧半月板切除后的继发性 OA 也属于适应证，但对于伴有内侧副韧带（medial collateral ligament，MCL）发育不全的病例，由于无法预见术后的下肢力线变化和负重情况，因此必须对其适应证进行充分研究。

术前计划

- 因为此类手术的适应证很广，从青壮年到高龄者都适合，因此术前必须仔细检查骨质疏松情况。
- 进行血液检查（P1NP 和 TRACP-5b 等骨标记物）和双能 X 线骨密度仪（dual-energy X-ray absorptiometry，DEXA）检查，检测骨密度。
- 股骨的骨密度低于年轻成人平均值（young adult mean，YAM）70% 时不利于术后骨愈合，因此需考虑 PTH 制剂干预治疗。

- 仔细进行膝关节的 X 线评价。通过双侧站立位下肢全长 X 线影像确认力线，评估术后两腿长度差的可能性和平衡性。用下肢全长立位 X 线成像作图，事先确认截骨后钢板放置的最佳位置，以及螺钉打入方向，这样就可以在手术中掌握术后下肢力线矫正不足和过度矫正的情况。
- 进行膝关节 MRI 检查，评价软骨、半月板、韧带等情况。另外，应掌握腘动脉的走行与胫骨的位置关系，避免损伤腘动脉。

需要准备的物品

- 准备好辅助板等，以备术中发生意外骨折时使用。

术中

OWHTO

● 手术体位～切开

- 采取仰卧位。健侧下肢下垂 30° 左右，术者站于患侧膝关节内侧。设置 X 线透视装置从外侧垂直于膝关节。助手站在患者脚下方旁边，这样更容易进行患肢的回旋操作。
- 膝关节不能完全伸展时，为了在 X 射线透视中得到正确的膝关节正位像，在小腿远端垫小枕头等进行调整。
- 以胫骨截骨处为中心，在内侧做约 5cm 纵行切口。切开皮肤、皮下组织，确认鹅足。鹅足附着部相对于截骨线低时或矫正角小时予以保留，但在截骨操作中如果鹅足成为阻碍因素，则在附着部横形切断，挂上缝合线翻转。
- 在正下方可以看到内侧副韧带（MCL）浅层，使用剥离子充分剥离胫骨远端后方。对于脆性骨，剥离子有时会穿破皮质，因此要小心操作。

● 截骨

- 建议使用双平面截骨术进行截骨。在距胫骨内侧关节面远端约 35mm 的位置打入第一根直径 2 mm 的克氏针，使其打入双截骨面的交点、距胫骨结节厚度约为 10 ～ 15mm 的位置。如果胫骨近端内侧有较大的骨赘，最好将其去除。另外，使用模板也可以确认 TOMOFIX®（DePuy Synthes 公司）的 D 型螺钉的位置，决定截骨线。
- 铰链点瞄准腓骨头近端。铰链点的位置与铰链稳定性、铰链骨折的发生有很大关系。最好使用两根克氏针作为胫骨横向截骨面的引导。
- 测量骨外克氏针长度，掌握截骨长度，并在骨锯上标注长度，用以辅助截骨。
- 在胫骨后方插入牵开器，切实保护小腿后方的神经血管束。
- 以克氏针为导引，用骨锯进行截骨，直至外侧骨皮质之前（约

5mm）。==如果患者存在骨质疏松，在截骨时往往手感较差，所以推荐通过 X 线透视阶段性进行确认。==

- 然后进行上行截骨。控制下肢旋转，通过 X 线透视确认膝关节正位。截骨从髌韧带附着部上部到与横向截骨面的交叉处为止。胫骨结节上面厚度应在 10 ～ 15mm 左右。

● 截骨间隙的撑开

- 双平面截骨后，小心外翻，确认是否可以进行矫正。无法顺利矫正时，多数情况是由于胫骨后外侧的截骨没有完成。使用潜行骨凿（奥林巴斯泰尔茂生物材料公司），可以安全可靠地进行胫骨后侧截骨。在开大截骨部位时，可以阶梯式插入专用骨凿，逐渐进行矫正，这样比较安全。
- 将专用撑开器（奥林巴斯泰尔茂生物材料公司）的尖端插入到截骨部分的铰链近端前侧，撑开到所需的矫正距离。撑开时应确认胫骨结节上方截骨面与胫骨前嵴保持接触。

！ 要点 ...... **边缘部位内侧凸起** ....

- *在开放截骨时，如果内侧抬高或外周骨块向外旋转，说明胫骨后外侧部的截骨可能不充分，再次仔细进行补充截骨。*

经验分享 ...... **皮质骨缺损了！** ....

▶ 对于脆弱骨，截骨部位扩大时，如果专用撑开器的插入和拔除操作不慎，皮质骨就会缺损（图1）。另外，如果截骨不充分，撑开时过度的压力施加到内侧骨皮质上，就会发生同样的现象。为了避免这种情况发生，截骨后应徒手确认矫正，如果感觉有阻力，进行再次补充截骨。

图 1 皮质骨缺损
发现胫骨截骨面（箭头）存在撑开器造成的骨缺损。

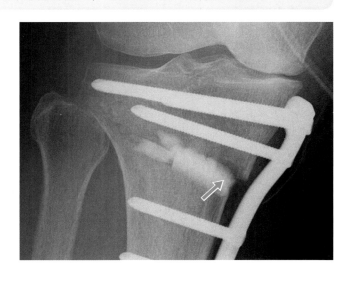

经验分享 发生了外侧铰链骨折（lateral hinge fracture，LHF）！

▶ 对于脆性骨，徒手矫正时即使截骨不完全，在一定程度的矫正力下截骨部位也可能会发生扩大。此时，如果后方的截骨没有完成，有时会发生 Takeuchi 分型Ⅲ型的LHF。万一合并了Ⅲ型LHF，应尽可能从正侧方放置钢板，在近端拧入螺钉，使其跨过骨折部位并固定（图2）。

▶ 虽然这是不仅限于脆性骨的并发症，但如果铰链位置位于胫腓关节远端，即使手术后铰链部骨折不明显，术后不久也可能发生Ⅱ型LHF（图3）。Ⅱ型 LHF 属于不稳定型骨折，术后需要限制负重，并且存在术后过度矫正的风险。把铰链的位置放在腓骨头正上方是最好的预防措施。手术时，为更好地确定铰链的位置，在小腿内旋位进行X线透视时，应明确胫腓关节近端的位置。

图2 **LHF 病例**
当发生Ⅲ型 LHF 时，跨过骨折部位置入长螺钉。

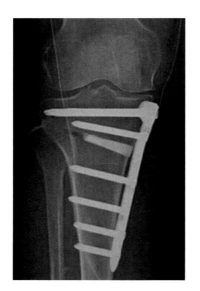

图3 **由于铰链位置较低，随着时间推移而发生了Ⅱ型骨折的病例**

a：手术后不久
b：术后 3 个月
c：术后 6 个月。最终观察期间骨性愈合，但出现术后过度矫正。

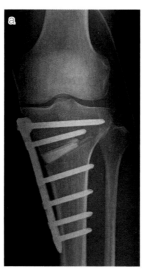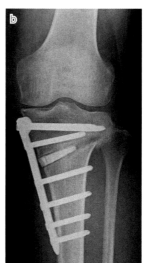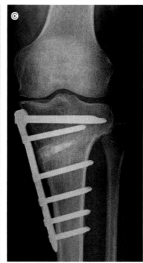

● 人工骨的植入

- 分离专用扩大器，拔去后方部分。
- 将按扩大尺寸制作的奥斯泛朗 60 块（奥林巴斯泰尔茂生物材料公司）置入安装在截骨部后方。理想情况下，人工骨块应安置在胫骨后骨皮质上（图 4）。
- 人工骨的使用是骨质疏松症病例能够早期负重的关键。另外，确认置入方向与地面平行。如果这个操作不正确，就会导致胫骨后倾角的增大。
- 拔去专用扩大器的前方部分，将同尺寸的奥斯泛朗块置入前方。用咬骨钳等清除突出部分。在与松质骨相接的奥斯泛朗块表面上开直径 1mm 的小孔，放掉空气，这样更容易诱导细胞长入。翻转的鹅足肌尽可能地缝合，以覆盖奥斯泛朗块。

● 钢板固定

- 接下来进行钢板固定。在侧位透视下，用克氏针将钢板临时固定到最佳位置。用螺钉固定近端 A ～ C 孔（图 4）。
- 脆性骨中松质骨也很脆弱，因此需要一边确认钻孔方向和螺钉的拧入方向，一边小心固定。
- 远端 4 孔用螺钉固定，最后用螺钉固定 D 孔。为防止腓深神经损伤，远端 2 枚螺钉建议采用单皮质固定。根据笔者的经验，即使是脆弱的松质骨，仅通过远端 2 枚双皮质螺钉固定，也能得到无矫正丢失的骨性愈合。
- 截骨部位留置引流管，关闭切口。胫骨内侧的皮下组织很薄，为了防止术后感染，应仔细缝合。

图 4 OWHTO 术后 X 线影像
在胫骨后方插入了一根人工骨（箭头）。

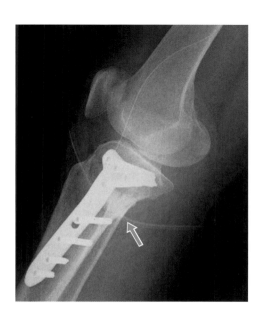

● 手术体位～切开

- 采取仰卧位，X 射线透视装置从健侧垂直安放。术者站在患肢一侧，助手站在脚下侧，以便能够控制下肢回旋和对截骨部位进行复位操作。下肢从手术台远端突出约 5cm，以便在复位操作时可以施加充分的轴向压力。
- 以腓骨为中心，做长约 5cm 的纵行切口，根据矫正的大小切除腓骨。腓骨内侧的静脉丛很发达，所以应仔细进行腓骨骨膜下剥离。关闭切口前在截骨部位周围使用妥塞敏止血。
- 从胫骨 Gerdy 结节部向远端纵行切开约 7cm。从胫骨近端剥离胫前肌（tibialis anterior，TA）。切开筋膜时尽量保留边缘，以便缝合。

● 截骨

- 确定近端截骨线，最好在胫骨外侧板（奥林巴斯泰尔茂生物材料公司），确认 D 型螺钉的位置。
- 与 OWHTO 相同，采用双平面截骨术进行截骨。第一根直径 2.0mm 的克氏针从胫骨外近端截骨线的起点处斜向打入（胫骨结节后方 10mm 左右）。应该对准的内侧点是距胫骨内侧关节面约 15 ～ 20mm 左右的远端部。这个位置是 MCL 深层纤维附着点的远端部分。将第 2 根克氏针平行打入第 1 根克氏针后方。
- 将该截骨线从内侧分割成 1 ∶ 3 或矫正角分割成 1 ∶ 2 左右的点作为铰链点。
- 在铰链点用直径 1.8mm 的克氏针经皮垂直打入胫骨。将角度计（Mizho 公司）固定在这根克氏针上，根据矫正角度标记远端截骨点。此外，在术前计划中事先确认截骨的距离，这样可以进行准确的截骨。
- 胫骨后方的神经血管束要用牵开器给予充分保护，使用骨锯或骨凿，以上下 4 根克氏针为导引进行截骨。在脆性骨中，胫骨后方的骨皮质较脆，在截骨时往往手感较差，必须分阶段截骨和谨慎操作。
- 摘除截骨后的三角柱状骨片，确认后方被切除的骨皮质呈三角形。
- 其次，从髌韧带附着部正上方到远端前方的克氏针（横向切割交叉处）进行上行切割。重要的是，这个操作要在膝关节正前方进行，并控制下肢回旋。
- 在保留克氏针导轨的情况下，用骨凿凿掉在胫骨前内方残存的三角状骨皮质。也可以用骨凿从外侧往下进行截骨。
- 拔去克氏针，沿近端截骨面用克氏针穿过内侧骨皮质。这样可以防止医源性的内侧皮质骨骨折。最后用骨凿凿开内侧骨皮质完成截骨。

● 钢板固定

● 助手一边进行外翻矫正，一边施加轴向压力进行临时复位。安放钢板，确认近端螺钉方向与术前计划一致，用克氏针进行临时固定。为了能够复位远端骨片，将钢板抬高到骨表面，一定要预留出拉过来的空间。

！ 要点　　**钢板尽量安装在后侧**

● 老年女性胫骨通常较小，往往没有足够的空间放置胫骨外侧板，因此需要充分剥离胫前肌筋膜至腓骨头附近，尽可能将钢板安装在后侧（图5）。

● 首先固定近端螺钉。此时确认外侧骨块的轴线和钢板的轴线是平行的。接下来进行外侧骨块的复位固定。从1号孔开始，使用加压螺钉或用于加压的专用装置进行复位，使截骨部的外侧皮质骨彼此紧密接触（图6）。在保持复位的状态下，依次固定螺钉。

图 5　**膝关节侧位 X 线图像**
钢板安装在胫骨后方。

图 6　**CWHTO 的术后 X 线影像**
外侧皮质骨能够紧密接触。

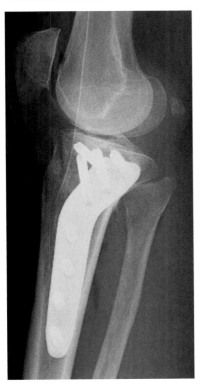

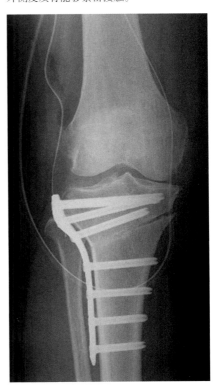

① 要点　复位要用专用设备

- 如存在骨脆性，胫骨内侧骨皮质会较薄，就会存在因内侧壁的骨孔在皮质骨螺钉的拉力下扩大而难以复位的风险，以及更换为锁定螺钉时两个骨孔连通而引发骨折的风险（图7）。因此，建议不要使用拉力螺钉，而使用专用设备进行复位。

经验分享　无法得到计划好的矫正角！

▶ 由于松质骨较脆，如果在骨块复位时过度压缩和施加过度的轴向压力，近端的外侧皮质骨有可能陷入到远端的松质骨内，无法获得计划的矫正角（图8）。

图7　拉力螺钉骨孔
注意皮质骨螺钉与锁定螺钉前端的距离（箭头）。

图8　**不准确的骨块复位**
近端外侧皮质骨骨块陷入到远端的松质骨内。

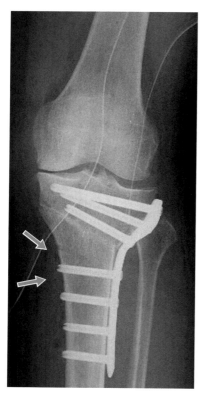

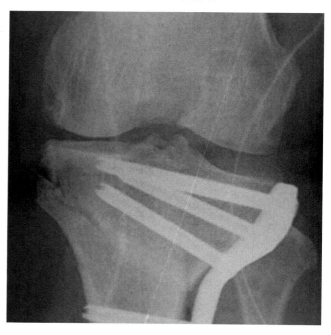

- 截骨部位留置引流管，缝合胫前肌筋膜，关闭切口。关于两种手术方式的详细手术方法请参考相关书籍[6]。

成功 的 **秘诀**

更谨慎，更爱护

对于脆性骨，两种手术方式都需要比平时更加谨慎、更加轻柔的复位操作。不仅是手术医师，与助手的沟通和对轻柔操作的理解也很重要，就连放置固定复位板也要认真慎重。助手在截骨操作和复位固定操作过程中，要注意下肢不要出现异常回旋，谨慎操作，防止发生二次骨折。

由于松质骨骨小梁较粗，钻孔后要注意螺钉拧入方向，以免引起错误拧紧。

① OWHTO

铰链的位置放在近端胫腓关节正上方，避免引起 LHF。另外，应将人工骨放置在胫骨后方。

② HCWHTO

骨块复位时，双面截骨线的紧贴（特别是外侧骨皮质之间）和保持至关重要。如果这一点不充分，在进行复位操作时，有可能导致矫正丢失和骨折端错位。

术后

术后疗法

- 即使是脆性骨，其术后治疗方法也与平时相同。术后第 2 天拔去引流管，在床边进行双下肢站立位全负重，并进行充分的小腿锻炼，以预防深静脉血栓形成（deep vein thrombosis，DVT）。拔除引流管后，以持续性被动运动（continuous passive motion，CPM）的方式开始膝关节活动度训练。负重训练方面，根据疼痛情况进行尽可能的全负重步行训练。

- OWHTO 中，合并了 Ⅱ 型和 Ⅲ 型 LHF 时，或铰链低于近端胫腓关节的病例，有时也会推迟负重训练。住院时间通常为术后 2～3 周左右，可以柱手杖行走和扶手辅助下走楼梯。**特别是对于骨质疏松症病例，为了 OWHTO 后的早期负重，必须使用人工骨。**

- 如前所述，如果患者存在骨质疏松症时，使用 PTH 制剂有望促进骨愈合。双膦酸盐制剂等阻碍骨代谢的药物，在骨愈合之前最好停药。

- 笔者以 2014 年 4 月至 2015 年 5 月实施了 OWHTO 的 69 例患者（女性 44 例，男性 25 例，平均年龄 66 岁）为对象，研究了术后下肢力线变化。69 例中有 16 例经股骨 YAM 值判定为骨质疏松症，但在手术刚过后和术后 1 年没有发生力线变化。LHF 共有 6 例，其中骨质疏松症病例为 2 例（表 1）。所有病例都顺利地骨性愈合，没有形成假关节的病例。

- 另外，笔者也进行了很多骨质疏松症病例的 HCWHTO，但没有因假关节和矫正丢失而再次手术的病例。

表 1　健康组与骨质疏松组的力线变化及并发症比较

	健康组（N=53）	骨质疏松症组（N=16）	P 值
年龄（岁）	65 ± 9	69 ± 7	n.s.
男：女	24：29	1：15	< 0.01
股骨 YAM（%）值	89.7 ± 13.5	63.6 ± 3.7	< 0.01
术前 FTA（°）	178.7 ± 3.6	179.4 ± 2.3	n.s.
术后 FTA（°）	169.8 ± 1.7	169.3 ± 1.8	n.s.
术后 1 年 FTA（°）	169.6 ± 1.7	169.5 ± 1.8	n.s.
LHF	Ⅰ型 4 例	Ⅰ型 2 例	n.s.

YAM：青壮年骨密度均值，FTA：股骨 - 胫骨角，LHF：外侧铰链骨折

图 9　骨质疏松病例 HTO 术后 X 线图像

86 岁，女性。虽然是脆弱骨，但术后 3 个月骨愈合了。
a：膝关节正位立位 X 线片
b：膝关节侧位立位 X 线片

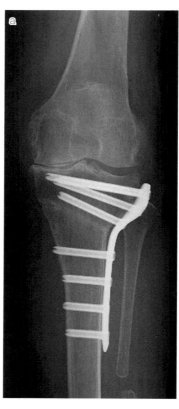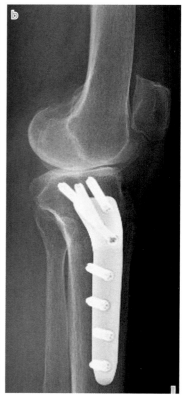

● 病例展示

• 最后展示 80 多岁的 HCWHTO 术后病例，术后 3 个月骨完全愈合（图 9）。即使是脆弱骨，只要考虑上述要点进行手术，HTO 也是一种疗效安全稳定的治疗选择。

致谢：本章资料使用的是横须贺市立市民医院的数据。借此机会向横须贺市立市民医院的各位工作人员表示深深的谢意。

◆ 文献 ◆

[1] Akamatsu Y, Mitsugi N, Taki N, et al. Relationship between low bone mineral density and varus deformity in postmenopausal women with knee osteoarthritis. J Rheumatol 2009 ; 36 : 592-7.

[2] Nozaka K, Miyakoshi N, Kasukawa Y et al. Intermittent administration of human parathyroid hormone enhances bone formation and union at the site of cancellous bone osteotomy in normal and ovariectomized rats. Bone 2008 ; 42 : 90-7.

[3] Inoue G, Ueno M, Nakazawa T et al. Teriparatide increases the insertional torque of pedicle screws during fusion surgery in patients with postmenopausal osteoporosis. J Neurosurg Spine 2014 ; 21 : 425-31.

[4] Loia MC, Vanni S, Rosso F, et al. High tibial osteotomy in varus knees: indications and limits. Joints 2016 ; 4 : 98-110.

[5] Takeuchi R, Ishikawa H, Kumagai K, et al. Fractures around the lateral cortical hinge after a medial opening-wedge high tibial osteotomy : a new classification of lateral hinge fracture. Arthroscopy 2012 ; 28 : 85-94.

[6] 日本Knee Osteotomyフォーラム. ゼロからはじめる! Knee Osteotomyアップデート. 全日本病院出版会 ; 東京 : 2018.

第5章　骨质疏松症患者骨盆骨折手术

国立病院机构冈山医疗中心骨科和康复科　**塩田直史**

摘要

- 必须明确诊断，骨盆骨折与腰椎压缩性骨折和股骨近端骨折的鉴别很重要，很多时候会漏诊。
- 一般采取保守治疗，如果持续有疼痛症状，则考虑手术治疗。
- 若要进行手术，尽可能微创。
- 手术后应早期开始负重步行，防止ADL下降。

- 骨盆骨折根据受伤原因大致分为两种（高能量外伤和低能量外伤），根据骨折部位可分为髋臼骨折和骨盆环骨折，必须根据受伤的原因或部位进行针对性的骨折治疗。
- 在本章节中，以近年来显著增加的骨脆性为基础，阐述因低能量外伤而发生的脆性骨盆骨折（fragility fracture of the pelvis，FFPs）的治疗。

术前

手术适应证

- 属于 FFPs 分型中的Ⅲ型或Ⅳ型。
- 受伤后虽经 1 周至 1 个月的保守治疗，但仍有疼痛。
- 骨不愈合，骨质破坏在进展和 / 或骨折类型在进展。
- 移位较大，受伤后疼痛剧烈。
- 受伤时间不明，但骨质破坏严重。

必要的检查和重要的影像学检查

- 当怀疑为 FFPs 时，首先进行简单的骨盆三个体位（前后位、入口位、出口位）X 线摄影。在几乎所有的病例中，都会发现耻骨骨折，反之，在发现耻骨骨折时，应该详细检查是否存在骶骨骨折。但是，单纯的 X 线检查漏诊较多，建议做 CT 检查，必要时行 MRI 检查。但是，隐匿性骨折的检测结果和无移位的完全骨折相类似，因此需要注意鉴别。
- 以检查图像为基础，对骨折进行分类并制定治疗方案。对于 FFPs，根据 Roomens 提出的脆性骨盆骨折分型（Classification of Fragility Fractures of the Pelvis）很有用（图 1）[1]。

图 1 脆性骨盆骨折分型（FFPs）

a

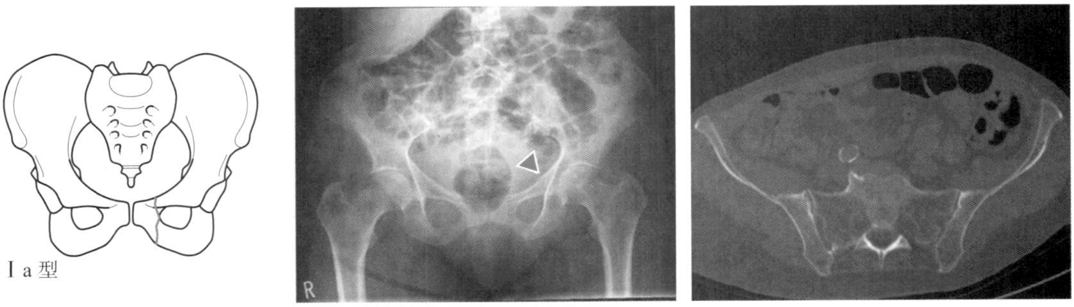

FFP Ⅰa 型

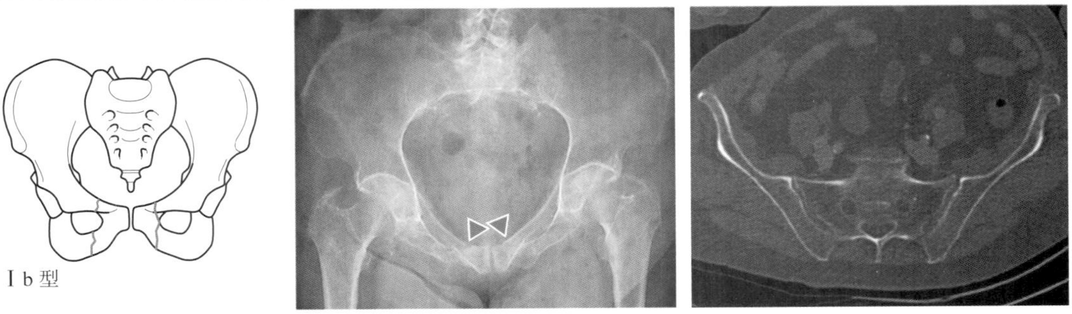

FFP Ⅰb 型

b

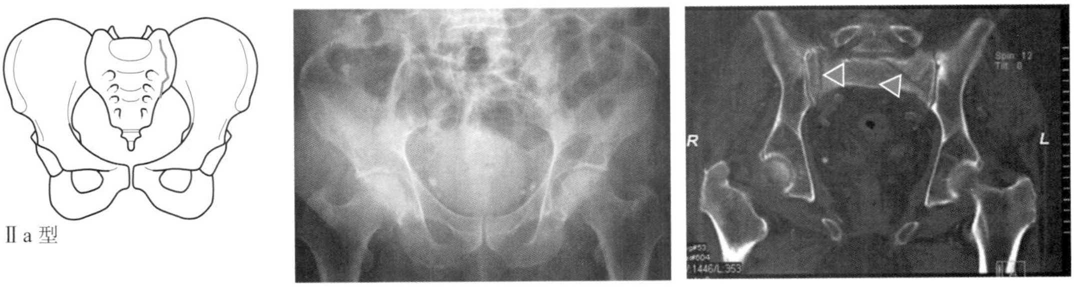

FFP Ⅱa 型

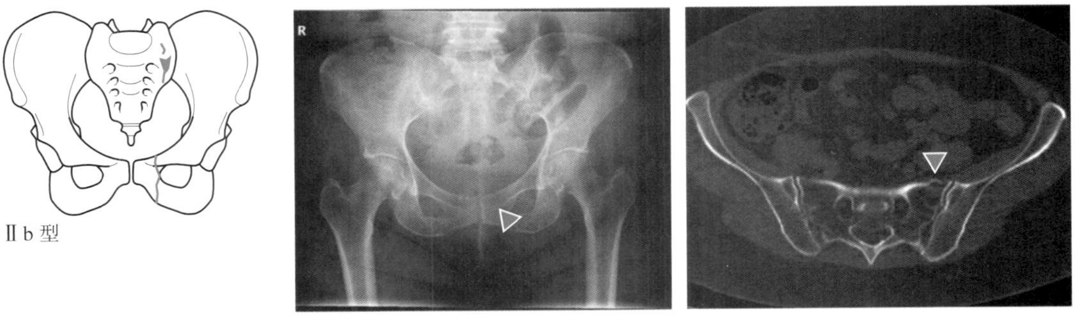

FFP Ⅱb 型

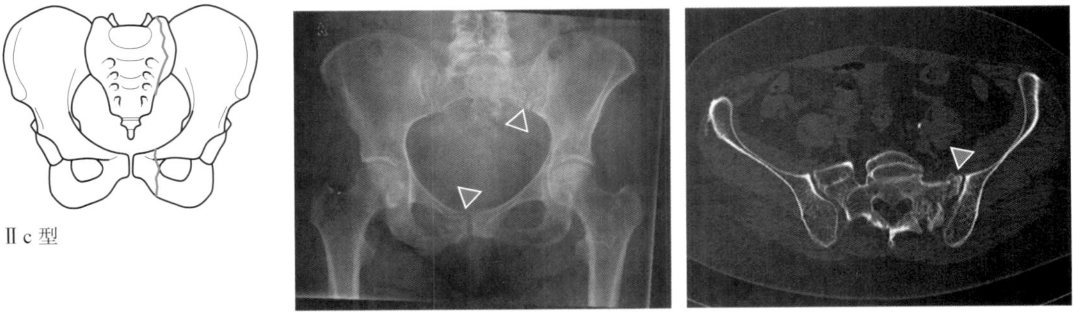

FFP Ⅱc 型

图 1 （续）

c

FFP Ⅲ a 型

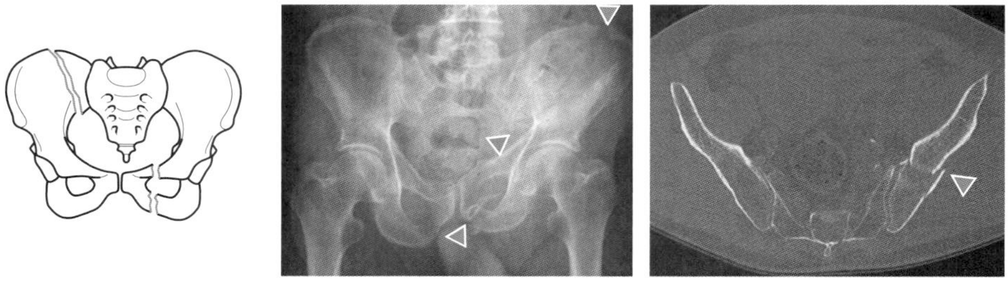

FFP Ⅲ b 型

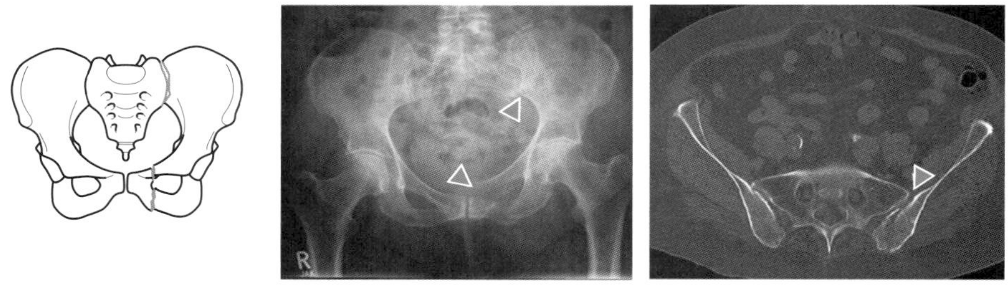

FFP Ⅲ c 型

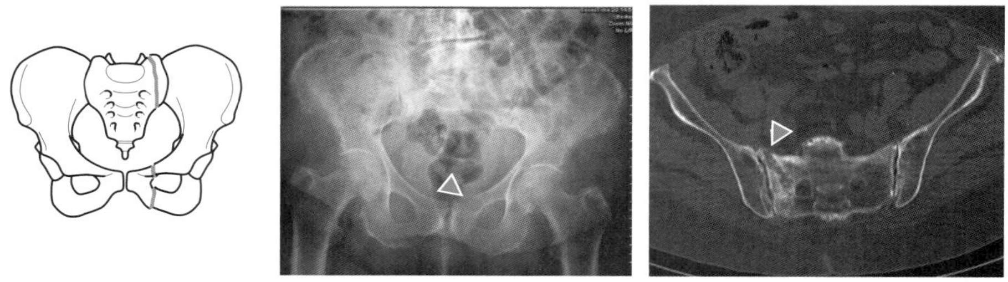

d

FFP Ⅳ a 型

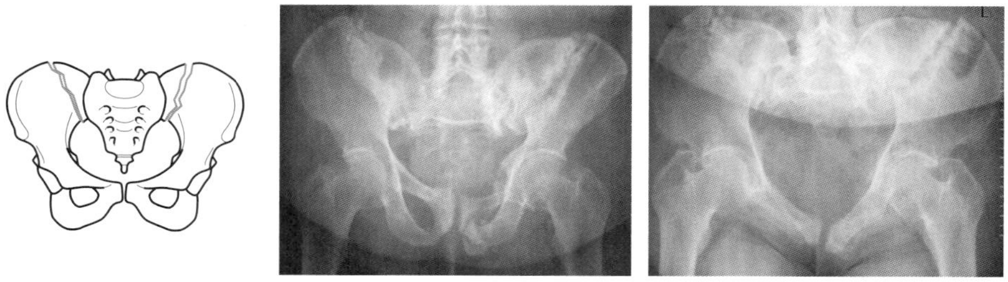

FFP Ⅳ b 型

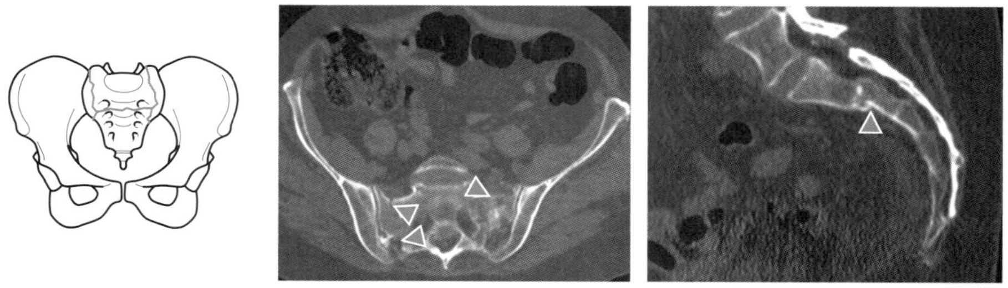

FFP Ⅳ c 型

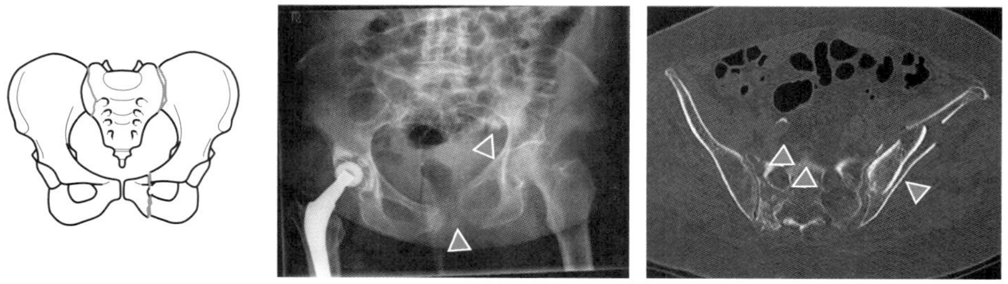

图2 保守治疗中，发生骨不愈合、骨折类型进展的病例
a：受伤时，FFP Ⅱ c 型。
b：保守治疗 3 个月后，FFP Ⅲ c 型。

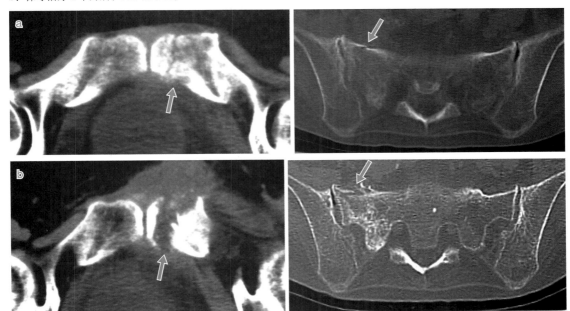

- 受伤后长期 ADL 受限严重的病例，或者骨折部位出现移位而难以骨愈合的病例，属于手术适应证。
- 在我们医院，对那些虽然采取了保守治疗，但在受伤后 1 个月仍有疼痛，以及在骨折部位骨质破坏加重的病例，或骨折类型随病程观察而进展的病例（图 2），进行了手术治疗。
- 近年来，我们的研究表明，与保守治疗相比，手术治疗可明显改善患者的行走能力，因此，在受伤后不久，即使移位较小，我们也应对其进行微创手术告知，积极地进行手术治疗。
- 必须制定术前计划，应计划好骶部是否可以螺钉固定，耻骨支是否也可以螺钉固定，能够置入多长的螺钉 [2]。

！ 要点　　关于诊断
‥‥‥‥‥‥‥‥‥‥‥‥‥‥‥‥‥‥‥‥‥‥‥‥‥‥‥‥‥‥‥

- 根据临床情况，如果怀疑是骨盆骨折，进行影像学检查是很重要的。当患者主诉有髋关节部痛、腹股沟部痛、坐骨神经痛样症状的情况时，要与股骨近端骨折和腰椎压缩性骨折等进行鉴别诊断。在做鉴别诊断时，应仔细检查这些症状，并注意FFPs分型。

- 手术时最好使用能够任意角度透视的碳制手术台。如果有导航系统，手术可以更安全、更容易，时间也更短（图 3）。

图 3　将导航系统与 3D 透视设备相结合的手术室

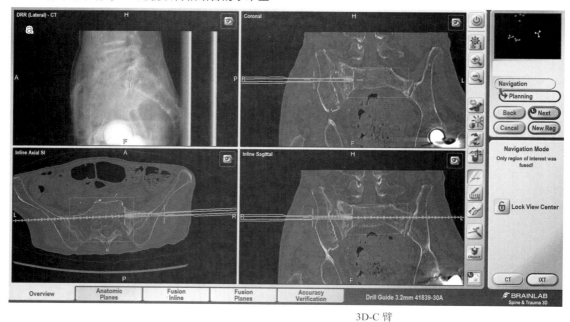

3D-C 臂

导航系统

术中　手术技巧

- 做经皮螺钉固定时，采用仰卧位。但是，为了方便打入髂骶螺钉（IS 螺钉）和经髂跨骶螺钉（TITS 螺钉），放入与躯干宽度大致相同大小的聚氨酯垫，将躯干从手术台上抬起，从臀部开始腾出空间以便于螺钉打入[3]（图 4）。
- 耻骨部粉碎性骨折或骨缺损较大时，可能需要钢板固定。在仰卧位下采用 Stoppa 入路，创伤较小，可以对其进行小切口固定。
- 虽然非常少见，但是如果骶骨部的移位处属于较大的骨折，有时需要通过脊柱器械进行固定，并且需要使用脊椎框架进行俯卧位手术。

图 4　TITS 螺钉插入示例
术中使用导航系统，置入 IS 螺钉、TITS 螺钉、LC2- 骶螺钉和耻骨支螺钉。

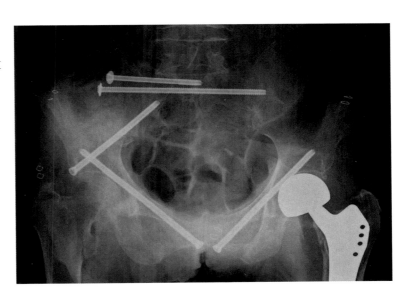

成功的秘诀　尽可能使用长的螺钉

　　如果患者骨脆性强，治疗时，应与髓内钉一样，尽可能使用长螺钉。为了打入更长的螺钉，选择合适的打入位置很重要。因此，应充分研究术前计划，通过事先计划好能够打入的螺钉长度，可以防止错误打入和螺钉过长。具体来说，不是尽可能地打入 IS 螺钉，而是打入更长的 TITS 螺钉，但是需要注意的是，根据骶骨的形状，有时只能插入 IS 螺钉。另外，髂骨翼的骨折多打入 LC-Ⅱ型螺钉，在我们医院，我们设计了一个螺钉打入方向，通过穿透骶髂关节（LC-Ⅱ-骶螺钉）来增加固定力[4]。

　　骨盆环整体稳定性的重建手术非常重要，大多数时候不能只固定一部分骨折，而是要固定所有的骨折部位才能得到骨愈合。

经验分享　打入螺钉时常遇到的困难

▶ 即使使用长的螺钉和进行适当的钢板固定，对于骨脆性很明显的骨骼的固定力仍很差。在我们医院，有些病例在术后出现螺钉退出和穿孔的并发症（图5）。使用垫圈防止螺钉穿孔至关重要，如果由于强行拧入螺钉而使螺丝的作用失效，固定力就会下降，所以应该细心地打入螺钉。

▶ 众所周知，在插入骶骨的螺钉入口附近，存在臀上动脉的分支，在插入导丝和预钻孔之前，应提前从骨周边将软组织剥离干净。

图 5　**螺钉退出的病例**
术后 3 个月。术后早期 S1 的 TITS 螺钉发生穿孔（未使用垫圈），钢板的螺钉松动了。通过之后的限制活动，总算得到了骨愈合。

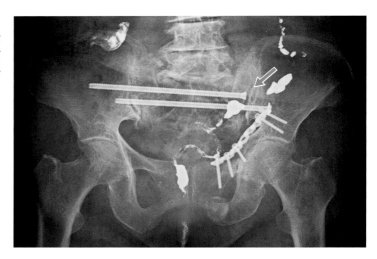

下床时间和负重时间

术后

• 与其他老年性疾病的治疗一样，如果老年人骨盆骨折术后仍然只能卧床，那么手术就失去了意义。手术后应该进行积极的全负重步行训练。在我们医院，基本上从手术第 2 天开始就允许全负重步行。

• 如果手术没有问题，很多病例从早期开始就能感觉到疼痛在缓解和减轻，在术后 2 ～ 4 周左右，可以恢复到接近原来的 ADL 水平的步行状态。

骨折固定期加快骨愈合的措施

• 由于几乎所有的病例基本上都存在低新陈代谢型的骨质疏松症，因此建议使用特立帕肽。此外，与股骨近端骨折一样，大多数患者的维生素 D 血药浓度也显著降低，因此，建议同时服用活性维生素 D 制剂。

并发症的处理

- 在未使用特立帕肽或运动过度的病例中，有时会发生内植物松动。应酌情进行 X 线随访，指导日常生活中的活动限制。
- 因螺钉脱落等引起固定力丧失的病例，从术后早期开始几乎都能看到某些异常情况。我们医院在术后第 2 周的单纯 X 线检查中，如果发现螺钉移动等问题时，应重新考虑日常活动和运动量，建议轻微限制活动并进行随访。

◆ 文献 ◆

[1]Rommens PM, Hofmann A. Comprehensive classification of fragility fractures of the pelvic ring: Recommendations for surgical treatment. Injury 2013；44：1733-44.

[2]吉田昌弘, 佐藤　徹, 塩田直史, ほか. 仙骨形態CT評価に基づいたtranssacral screw刺入安全域の検討. 骨折 2015；37：966-9.

[3]塩田直史, 佐藤　徹. 骨盤骨折に対するナビゲーション手術. 整形・災害外科 2016；59：425-31.

[4]川田紘己, 塩田直史, 黒田崇之, ほか. LC type 2の骨折に対し術中3D image 3D fusion navigationを利用したLC-2-sacral screwによる手術治療. 中四整外会誌 2019；31：31-5.

第 6 章　骨质疏松症患者股骨近端骨折手术

熊本县北医院机构　**中野哲雄**

摘要

- 提高股骨近端骨折手术效果的最重要的一点是术前准确掌握骨折类型。
- 骨折的稳定性与术后效果直接相关，影响稳定性的因素包括：①周围软组织和骨折端的关系；②复位后的骨折断端间的骨性支持。很多时候因素①常常被忽略，但实际上因素①反而更重要。
- 虽然不可能直接掌握软组织和骨折端的关系，但依靠三维CT（3D-CT）和解剖学知识，可以大致了解两者之间的关系。
- 股骨近端骨折根据3D-CT可分为：①股骨颈骨折；②股骨颈基底部骨折；③股骨转子间骨折。本章笔者根据所谓的"中野股骨颈基底部骨折的定义"和"中野转子间骨折分类标准"为中心进行解读，并就手术中存在的问题进行阐述。
- 介绍了各种类型骨折的手术方法和假体的选择，并且提出了预后和治疗方法中的存在问题，以及手术的注意事项。
- 介绍了康复治疗存在的问题和解决方法。

术前

手术适应证

- 老年人因长时间卧床易发生废用性骨萎缩。另外，1 天不负重，骨密度下降 0.1%。所以，基本上所有股骨近端骨折都属于手术适应证。
- 以下两种情况不适合手术：①无移位的转子间骨折，可以部分负重行走，采用保守疗法可恢复；②存在不能耐受麻醉和手术的合并重症的病例。
- 尽可能早期手术，因为随着卧床时间延长，发生深静脉血栓形成（deep vein thrombosis，DVT）的风险也在增加。

必要的检查和重要的影像学检查

- 进行肝功能、肾功能、血象、电解质、血糖值等常规血液检查和胸部 X 线检查，必要时行心脏超声检查。掌握骨折局部状况，除了单纯 X 线片（XP）外，多数病例需要 3D-CT，怀疑隐匿性骨折时需要行 MRI 检查。

- 严重贫血，预测出血较多时应做好输血准备。对于需要植骨、广泛剥离、髓腔狭窄仍需打入髓内钉的病例，出血量会增加。

> **⚠ 要点**　　准确分型和掌握骨折形态
> ··
>
> - 通过3D-CT准确分型和掌握骨折形态，提早鉴别出骨愈合可能会有问题的病例。

手术适应证和手术方式的确定需要正确的分型

● 股骨近端骨折的分型

- 通常分为股骨颈骨折、股骨转子间骨折两类。然而，笔者建议需明确股骨颈基底部骨折的定义，将股骨近端骨折分为股骨颈骨折、股骨颈基底部骨折和股骨转子间骨折三种类型，确诊股骨颈基底部骨折需要CT 和 3D-CT（图 1-2）检查。
- 通过 CT 明确股骨颈基底部骨折对股骨近端骨折的整体治疗极为重要，股骨近端骨折的分型决定了患者的手术适应证、手术方式以及假体的选择。

图 1　**股骨近端骨折（hip fracture）分型**
股骨近端骨折分为三类，转子间骨折进一步分为Ⅰ型和Ⅱ型。
a：股骨颈骨折（头下型）
b：股骨颈基部骨折
c：股骨转子间骨折Ⅰ型
d：股骨转子间骨折Ⅱ型

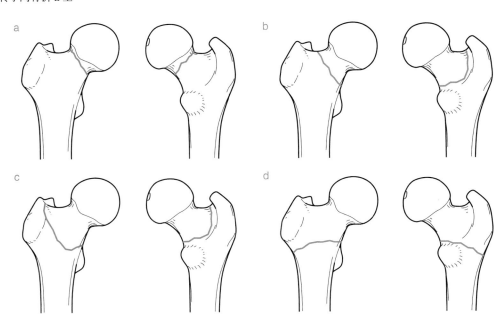

图2 中野定义的股骨颈基底部骨折的 X 线影像、3D-CT、CT 影像

前面的骨折线在转子间近端，且后面的骨折线位于转子间窝的属于颈基底部骨折（中野的定义）。

也就是说，前方骨折线位于关节囊内，后方骨折线位于关节囊外。

a：X 线图像。①前后位像，②侧位像。

b：3D-CT。①正位像：前面的骨折线在转子间线的近端，容易误认为是股骨颈骨折的骨折线。②后内侧位像。后面的骨折线位于转子窝，与转子间骨折在同一部位。③后位像。④上位像。上表面的骨折线斜向股骨颈。

c：股骨颈 CT。与 3D-CT 一样，骨折线呈斜行（股骨颈骨折、转子间骨折的骨折线与颈轴呈直角）。

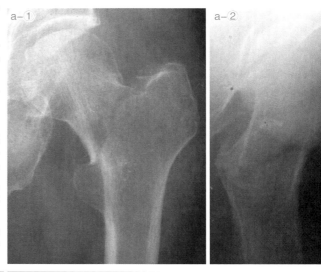

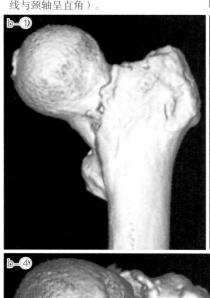

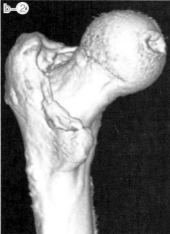

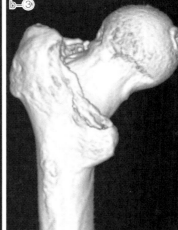

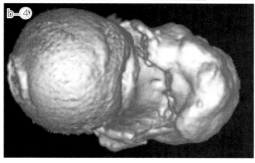

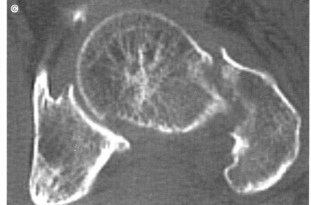

● 中野的股骨颈基底部骨折定义与股骨颈骨折、转子间骨折的不同点和类似点

- 笔者将股骨颈基底部骨折定义为：前方骨折线比转子间骨折线更靠近近端，后方的骨折线存在于转子间窝远端的骨折。颈基底部骨折是横跨关节囊内外的骨折，这在临床上具有重大的意义。股骨颈基底部骨折多为二部分骨折，但三部分骨折、四部分骨折也很常见。因此，具有第三骨块的股骨颈基底部骨折的单纯 X 线影像与转子间骨折极其类似，无法分辨，需要 CT 及 3D-CT 鉴别。

- 股骨颈骨折、股骨颈基底部骨折、转子间骨折之间的区别在于，近端骨折块和骨干之间稳定性的不同，血液动力学也不相同。近端骨折块和骨干之间的稳定性取决于：①骨折端之间的直接软组织覆盖（如关节囊，Weitbrecht 支持带）；②跨骨折端的软组织（髂股韧带、轮匝韧带、耻骨囊韧带、坐骨囊韧带、附着肌肉的起止点等）；③近端骨折块和骨干之间的骨性支持，即骨折面的形态和骨的破坏程度（如第三骨折块的存在），再加上术后的复位程度和内植物的固定作用（图3）。

图3　转子间骨折和股骨颈基底部骨折前方骨折线位置

股骨颈基底部骨折与转子间骨折Ⅰ型的前方骨折线位置略有不同（后方骨折线相同）。在前面，转子间骨折的骨折线位于髂股韧带附着部的转子间线部位，股骨颈基底部骨折在没有韧带附着的股骨颈部有骨折线。另一方面，在后面，转子间骨折和股骨颈基底部骨折的骨折线位于同一位置（转子间窝）。在 X 线前后位影像中，由于前面的骨折线不明显，所以很难区分股骨颈基底部骨折和转子间骨折。

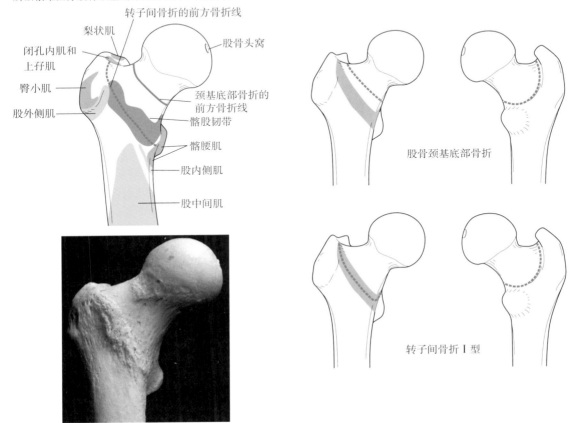

转子间骨折的前方骨折线

梨状肌

闭孔内肌和上孖肌

臀小肌

股外侧肌

股骨头窝

颈基底部骨折的前方骨折线

髂股韧带

髂腰肌

股内侧肌

股中间肌

股骨颈基底部骨折

转子间骨折Ⅰ型

- 从股骨颈到转子间的前方，有极其强韧的髂股韧带止于转子间线上，而后方的股骨颈只有稀疏的韧带止于此。这是造成三种骨折稳定性不同的重要因素。
- 股骨颈骨折 Garden Ⅳ 型中，骨折端在关节内处于悬浮状态，无软组织直接覆盖。Garden Ⅲ 型中，只有颈部后方极薄的被膜和 Weitbrecht 支持带存在软组织的直接覆盖。
- 转子间骨折 Ⅰ 型中，跨越前方骨折线的大部分，有厚且强韧的髂股韧带附着。也就是说，近端骨折块和远端骨折块由坚韧的韧带覆盖着。
- 股骨颈基底部骨折属于介于二者中间的类型，没有跨越骨折部的牢固软组织，只有后方稀疏的韧带附着在近端骨块上，不存在转子间骨折 Ⅰ 型那样的软组织产生的固定力。也就是说，关于近端骨块和股骨干之间的软组织产生的稳定性，移位的股骨颈基底部骨折几乎没有，无移位的颈基底部骨折多少有一些，而转子间骨折 Ⅰ 型中骨折端即使发生移位软组织的稳定性也很牢固。
- 手术后的稳定性不仅与软组织有关，骨折端的骨性稳定也很重要。在股骨颈骨折中，骨折部位粉碎的情况比较少见，因此，如果进行准确的复位，则具有相当大的骨性支持性，骨折端的骨性稳定虽然不能说良好，但也相当稳定。因此，如果置入合适的内植物，在 Pauwels 分型的 Ⅰ 型、Ⅱ 型可以获得相当大的稳定性。
- 股骨颈基底部骨折中，后方骨折块经常会粉碎，在后方部难以获得骨性支持的病例较多，骨折端间的骨稳定性因病例不同而各异。
- 在后方粉碎的病例中，内固定术仅靠内植物和前方皮质的支撑时，只要移位稍微变大，就会一下子失去稳定性。
- 转子间骨折中，内后方粉碎的骨折（中野分型 Ⅰ-3B 型，Ⅰ-4 型）与股骨颈基底部骨折一样，骨折端之间的骨稳定性不佳，但幸运的是由于有强有力的韧带提供的稳定性，即使在出现望远镜现象 * 的情况下，骨折也常常可以愈合。
- 要想保证手术后的稳定性和手术的成功，不仅需要掌握骨折形态的稳定性（传统的稳定型 / 不稳定型），还要掌握软组织支持的稳定性，而且后者更为重要。
- 血液动力学方面，由于动脉主要从后上方分布于股骨，因此股骨颈骨折移位型的血液循环受到影响，但转子间骨折和股骨颈基底部骨折时血液循环受到的影响较少。

● 用 3D-CT 明确股骨颈骨折的 Garden 分型

- 老年人股骨颈骨折多为股骨颈头下型骨折，通过 X 线成像很容易与其他型骨折相鉴别。需要注意的是隐匿性骨折，对于股骨颈骨折，即使是隐匿性骨折，也应该做内固定，因此，稍有可疑时，就要进行

MRI 成像。即使确诊了股骨颈骨折，在决定是否适合手术时，也推荐参考 3D-CT。

- Garden Ⅰ型 *：股骨颈不完全骨折。X 线影像的判定标准是"股骨头稍微外翻，在外侧内陷"。
- Garden Ⅱ型 *：股骨颈完全骨折但无移位，多为嵌插骨折。
- Garden Ⅲ型：股骨颈完全骨折，部分移位。
- 在单纯 X 线影像中，在骨折端部分移位的同时，主要压力骨小梁从正常向水平方向移动，看起来压力骨小梁似乎与髋臼的骨小梁不一致。关于Ⅲ型的近端骨块的移位方向，有些专著中展示了近端向内翻转的图例，另一部分专著中也提供了股骨头相对股骨颈轴向后旋转的图例。但是，如果通过 3D-CT 观察，骨折端并不是完全移位，而是骨折前部相互接触的病例。一般有两种移位类型，多数为 1 型（后旋型），近端与远端骨块的外旋联动，股骨头相对股骨干外展和内旋（以股骨颈轴为基准，主要为外旋，轻度内翻），即以后方骨折部为中心铰链状弯曲，前方张开；另一种为 2 型（内翻型），近端骨块仅向股骨干外展（以股骨颈轴为基准，向内翻）。
- 两者在 X 线前后位像中，都是主要压力骨小梁相对于正常骨小梁走向更偏向横行。关于 Garden 分型，虽然原著中展示了 X 线影像，但在其后的引用中提出了很多体系，有误传原著的宗旨之嫌。通过 3D-CT 将Ⅰ型、Ⅱ型与Ⅲ型区别开来，被认为是提高术后效果的捷径（图 4）。

● 转子间骨折的分类

- 笔者将转子间骨折大致分为Ⅰ型和Ⅱ型，Ⅰ型按中野的四部分理论再进一步细分（图 5，6）。
- Ⅰ型因为有软组织提供的稳定性，前方的骨皮质就成为髓外的骨性支撑，因此基本上预后良好。Ⅱ型虽然没有颈基底部骨折那么严重，但由于主骨折线只横越了强韧的髂股韧带的一小部分，因此软组织的支持性不如Ⅰ型牢固，另外，骨性支持也不太好，稳定性不如Ⅰ型。

术语解释

▶ 望远镜现象：就像海盗电影中的望远镜一样，呈现骨片或假体滑动，股骨颈缩短的现象。

▶ Garden Ⅰ型：笔者认为"股骨颈的骨皮质的一部分残留有连续性"符合 Garden Ⅰ型。Ⅰ型多为外翻，但并非一定是外翻，3D-CT 显示骨折部位的一部分呈青枝骨折样连着。

 一句话

▶ Garden Ⅱ型：笔者认为"股骨颈的骨皮质连续性中断，但骨折块之间几乎没有移位"，这种说法符合 Garden Ⅱ型。因此，Ⅱ型是通过 3D-CT 可确认的骨折部位骨皮质连续性中断。骨折部位可能存在轻度后屈等移位。

要点 股骨颈骨折选择人工股骨头置换术还是内固定术?

···

● 股骨颈骨折中,无移位型(Garden Ⅰ,Ⅱ型)一般采用内固定术,移位型
  (Garden Ⅲ,Ⅳ型)采用人工股骨头置换术。但是,事实上很难明确区分
  无移位型和移位型。笔者不仅用单纯X线前后位影像,还用3D-CT判断
  上述类型,然后决定手术方式。即使是移位型的病例,如果进行牢固稳定
  的内固定手术,也可以提高骨愈合率,但如果患者股骨头坏死的概率较大,
  则认为不适合进行内固定术。

图4 3D-CT 判断股骨颈骨折的 Garden 分型

Ⅰ型:股骨头下前方皮质呈青枝骨折样。除轻度外翻外,并无移位。
Ⅱ型:股骨头向后轻度移位的完全性骨折。
Ⅲ型:股骨头向后方铰链状弯曲,后方嵌插。并不是相对于股骨颈向后方大幅度旋转。在X线图像中,压力骨小梁水平化。
Ⅳ型:骨折端完全移位,股骨头相对于股骨干处于中立位置。

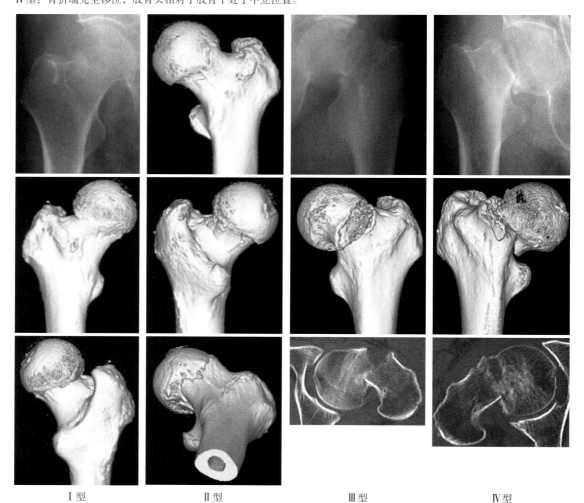

| Ⅰ型 | Ⅱ型 | Ⅲ型 | Ⅳ型 |

图 5 　转子间骨折 I 型的 4 部分理论

I 型的骨折块由：①股骨头部，②股骨干部，
③大转子部，④小转子部 4 部分组合而成。

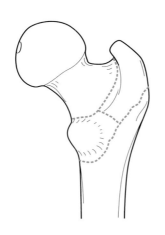
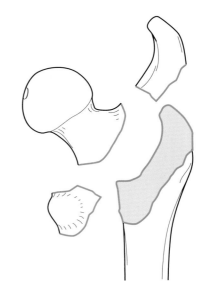

图 6 　中野的分类（股骨颈基底部骨折和转子间骨折的分类）

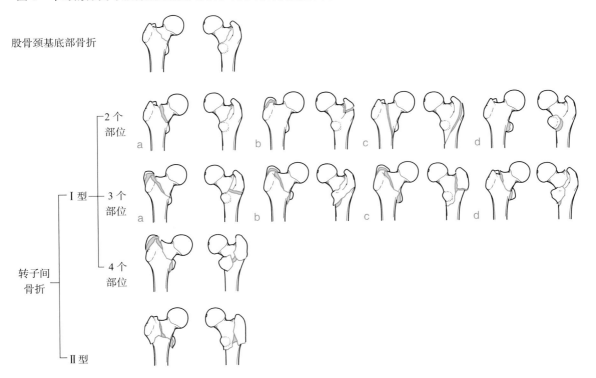

因此Ⅱ型的软组织提供的稳定性不如Ⅰ型牢固，另外，Ⅲ型的骨性稳定性也不如Ⅰ型。

● 手术适应证

手术适应证是根据骨折端术后的稳定性，再加上骨性愈合的容易程度、手术创伤程度等综合判断来决定的。如果股骨颈基底部骨折像转子间骨折一样而进行内固定的话，效果会较差。根据上述理由，如果对股骨颈基底部骨折进行与转子间骨折同样的手术，则效果极差（图7）。即使是股骨颈基底部骨折，如果做好周全的准备，用精心设计的手术方式进行内固定术的话，多数情况下可以得到愈合，但也有一部分病例出现骨不愈合，选择人工股骨头置换可能会更好。内固定难以愈合的类型有：前方骨折线相当于Pauwels分型的Ⅲ型；髓腔宽，且后方第三骨块包含小转子；前方存在第三骨块；陈旧病例等（图8，9）。

- 推测内固定术的预后不良的病例，进行人工股骨头置换术。
- 转子间骨折的治疗，原则上要进行内固定术。Ⅰ型和Ⅱ型都是内固定术的适应证。
- 股骨颈骨折合并转子间骨折的病例非常少见，不适合内固定。有时，即使做了3D-CT检查，也易误诊为单纯的股骨颈基底部骨折，内固定术的效果极差（图10）。

图7　对股骨颈基底部骨折进行1个拉力螺钉的股骨短钉（SFN）的例子

在对股骨颈基底部骨折认识不足的时期，进行了1个拉力螺钉的SFN。术后2个月，虽然避免了股骨头切除，但出现了假关节状态。

a：3D-CT；前位和后位的图像。前骨折线位于转子间线近端，后骨折线位置不清。

b：CT；后方的骨折线位于转子窝，而不在其近端。

c：①术后不久，②术后2个月。术后2个月，股骨头发生内翻、切割，固定作用消失。

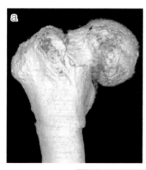
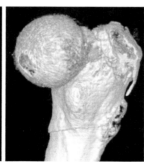
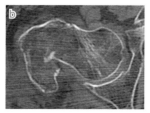
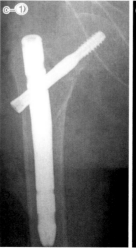
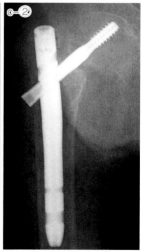

图8　骨愈合非常不良的股骨颈基底部骨折①

因为前面有第三骨块，所以内固定时前方皮质没有支撑性。

a：受伤时的 X 线影像

b：受伤时 3D-CT

c：术后的 X 线影像

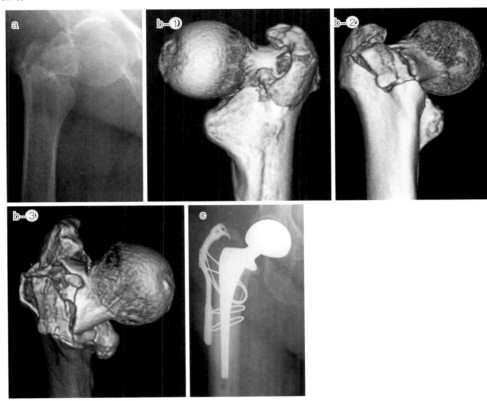

图9　骨愈合非常不良的股骨颈基底部骨折②

前方骨折线相当于 Pauwels 分型的 Ⅲ 型。并且，由于转子间有破坏，髓腔较宽，因此使用了水泥型人工假体。

a：受伤时的 X 线影像，b：受伤时的 3D-CT

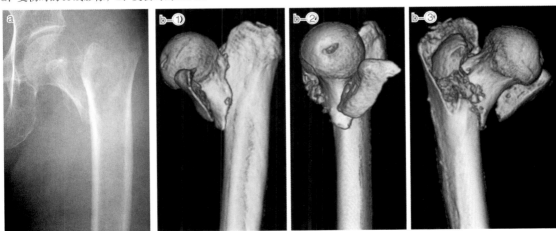

图9 骨愈合非常不良的股骨颈基底部
骨折②（续）

c：手术后的X线影像
d：术后2个月的X线影像

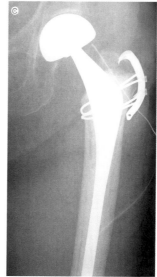
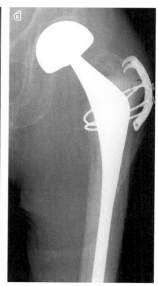

图10 股骨颈骨折合并转
子间骨折的病例
①极其罕见。
②有时易将此类骨折误认为
　转子间骨折或股骨颈骨折。
③没有内固定的适应证。
a：受伤时的3D-CT
b：受伤时的CT
c：手术后的X线影像

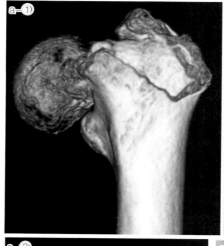
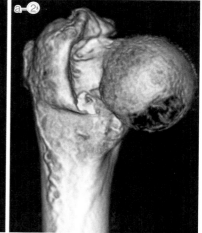
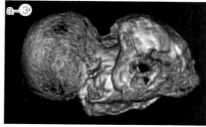
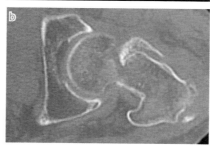
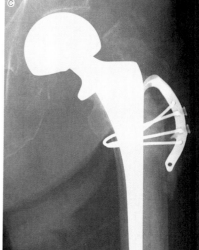

● **股骨颈骨折的内固定术**

- 通过术前透视或 X 线影像，如果术前发现骨折位置欠佳，则可能变更为人工股骨头置换。

● **股骨颈骨折的人工股骨头置换**

- 由于老年人的骨骼比较脆弱，插入股骨柄，内侧皮质有时会发生纵向裂纹。需要做好固定的准备。也有发生大转子骨折的可能性，需要准备固定用器械。

● **用于股骨颈基底部骨折的人工股骨头置换**

- 在股骨颈基底部骨折中，后方没有第三骨块的类型也可以使用定制的人工假体，但如果后方存在第三骨块，创伤暴力较大，需准备器械固定第三骨块。髓腔大、直筒状的病例［Dorr 分型为 C 型（烟囱型）］，采用水泥型人工股骨头假体较好。

● **股骨颈基底部骨折、转子间骨折的股骨短髓内钉（SFN）**

- 适用于髓腔极端狭窄，存在髓内钉无法进入风险的病例。截骨术后会有髓腔弯曲，需要关注具有髓内钉不能进入的风险的病例。

● **加压髋螺钉（Compression hip screw，CHS）和 SFN 共同的注意点**

- 尖顶距（Tip-apex distance，TAD）：为预防拉力螺钉切出，应关注 TAD。TAD 是 X 线正位像及侧位像上，拉力螺钉尖端至股骨头 – 颈中轴线与股骨头关节面交界顶点的距离之和，一般认为，当小于 20mm 时，退钉率会下降。

● **股骨颈基底部骨折的 SFN 固定术**

- 除了标准的转子间骨折 SFN 固定术外，还进行了各种各样的研究。有些学者不区分股骨颈基底部骨折与转子间骨折就进行手术，这样会导致内固定效果不佳。笔者已认识到股骨颈基底部骨折的独特性并采取了相应措施，大大提高了内固定术的手术效果。一般认为植入物的选择也很重要，但是，关于植入物之间的差异，没有可靠的报告。一般认为，在髓腔极宽的病例中，使用长髓内钉可以提高稳定性，但是，也会存在插入困难或股骨髁上骨折等问题。

● **转子部骨折 I 型的内固定**

- 在股骨转子间骨折中，骨不愈合的情况极为罕见，但是，会存在过度

短缩等手术效果不那么好的类型。此前通常所说的稳定型 / 不稳定型
与实际情况相背离。迄今为止被称为不稳定型的类型是中野分类中
Ⅰ-3-B 型、Ⅰ-4 型。但是，如今对于这些病例，如果是髓内固定，通
过对髓外进行复位操作，可以获得前方的骨性支持，提高手术效果。

- 现在到了重新审视此前对稳定型和不稳定型的定义的时候（图 11，
12）。需要注意的是，前方有第三骨块的类型，难以获得骨性支撑。

图 11　移位较大的 Ⅰ-3-B 型的内固定

转子间骨折移位较大，内下方为第三骨块，即使是根据此前定义的不稳定型，几乎所有的病例都可以骨愈合。

a，b：受伤时的 X 线片和 3D-CT，c：刚做完手术时的 X 线片，d：术后 3 个月，骨愈合完成

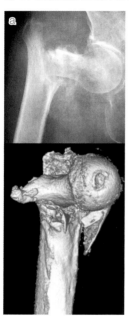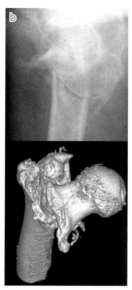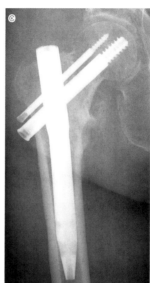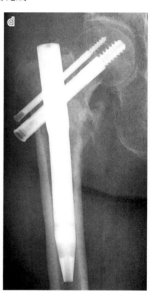

图 12　以往提出的稳定型 / 不稳定型

传统的稳定型　　　　　传统的不稳定型　　　　　　　笔者提出的明显不稳定型

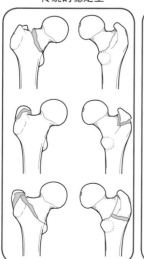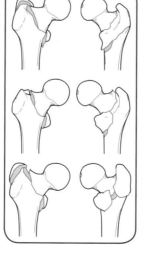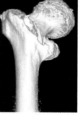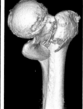

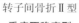

转子间骨折 Ⅱ 型

重度不稳定型

股骨颈基底部骨折

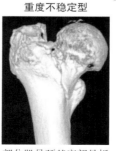

部分股骨颈基底部骨折

另外，对于前方皮质极其脆弱的病例，在对髓外进行复位操作时，前方皮质有时会发生骨折，这种情况也较常见（图 13）。

● 股骨转子间骨折 II 型的内固定

股骨转子间骨折 II 型基本上属于 SFN 的适应证，但即使在得到良好复位的情况下，骨性愈合也会延迟。

图 13　不稳定转子间骨折：前面有第三骨块

如果前壁有较大的第三骨块，起到骨性支撑的部位就很少，会引起过度的短缩。
a：受伤时的 3D-CT。前壁的主骨折线位于转子间线部位，但在更远的位置还有一条骨折线，存在第三骨块。后壁有较大的骨块，前壁、后壁均无骨性支撑，只有内下方有骨性支撑。
b：术后 X 线影像。
c：术后 1 个月。已经出现了很大的短缩。没有发生切出。

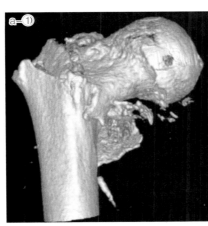
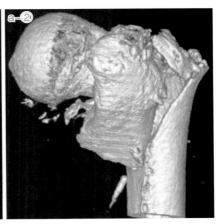
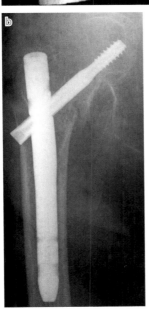
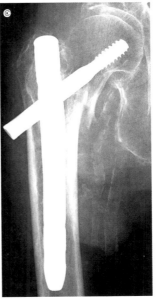

---

❶ 要点　术前计划要周密

● 多数病例可以进行常规手术，但有些病例需要下功夫，要制订周密的术前计划。

人工股骨头置换术

- 骨质疏松患者术中下肢内外旋操作可能引发股骨干骨折。后外侧入路被认为安全性稍高。

- 患者取侧卧位。如果患者的骨质疏松非常明显，在打入人工假体时，内侧皮质有可能发生纵裂而导致骨折。术中，在插入股骨柄时，转子间可能会发生纵裂。需要注意柄的形状和性状。另外，下肢复位时也有发生骨折的可能性。

- 股骨颈骨折的人工股骨头置换术是最为经典的手术之一，但对股骨颈基底部骨折和转子间骨折采用本术式未必容易。这是骨内固定和人工关节两者相结合的手术方式，所需时间长，出血也多。经验少的手术者需要注意。

- 在对较大且直筒状的髓腔病例（Dorr 分型为 C 型）进行人工股骨头置换术时，人工假体的固定性较差，假体在髓腔下沉的同时，有可能使股骨柄尖端向前后左右移动。必要时应使用骨水泥 * 假体。

股骨颈骨折的内固定

- 体位取仰卧位，下肢轻度内旋呈轻度外展位。采用外展位是为了在复位操作的同时让紧张的髂胫束得到放松。

- 引导针的刺入方向原则上与颈部轴平行，通过内旋下肢，修正股骨颈的前倾角，引导针的方向与地面平行，会使手术变得容易。但是，即使是无移位型骨折，股骨头相对于颈部后仰的情况也很多。

- 在原位固定时，如果想将螺钉打入股骨头中心，需要将引导针稍向后倾斜刺入。笔者在股骨颈骨折的内固定中主要使用了钉板一体的植入物 *。在没有钢板的植入物（汉森针 ®，多螺钉固定等）中，其中一根必须是打在股骨距的位置，否则，脆弱骨无法获得稳定性。另外，如果做超斜位固定（内植物植入位置太靠远端），术后在内植物插入的孔处可能发生转子下骨折，应注意。

- 钉板一体内固定（Sliding hip screw，CHS，Twins® 等）中，插入拉力螺钉，在钢板接触外侧皮质、板下端浮起的状态下拧紧螺钉，则有可能引发转子下骨折。另外，对于股骨颈基底部骨折等术后稳定性不良的病例，在使用 CHS 时，应该选择能打 2 个拉力螺钉的类型。

▶ 骨水泥：对于人工假体，是否使用骨水泥是一个很难的选择。对于股骨颈基底部骨折合并 Dorr 分型 C 型髓腔的病例，使用骨水泥比较好，而其他病例必须要考虑好利弊：使用骨水泥的病例术后疼痛明显减少，但使用骨水泥的手术时间明显较长。另外，注入骨水泥时患者血压会下降。

▶ 钉板一体的植入物：这是个人的一己之见，在股骨颈骨折的内固定术中，发现钉板一体的内固定方法出现问题更少。

使用 SFN（伽玛钉等）进行转子间骨折内固定

- 转子间骨折 I 型中，几乎所有的病例都可以通过牵引和内旋下肢而得到复位。插入髓内钉需要轻度内旋。
- 转子间骨折使用 SFN 的情况比使用 CHS 的要多。但是，从证据上看，两者在治疗效果上没有很大的差异。使用 SFN 进行内固定时，髓腔极端狭窄的病例［Dorr 分型 A 型（倒香槟型）］，有时髓内钉插入困难，扩髓需要时间。另外，在一部分病例中，由于髓内钉的插入，股骨头有时会出现内翻的情况。**SFN 中最应该注意的是，不要让拉力螺钉的远端部位陷入到外侧皮质内**，Abram 等认为这是手术失败的最大原因，手术失败比例上升到 7.5 倍 [4]。

成功的秘诀　远端拉力螺钉位置要谨慎

即使是经典的手术，也要注意拉力螺钉的远端不要陷入到外侧皮质内，另外，要注意 TAD 应小于 20mm。

- 也有意见认为，如果远端螺帽过多加压到骨骼上，会使该部的骨骼坏死，增加日后骨折的危险性。
- 内植物的选择，在稳定性高的病例中没有多少优劣之分。对于不稳定的病例，根据其骨折类型的不同，选择也不同，但一般认为，在现实中，大多数病例使用的是同一种内植物。笔者认为，对于股骨颈基底部骨折这样的不稳定骨折，能够插入 2 枚拉力螺钉的 SFN 比较好。另外，为了减少在髓腔较宽的病例中发生假体摆动，选用能够尽可能贴合到髓腔的髓内钉的类型较有利。
- 插入两枚拉力螺钉的 SFN 的缺点是会发生 Z- 效应 *。笔者使用了 SFN（Alexaneil®），该 SFN 使用特殊结构，不容易发生 Z- 效应，能够插入 2 个拉力螺钉，并能够选择杆部的尺寸。

ⓘ 要点　转子间骨折的复位

- 转子间骨折 I 型通过牵引和内旋复位。
- 转子间骨折 II 型多通过牵引和外旋位复位。

术语解释 ▶ Z- 效应：即反方向移位效应，近端拉力螺钉向内侧移位（穿入髋臼），远端拉力螺钉向外侧移位（螺钉脱出）。

一句话 ▶ 预防 Z- 效应的方法：置入 2 个拉力螺钉类型的 SFN 对抗旋转的强度增加，但 Z- 效应是一个问题。为了预防这种情况的发生，建议将近端螺钉尖端停在与远端螺钉尖端相同的高度。但是笔者们使用的 SFN（Alexaneil®）中，根据特殊的结构，即使将近端螺钉的尖端插入到远端螺钉尖端以上，也不易发生 Z- 效应（图 11）。

> **！** **要点** ..... **骨质疏松患者手术的一般注意事项** ....
>
> - 无论使用哪种内植物，对于骨质疏松病例，在置入螺钉时，需要注意不要让骨发生螺纹切割。
> - 特别是没有自攻功能的螺钉，如果螺钉拧入超过扩孔深度，螺纹就有可能破坏骨质，成为所谓的"笨螺钉"。

其他骨折类型的手术方法

● 股骨头前下部的骨片呈尖刺状的转子间骨折

- 有些病例是尖刺状的骨片尖端刺入了髂股韧带 * 。通过牵引不能复位时，要局部切开，对髂股韧带进行必要的最小限度的剥离复位。如果在剥离很少的状态下强行复位，尖刺的尖端就有可能折断，如果将髂股韧带全部剥离，骨片间的软组织稳定性就会受损（变成股骨颈基底部骨折状态）。

● 逆转子间骨折的复位

- 在 Evans 分型的逆转子间骨折中，由于牵引可使骨片间的错位增大，因此，需要采取从外侧向中轴压迫骨片等适当的复位手法。

术后

下床时间和术后疗法

- 为了尽早下床，必须抓紧手术。术后第 2 天，只要没有严重的并发症就可以下床，否则做手术就没有意义。
- 理想的情况是，术后可以立即全负荷 * 的行走，但实际上很多情况下都做不到。
- 无法全负荷行走的原因大多是疼痛，其次是心理因素。另外，独自站立动作需要足够的肌力、病人的决心和认知力。对于因疼痛而导致不能进行康复治疗的病例，药物疗法大多有效。轻度感染、人工假体下沉引起的股骨距部的纵裂、骨性愈合的延迟、切割等都会引起持续疼痛，进行康复治疗的同时需密切观察。现实中最多的阻碍因素是膝痛和痴呆症。
- 下肢不负重会减少对骨的机械应力，由此进一步引起骨形成下降和骨吸收亢进，使骨密度减少。除了下床，早期全负荷步行可以说是预防废用综合征最有效的手段。

术语解释

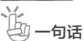
一句话

▶ 骨片尖端刺入髂股韧带的病例：也有刺入髂肌腱的报告，但笔者没有遇到过。

▶ 全负荷：虽然经常在学术会议等中阐述"允许全负荷"行走，但"允许"和"可以"是不同的。主治医生需要在康复室观察患者的行走状况。

并发症的处理

- 肺炎是术后常见的并发症。必须要注意术前就存在的并发症恶化和偶然（由于有应激反应，可能不能说是偶然）发生的各种并发症。另外，缺少症状和检查也不容易发现的感染属于重症。从局部来看，骨质切割最多见。如果在切割之前能够诊断出来，则医嘱制动或再次手术。如果详细观察 X 线图像，就可以根据内植物和股骨的位置做出诊断，但是，如果要确诊，还需要进行 CT 断层摄影或者透视下的应力位片。
- 超声波骨折治疗仪是目前公认的有加速骨性愈合效果的仪器。特立帕肽作为加速骨愈合的药物，被认为有治疗效果，但没有高质量的证据。根据我们的经验，有时负荷步行有利于骨愈合。

术后问题

- 术后发生比较多的重大问题是对侧骨折、人工股骨头脱位，偶尔会发生内植物断裂，但缺乏研究报告。笔者对 SFN 的一种型号的全部病例进行了调查，得到了 90% 的回复，其中有 0.155% 出现了断裂，全部为体格高大的男性。因此，体格或活动性的差异是内植物断裂重要的因素。
- 内植物的松动是最严重的并发症。这是由于拉力螺钉向近端移动，穿破股骨头，扎入髋臼，随时可能进入骨盆，非常危险。虽然进行了一些研究，但可以说其原因和预防方法现在还不明确，现有的对策是定期观察。另外，即使在最坏的情况下，为了防止拉力螺钉误入骨盆内，最好选择在拉力螺钉尾端设有髓内钉孔不能通过的制动结构的型号，该结构还有助于防止拉力螺钉的尾端陷入外侧皮质。

预防继发性骨折

- 为预防继发性骨折，重要的是使用骨质疏松症治疗药物。对对侧股骨近端骨折具有预防效果的只有双膦酸盐和地舒单抗，对侧骨折多在初次骨折后早期发生，因此需要选择见效快的药物。有些口服双膦酸盐的病人服药后难以保持坐姿，注射剂使用起来可能比较方便。

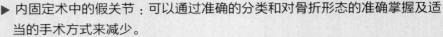

可能出现的问题及其对策

▶ 内固定术中的假关节：可以通过准确的分类和对骨折形态的准确掌握及适当的手术方式来减少。

▶ 内固定术中过度短缩：可以通过将髓内型改为髓外型来预防，但也有术后恢复原样的情况。

▶ 术后的早期下床，以及全负荷步行是很重要的。应注意正在进行疼痛治疗和持续疼痛的病例。

▶ 无法完全避免内固定术后的内植物断裂和松动，最好是跟踪观察。

◆ **文献** ◆

[1]Baumgaertner MR, Solberg BD. Awareness of tip-apex distance reduces failure of fixation of trochanteric fractures of the hip. J Bone Joint Surg Br 1997 ; 79 : 969-71.

[2]日本整形外科学会診療ガイドライン委員会 大腿骨頚部/転子部骨折診療ガイドライン策定委員会編. 大腿骨頚部/転子部骨折診療ガイドライン 改訂第2版, 南江堂 ; 東京, 2011年.

[3]中野哲雄. 大腿骨近位部骨折. 富士川恭輔, 鳥巣岳彦, 編. 骨折・脱臼 改訂第4版, 南山堂 ; 東京, 2018, p951-95.

[4]Abram SG, Pollard TC, Andrade AJ. Inadequate 'three-point' proximal fixation predicts failure of the Gamma nail. Bone Joint J 2013 ; 95-B : 825-30.

[5]中野哲雄. 大腿骨近位部骨折. 整形外科 2014 ; 65 : 842-50.

[6]中野哲雄, 越智龍弥, 宮薗一樹, ほか. Short femoral nail（マルチフィックス®）の破損調査. 骨折 2005 ; 27 : 507-10.

[7]中村利孝. 微少重力と骨粗鬆症. 腎と骨代謝 2005 ; 18 : 7-14.

第7章　骨质疏松症患者股骨远端骨折手术

济生会熊本医院骨科　**堤康次郎**

摘要

- 骨质疏松症患者的股骨远端骨折多伴有粉碎和骨缺损，骨折部位非常不稳定。
- 内固定方法有：钢板固定法和逆行性髓内钉法。笔者对于骨质不良的骨质疏松症患者的股骨远端骨折，首选角度稳定性高的外侧锁定钢板。
- 本章节以外侧锁定钢板实际操作为中心进行阐述。
- 大多情况下，只使用外侧锁定钢板就能获得稳定性，但如果在术中压力测试中存在不稳定性时，进行一期的双钢板固定。
- 伴有骨缺损的粉碎性骨折等缺乏内侧支撑时，要注意观察骨延迟愈合的情况，必要时可能需要增加辅助钢板或进行骨移植等二期手术。

术前

手术适应证

- 对于有移位的骨折，如果采用保守治疗，骨愈合需要很长时间，而且外固定会引起各种各样的并发症，因此，为了早期下床，并可以进行积极的康复训练，原则上采取手术治疗。
- 制定治疗方案，主要采用 AO/OTA 分型 *（图 1）。
- 髓内钉与外侧锁定板相比，侵入性更小，髓内钉比较适合以骨干为主的骨折或多段骨干骨折的病例 [1]。
- 对于股骨远端关节内骨折病例、股骨远端骨片较小的病例、高龄患者股骨前弓或外弓等导致股骨形状不合适的病例、假体周围骨折病例、重度骨质疏松症病例来说，外侧锁定钢板手术法更具通用性。

必要的检查和重要的影像学检查

● X 线检查

- 需要拍摄患侧及健侧的膝关节正侧位片、全股骨正侧位片。确认股骨前弓、外弓的同时，确定健侧的形状，作为复位的标志。

术语解释

▶ AO/OTA 分型：部分关节内骨折（AO 分型 B 型），使用埋头螺钉和对应骨折部位的支撑钢板。关于年轻人的高能量外伤中较多见的本骨折类型，请参照专著。

图 1 AO/OTA 分型

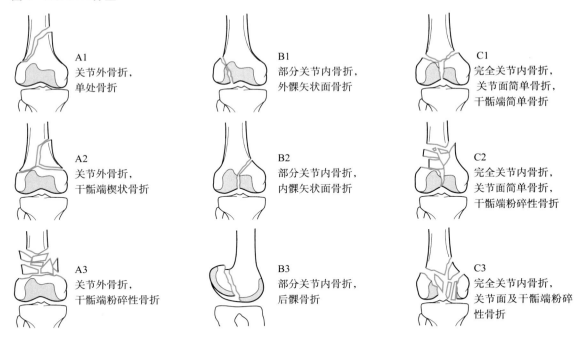

A1
关节外骨折，
单处骨折

B1
部分关节内骨折，
外髁矢状面骨折

C1
完全关节内骨折，
关节面简单骨折，
干骺端简单骨折

A2
关节外骨折，
干骺端楔状骨折

B2
部分关节内骨折，
内髁矢状面骨折

C2
完全关节内骨折，
关节面简单骨折，
干骺端粉碎性骨折

A3
关节外骨折，
干骺端粉碎性骨折

B3
部分关节内骨折，
后髁骨折

C3
完全关节内骨折，
关节面及干骺端粉碎
性骨折

● CT 检查

- 在 MPR 图像和 3D-CT 图像中，可以显示通过单纯 X 线检查难以发现的骨折和整体情况，另外，还可以作为骨折分型、复位方法、钢板的放置位置和螺钉的打入方向、假体尺寸等术前计划的参考。

● 下肢静脉超声

- 在出现卧床时间长等情况时，也有必要进行深静脉血栓筛查。

不同类型骨折的固定方法

- 为减少骨不愈合，必须保护软组织，将血运障碍降到最低。
- 干骺端有粉碎性骨折时，应重视力线的对齐，采用微创钢板接骨术（minimally invasive plate steosynthesis，MIPO）的方法，以获得相对固定（relative fixation）为目标。干骺端无粉碎性骨折时，要重视骨性接触，以免骨折部位产生缺口。
- MIPO 难以达到骨性接触和需要关节面解剖复位时，不执着于MIPO 法，应该采用切开复位内固定术（open reduction and internal fixation，ORIF）进行解剖学复位，选择使用拉力螺钉等加压固定进行绝对固定（absolute fixation），这样更有利于骨性愈合。

● 假体

- 股骨远端用钢板有 LCP-distal femur（DF）、PERI-LOC-DF、AxSOS-DF、NCB-DF 等（图 2）。LCP、PERI-LOC 是单轴方向（monoaxial）的锁定螺钉，AxSOS、NCB* 能够进行多轴方向(polyaxial)的螺钉固定。

● 手术器械

- 灭菌包（大腿包、小腿包）、绷带（stockinette）、电刀、吸引管、标记笔、手术刀、肌肉拉钩（各种）、止血带（根据病例需要）、电钻、克氏针（2.0 mm、2.4 mm、3.0 mm）、钳子、钢丝钳（pincutter）、咬骨钳、复位钳（各种）、骨片打入器、人工骨等。

图2　股骨远端用各种外侧锁定钢板

a：LCP-DF（DePuy Synthes 公司）
b：PERI-LOC-DF（Smith & Nephew 公司）
c：AxSOS-DF（Stryker 公司）
d：NCB-DF（万向螺帽结构）（ZIMMER 公司）

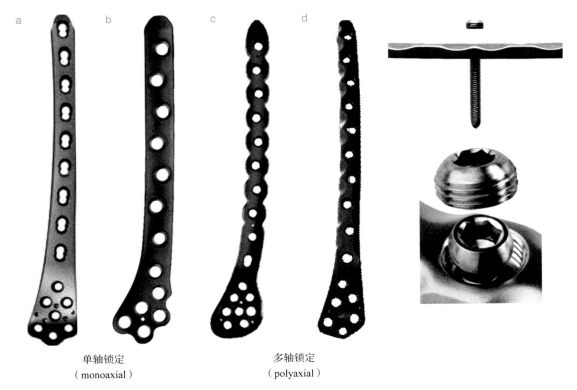

单轴锁定
（monoaxial）

多轴锁定
（polyaxial）

术语解释

👆 一句话　▶ NCB：插入非锁定螺钉后，采用锁定螺帽进行结构的固定，与以往的锁定板不同。

麻醉和体位

- 在全身麻醉或腰麻下进行。最近，使用全身麻醉联合神经阻滞麻醉的情况较多。
- 患者取仰卧位，使用可透视床，术中透视正确的正侧位（图 3）。骨折部位容易引起反张和缩短，为了消除腓肠肌的紧张，便于复位，应在膝下放一个垫枕，摆成 30°～ 40° 屈膝位（图 4）。

图 3　术中透视图像
正位像（a）和侧位像（b）。

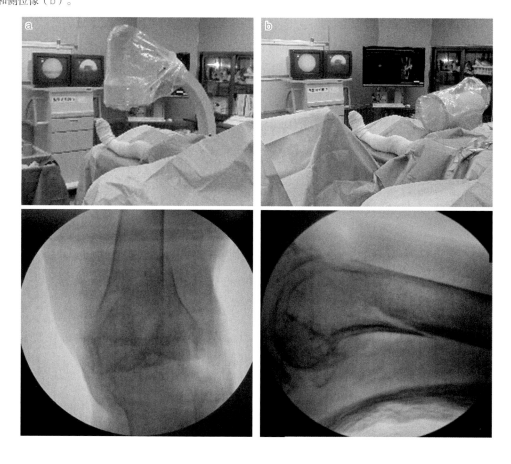

图 4　使用三角枕

30°～40°屈膝位易复位。

a：复位前（使用三角枕前）

b：复位后（使用三角枕后）

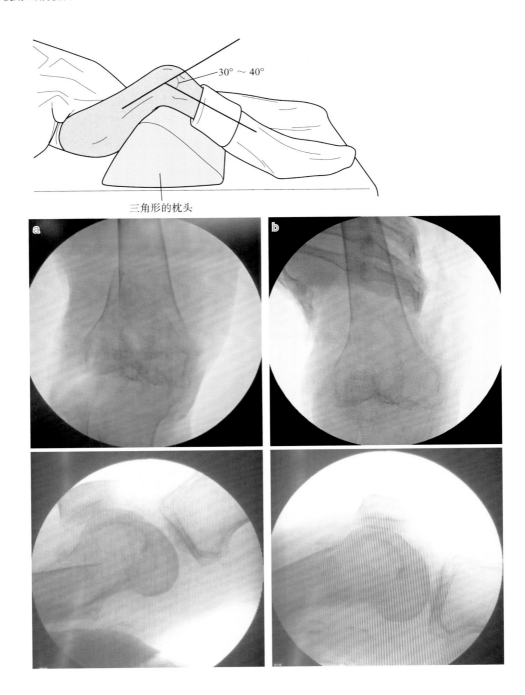

30°～40°

三角形的枕头

● 外侧入路（图 5）

- 适用于关节外骨折（A 型）以及不需要关节面复位的关节内骨折（C1，C2）。
- 沿着股骨长轴，从外侧切开筋膜、髂胫束，分开股外侧肌显露股骨。
- 骨折部位可进行微创复位时，适用 MIPO 法，在插入钢板的远端部和近端分别做 3 ～ 5cm 左右的切口，进行钢板固定。
- 在近端，为了保护骨膜，在肌间隔前方，股外侧肌和骨膜上制作隧道。对伴有粉碎的骨片，注意不要剥离附着在骨片上的软组织。

● 髌旁入路（图 6）

- 适用于需要关节面复位的关节内骨折（C1、C2、C3）。
- 外侧髌旁入路：是切开关节内的常规入路。在直视下复位固定关节面后，对干骺端进行复位，安装外侧钢板，在近端增加一个小切口，进行螺钉固定。
- 内侧髌旁入路：内侧关节内骨片的复位更为重要时或需要在内侧安装长板时，不应再执着于从外侧入路切开，而进行内侧髌旁入路，与外侧入路并用。

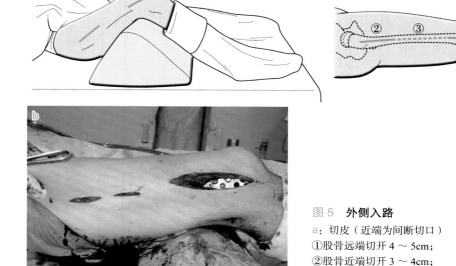

图 5　外侧入路
a：切皮（近端为间断切口）
①股骨远端切开 4 ～ 5cm；
②股骨近端切开 3 ～ 4cm；
③不切皮，从股外侧肌和骨膜间剥离。
b：切开后

图 6 **髌旁入路**

a：外侧髌旁入路。从胫骨结节外侧开始向近端延伸，进行 15 ～ 18cm 的切开。

b：内侧旁髌入路。从胫骨结节内侧开始向近端延伸，进行 12 ～ 15cm 的切开。

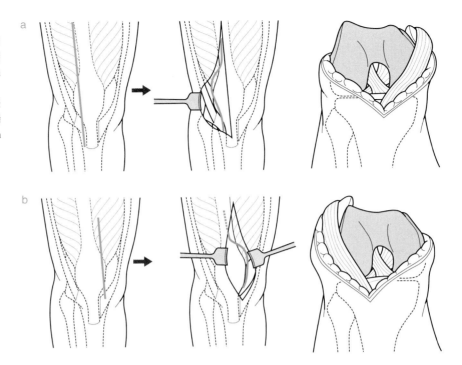

钢板的使用

● 切口的选择

- 使用前述的任意一种方法，切开股骨远端。

● 关节内骨折的复位和固定（B 型、C 型，图 7）

- 无移位或轻微移位时进行经皮复位；移位较大或骨折碎片多时，采用髌旁入路，直视下进行复位，用复位钳或克氏针固定。确认钢板的安装位置，在不干扰钢板或不经过钢板螺钉的位置，将一个或两个拉力螺钉打入。对于 B3 型（Hoffa 骨折）等后髁的骨折，从关节软骨打入埋头螺钉，或避开关节软骨，从皮质骨斜行顺着前后方向打入螺钉进行固定。

● 干骺端复位与固定（图 8）

- 采取膝关节屈曲位，一边注意不要成为反张位一边进行牵引复位。组合使用复位钳和克氏针的 Joystick 法，Kapandji 法，以及外固定复位等各种各样的方法。
- 复位时参考预先拍摄的健侧 X 线影像，用正位片的股骨远端外侧角（femoral angle）及侧位片的股骨髁间窝顶线与股骨长轴形成的夹角（Blumensaat 角）确认复位位置。

图 7　复位、临时固定、安装钢板（关节内骨折：外侧髌旁入路病例）

a：关节内切开

b：复位及临时固定，确认股骨远端外侧角（＊）和 Blumensaat 角（＊＊）

c：安装钢板，临时固定

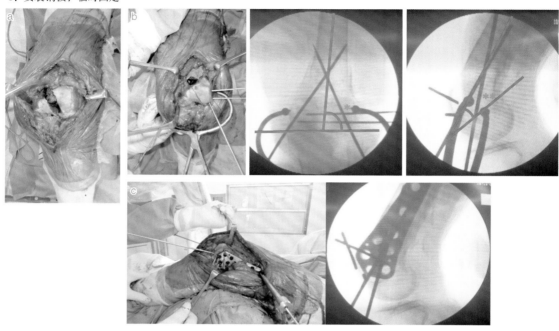

图 8　复位、临时固定、安装板（外侧入路病例）

a：干骺端的复位及临时固定

b，c：确认股骨远端外侧角（＊）、Blumensaat 角（＊＊）

d：安装钢板，临时固定

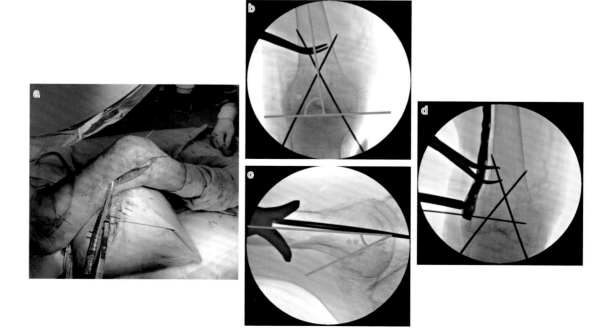

- 参考小转子及髋骨两者的透视像，对内外旋情况进行判断。确认健侧的髋骨正位像，将其旋转位置的小转子影像记录下来，调整患侧的旋转角度，使其形成相同的小转子影像［小转子标志（lesser trochanter shape sign）[2]，图9］。
- 复位后从股骨内、外髁向近端对侧打入2.4 mm或3.0 mm直径的克氏针至骨干，完成临时固定。减少残留间隙（gap）和获得内侧的骨性接触是很重要的。

● 插入钢板和临时固定（图10）

- MIPO：从外侧的切口向近端紧贴骨膜插入骨剥，制作钢板的通道，使钢板滑入近端。透视下在正面及侧面大致确定钢板的位置，确定近端部的切口位置。在股骨侧面长轴上进行4cm长左右的切开，钝性分离至股骨。直视下确认钢板近端部是否沿着骨干部。钢板安装位置的最终确定先从远端开始。
- 合适的钢板安装位置是：钢板远端前缘在关节软骨边缘靠后3mm左右，远端距关节软骨边缘5～10mm左右的位置。另外，股骨的骨干大致呈圆筒状，但在远端，由于横断面呈梯形，所以安装钢板时要向后方倾斜10°左右。使用钢板的临时固定孔和克氏针孔进行临时固定。
- 在固定钢板近端前再次确认复位，如有必要则再次进行复位操作。直视下、透视下确认钢板近端位于骨轴上，用克氏针进行临时固定。

图9 **小转子标志（lesser trochanter shape sign）：参考小转子阴影配合进行回旋**
a：小转子阴影大→说明存在近端部外旋，如果就这样直接固定，下肢会发生内旋变形。
b：小转子阴影小→说明存在近端部内旋，如果就这样直接固定，下肢会发生外旋变形。
c：小转子阴影相同→回旋正确。
d：健侧。

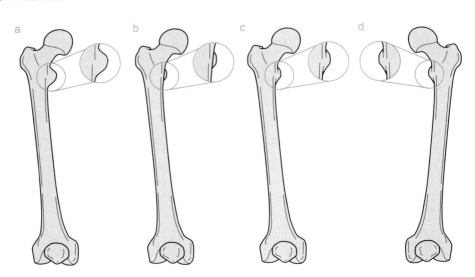

图 10　插入钢板及临时固定（外侧入路病例）

a：插入钢板
b：确认钢板远端的放置位置（前缘在关节软骨边缘靠后 3mm，远端距关节软骨边缘 5 ～ 10mm）
c,d：钢板的安装角度（向后倾斜 10° 左右）
e：临时固定（在直视和透视下确认钢板近端是否位于骨轴上）

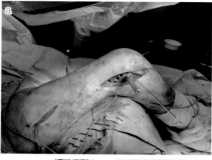
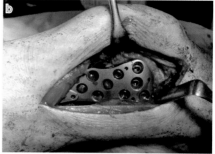

c

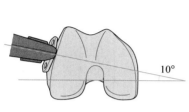

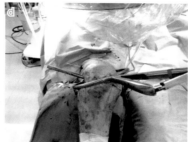
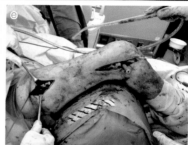

固定钢板

- 从钢板远端开始打入螺钉。在使用 LCP、PERI-LOC 等单轴锁定螺钉的钢板时，如果复位位置和钢板设置位置合适，螺钉将平行膝关节面打入。另外，在使用 AxSOS、NCB 等多轴锁定螺钉的钢板时，要想到前方髁部外侧较高的情况，需要注意不要将螺钉误打入膝关节内。

- 要注意：钢板的安装过于靠近远端，或向后倾斜度大时，远端后方螺钉容易插入到髁间部位。另外，即便是对于体格小的患者，远端后方的螺钉也容易进入髁间部，故使用短的螺钉不打透股骨外髁的内壁。

- 在近端部位，至少将 3 枚锁定钉拧入双皮质中。骨折部位为外翻位时，在骨折部位附近拧入非锁定螺钉作为复位用，再打入锁定螺钉。

一期双板固定（图 11）

- 使骨折部位接触的功能性复位固定很重要，为了减少残留间隙并获得内侧的骨性接触，允许缩短 1 ～ 2cm 左右。但是，在高龄者中，伴随高度粉碎的内侧缺损的病例较多，另外，人工全膝关节置换术（total knee arthroplasty，TKA）假体周围骨折的髁部骨质非常脆弱的情况也比较多[3]，这时，在可接受的缩短范围内很难获得功能性复位。另外，有间隙残存时，有时难以获得初期稳定，因此术中有必要确认能够获得多大程度的稳定性。

图 11　一期双板固定

a：关节内切开
b：安装外板
c：外翻压力测试
d：内翻压力测试
e：双板固定
f：术前单纯 X 线片（正位、侧位）
g：术后单纯 X 线片（正位、侧位）

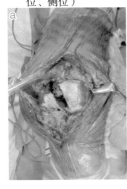
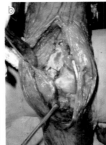
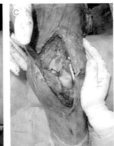
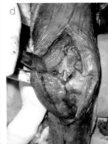
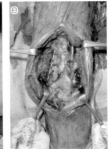
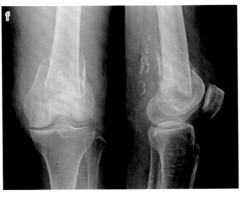
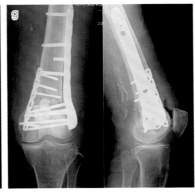

- 笔者在安装外侧板后，在术中进行外翻压力测试，内侧骨皮质的缺口变化为 10° 左右（约 5mm）时，追加内侧板，进行双板固定。采用外侧入路时，在透视下进行压力测试，另外，在髌旁入路时，用肉眼观察确认并进行判断。特别是对于伴有粉碎的 C2 型、C3 型和 TKA 周边骨折，应尽可能进行双板固定。

成功的秘诀　掌握手术的要点

①采取膝关节屈曲位复位。

②保留软组织（可能的话，选择 MIPO 法）。

③获得内侧骨性接触。

④合适的钢板安装。

⑤注意螺钉打入方向和长度（尤其是钢板远端螺钉的前后方向）。

⑥对于内侧骨皮质缺损病例和粉碎性骨折病例，术中要进行外翻压力测试，如果发现有 10° 以上的活动度，要进行双板固定。

经验
分享　关注骨愈合

▶ 由于锁定板具有很高的初期稳定性，因此即使在骨愈合不完全的状态下也可以长期保持复位位置，但有时也会引起延迟愈合和假关节。

▶ 术后2～3个月时，有必要在注意负重的同时，参考骨痂形成等情况，应重点关注是否有骨愈合的倾向。

🛈 要点　人工关节翻修

● TKA周围骨折中，从假体近端到远端的骨折（组件内骨折），或者伴有假体松动的骨折，需要制定包括人工关节翻修在内的手术方案。

术后

术后康复

● 不需要外固定，手术第2天开始在可以忍受的疼痛范围内进行膝关节活动度训练。

● 开始负荷时，要考虑骨折类型和术中固定的牢固性、骨痂形成状况。一般来说，从术后4～6周开始部分负重，以8～12周后完全负重为目标。

并发症的处理

● 骨不愈合的诊断（术后2～3个月综合判断以下情况）

● 延迟愈合风险高的骨折：开放性骨折，内侧骨皮质缺损，粉碎性骨折
● 临床表现：负重时疼痛
● 影像检查结果
　　X线：内侧的外骨痂形成不良，透视下内外抗应力摄影，进行负重时和非负重时的比较
　　CT：MPR

● 骨不愈合的治疗（二期双板[4]：图12）

● 肥大性骨不连（Hypertrophic nonunion）情况下，增加内侧锁定板。
● 萎缩性骨不连（Atrophic nonunion）的情况下，增加自体骨移植和内侧锁定板。

图 12　二期双板固定病例

a：术前单纯 X 线影像

b：术前 3D-CT

c：术后单纯 X 线影像（多发外伤患者，考虑到手术创伤，只使用外侧钢板）

d：术后 2 个月时（透视下外翻压力测试显示有 10° 以上的活动度，绿圈）

e：再次手术时（增加内侧钢板）

f：再次手术后 5 个月（骨愈合）

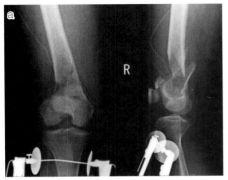
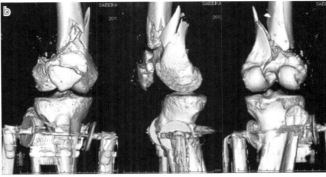
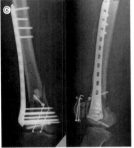
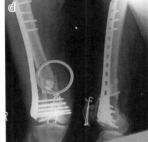
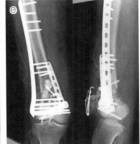
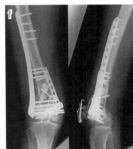

● 加快骨愈合的方法

- 特别是对于延迟愈合风险高的骨折患者，最好采用低功率超声波脉冲疗法（LIPUS）并使用甲状旁腺激素（PTH）制剂。

❗ 要点　骨不愈合

- 注意骨不愈合情况，观察病程（尤其是开放性骨折等高危患者）。
- 当存在骨不愈合时，要判断其原因是不稳定性引起的还是缺乏生物学活性引起的，根据是哪一种原因，采用增加钢板或骨移植等二期手术。

◆ **文献** ◆

[1]Krettek Ch, Miclau T, et al. Intraoperative control of axes, rotation and length in femoral and tibial fractures. Injury 1998；29：29-39.

[2]野田知之，尾﨑敏文. 大腿骨遠位部骨折−ロッキングプレートの適応と問題点−. 関節外科 2010；29：49-57.

[3]大塚　誠. 大腿骨遠位部骨折（プレート固定）. MB Orthop 2013；26：93-103.

[4]堤　康次郎，ほか. 大腿骨遠位部粉砕骨折に対する二期的ダブルロッキングプレート固定の治療経験. 骨折 2015；37：789-92.

第5篇

其他手术

第 1 章　透析患者破坏性脊柱关节病手术

JCHO九州病院骨外科　**土屋邦喜**

摘要

- 血液透析（hemodialysis，HD）患者的骨质病变，除骨质疏松之外还有骨质弹性消失等异常改变。
- HD患者骨与软组织异常大致可分为破坏样变和沉积样变，须根据不同病变制定相应手术策略。
- 在实际的手术中将出血及骨和软组织损伤控制在最小限度十分重要。在减压时应仔细保护正常组织，在控制出血的同时对神经周围组织进行充分减压。
- 在进行融合固定术时由于骨愈合需要时间，骨质疏松容易出现内固定松动，在需要融合固定的节段尽可能准确置钉，以获得牢固固定。
- 在确定脊柱固定范围时需考虑邻椎病发生的可能性。

HD 患者骨质疏松症的病因

- 包括 HD 在内的慢性肾功能衰竭（chronic kidney disease，CKD）患者中，骨质疏松症发生率较高[1]，而骨质疏松症患者中 CKD 的比例也较高，因此肾功能衰竭明显是骨质疏松症的危险因素。
- CKD 患者骨质疏松的主要原因是维生素 D 生成活化障碍伴随钙摄取吸收障碍、继发性甲状旁腺功能亢进症等。
- 有报告显示，在 CKD 5 期和 HD 5D 期患者中，即使骨密度下降不多，骨折风险仍较高[2]。这是因为 HD 患者的骨强度下降，仅靠骨密度难以评估所有风险因素，也就是说，HD 患者骨质疏松除了有上述机制的骨转换异常外，还有骨基质变化（氧化、糖化等）异常。在组织学上，HD 患者的骨骼存在 AGE 交联 * 显著增加，成骨率、钙化速度下降，这都会使骨脆性增加[3]。
- 骨质量下降影响临床手术效果，对 HD 患者进行手术需要对其骨质进行评估，并针对性改善骨质。

● 破坏性脊柱关节病的流行病学和诊断

- HD 患者的病程越长，骨破坏发生率越高。病变从韧带、关节囊附着部的炎性变化（enthesopathy；止点末端病）开始，继而产生累及关节面的侵蚀性破坏。根据 Kuntz 等[4] 的报告，称其为破坏性脊柱关节病（destructive spondyloarthropathy，DSA）。韧带组织因炎症而变得脆弱，附着部发生浸润性病变失去其支持性，从而引起不稳。DSA 发生率通常随透析史病程延长而升高，好发于颈椎。X 线分型普遍使用圆尾的分型方法[5]（图 1）。

- 除破坏性脊柱关节病外，还报道有淀粉样蛋白沉积的组织增生和软组织钙化。脊柱病变除黄韧带和硬膜外淀粉样蛋白沉积症（extradural amyloid deposition，EAD*）外，还有学者报告了韧带增生肥厚引起的椎管狭窄，但在这些病症中，不稳定性多为轻度。

图 1　颈椎中的破坏性改变
a：1 期：椎体边缘的轻微侵蚀性破坏（箭头）
b：2 期：椎间隙狭窄
c：3 期 A 型：椎体后凸畸形
d：3 期 B 型：椎体明显滑移

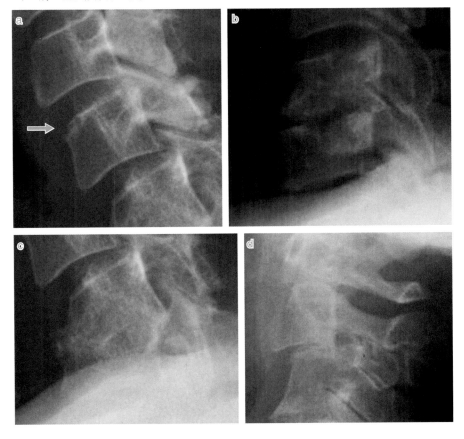

术语解释
▶ AGE 交联：终末糖化产物（advanced glycation endproducts）的胶原交联。
▶ EAD：黄韧带和硬膜外腔淀粉样蛋白沉积的病症。

血液透析患者脊柱病变的特征和手术适应证

- 脊柱破坏性改变多见于颈椎，其中多发生于中下位颈椎。颈椎因破坏继发脊髓病变时，自愈的可能性很小，大多需要手术。另外，其他手术适应证还包括脊柱不稳伴难以忍受的疼痛、脊柱破坏性变化急速进展等。

- 腰椎椎管狭窄症是主要的手术适应证。需要注意的是，多数患者为缓慢发展，但也有部分患者的病变进展以数月为单位。

- 椎体纵向骨折伴脊柱不稳发生瘫痪的病例（图 2，3）。已经出现脊柱不稳时，会伴有椎间关节破坏、终板破坏等情况，单纯减压极有可能会加重脊柱畸形，因此通常需要进行融合固定手术（图 4）。

- 韧带增生肥厚伴淀粉沉积样病变患者多数可通过单纯减压来应对解决。黄韧带和硬膜外淀粉样蛋白沉积症（EAD）的磁共振表现见图 5。

图 2 51 岁，男性，HD 26 年

a：L3 椎体骨折（箭头）。
b：后凸畸形，表现为明显的不稳定性。
c：CT 显示 L3 椎体纵向骨折（箭头）。

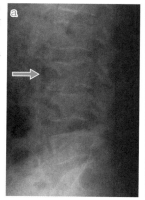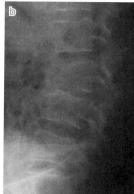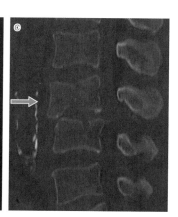

图 3 L2 ～ 5 腰椎后侧固定术（与图 2 为相同病例）

a，b：手术后不久。
c：术后 3 年。骨折椎体（箭头）获得骨性愈合。

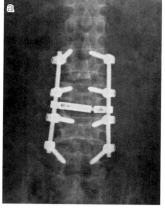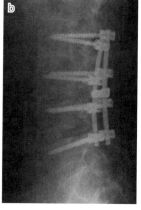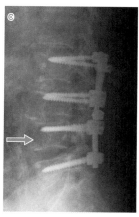

图 4　64 岁，男性，HD 25 年

a：L4/5 侧弯滑移（箭头）；

b：L4/5 后凸畸形（箭头）；

c：椎体终板病变和椎间盘突出。这是融合固定术的绝对适应证。

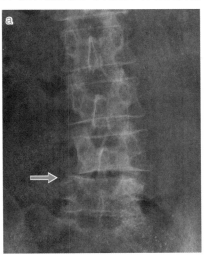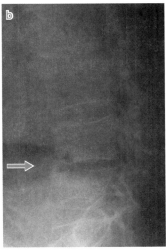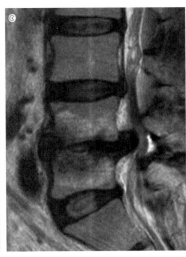

图 5　58 岁，男性，HD 33 年，韧带肥厚的病例

a：单纯 X 线片中未见破坏性变化。

b：MRI 中，发现包括颈椎管在内出现韧带增生肥厚和严重的颈椎椎管狭窄（箭头）。

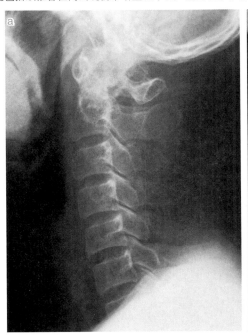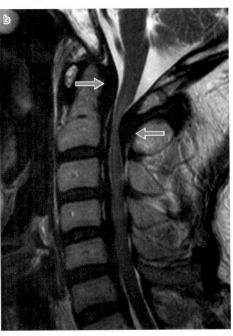

- 在 X 线影像中，除了可以评估退变、骨质破坏的程度外，还可以对脊柱整体力线和稳定性进行判断。即使未见明显骨破坏，也有必要判断其潜在不稳定性，必要时进行动力位 X 线片检查（图 6）。
- MRI 中要注意神经压迫的程度、椎体终板信号改变、椎间关节侵蚀破坏和黄韧带部分断裂等影像学表现。典型的破坏性脊柱关节病在 T1、T2 中多为低信号，这是与炎症相鉴别的影像学依据（图 7，8）。
- 在 HD 中，需要注意椎动脉的走行异常引起的椎弓根形态改变，导致其直径变窄。另外很多病例合并高跨椎动脉（high riding，VA），在计划需使用颈椎椎弓根螺钉（pedicle screw，PS）时，术前需进行椎动脉 CT 造影（CTA），以获得椎动脉的影像信息（图 9）。
- 其他临床检查方面，除骨密度检查外，还可检查血同型半胱氨酸浓度、戊糖素浓度（反映 AGE 交联）等骨质标志物。
- HD 患者因冠状动脉狭窄并发率高，需要特别注意全身状态，术前必须进行心脏超声检查。

图 6　51 岁，男性，HD 26 年

a，b：脊髓造影发现 L4/5 腰椎管严重狭窄。中立位脊柱序列较正常。
c：动力位 X 线片发现明显的脊柱不稳，实施了融合固定术（箭头）。

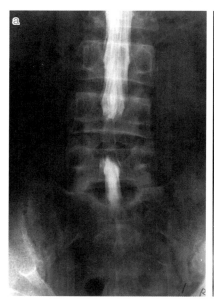
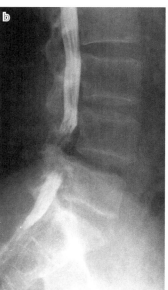
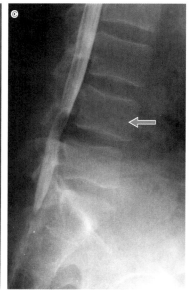

图7 71岁，女性，HD 11年

a：脊柱侧弯及 L2/3 处椎体终板严重变形。

b，c：MRI 中，L2/3、L4/5 的病变均在 T1、T2 呈低信号。

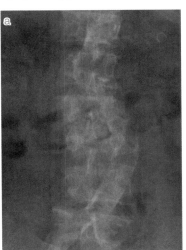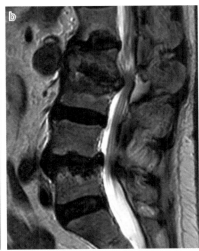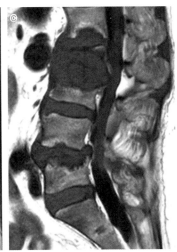

图8 60岁，女性，HD 15年

a：通过 X 线影像显示的明显滑移，提示是椎间关节破坏。

b：MRI 显示，L4/5 椎间关节破坏，同时黄韧带断裂，单纯减压术难以解决，实施了 L4/5 融合固定术。

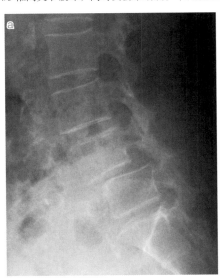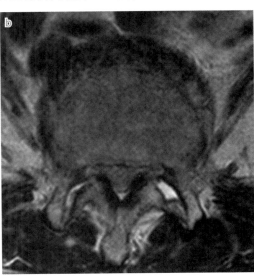

图 9　77 岁，男性，HD 6 年，侧弯伴后凸畸形

a：单纯 X 线显示后凸畸形。

b：CTA 冠状面重建时发现右 C4/5（箭头）水平椎动脉走行异常。

c：3D CTA 清晰地显示右椎动脉迂曲（箭头）。放置椎弓根螺钉时需要注意。

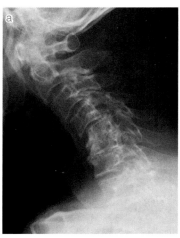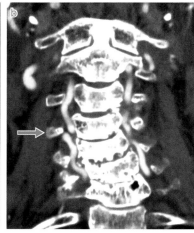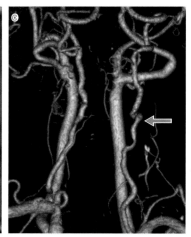

术前准备

- 术前无需特别准备，需要充分注意出血问题。准备好可吸收的局部止血药。

- 因为有可能使用血浆制剂以维持血压，所以术前必须签署输血同意。

手术方式选择

- 对 HD 脊椎病的手术术式的选择要点：根据主病变责任椎的稳定性，来考虑是选择减压还是融合固定，并根据病变节段进展可能性大小来判断手术范围。对于 HD 脊柱病，笔者将其分为 3 类进行处理。

- 脊柱稳定或轻度不稳和沉积性病变患者，即使是 HD，也可以只用单纯减压或并用植骨术，但重要的是避免遗漏椎体终板和椎间关节的轻微病变。

- 发生明显滑移的（图 10a，相当于 3 期 B 型）病例，特别是 HD 患者，即使没有发生椎体终板变化，通常也存在椎间关节病变，考虑进行固定手术。发生后凸畸形的患者（图 10b，相当于 3 期 A 型），只进行减压术会导致脊柱畸形的程度增加，因此颈椎、腰椎后凸畸形是融合固定术的绝对适应证，冠状位畸形（侧弯）也按照后凸畸形类别进行处理。

- 手术入路基本上都选择后路手术。这是因为在使用自体骨移植的颈椎前路融合固定病例中，会出现高比例的矫正失败（图 11）。

- HD 颈椎多有侧块（lateral mass）破坏和骨质疏松，需要注意侧块螺钉技术（lateral mass screw，LMS）的运用。PS 对于存在颈椎侧块病变患者来说是最后选择的固定螺钉，在 HD 颈椎中也有良好的效果。

- 笔者尽可能在后路融合固定的头钉和尾钉使用 PS，在已经出现后凸畸形或前方支撑不足的情况下使用全椎弓根螺钉技术（all PS construct），但前方支撑存在时，也可与 LMS 等混用（图 12）。
- 黄韧带和硬膜外淀粉样蛋白沉积症（EAD）大多可以通过单纯减压术解决，效果也很好，但如果神经组织（硬膜和神经根）周围出现钙化，必须进行彻底的减压（图 13）。
- 椎间孔镜手术在保留软组织方面有很大优势。

图 10　融合固定术适应证病例

a：57 岁，女性，HD 25 年。可见 C4/5 滑移（箭头）。

b：51 岁，女性，HD 33 年。可见 C5/6 明显滑移伴后凸畸形（箭头）。

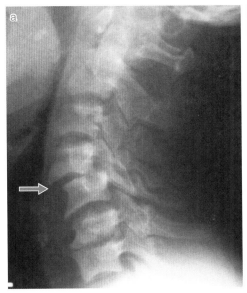
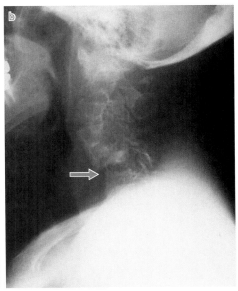

图 11　60 岁，女性，HD 22 年

a：C4/5 有轻度滑移，但破坏性变化较少。

b：行 C4 ～ 6 前路融合固定术。

c：术后半年发现矫正失败。

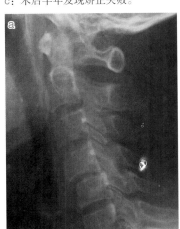
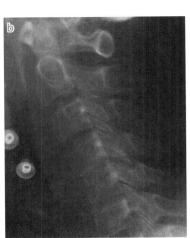
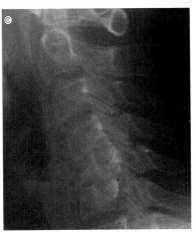

图 12　79 岁，女性，HD 26 年

a：C5/6 局部后凸畸形，伴有滑移。

b，c：C4 ～ 7，脊柱后路置入椎弓根螺钉。

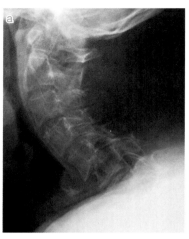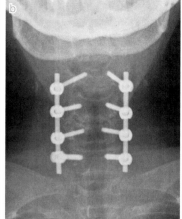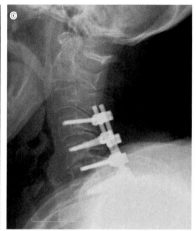

图 13　70 岁，男性，HD
43 年

a：椎弓根成形术后 17 年，未
　见破坏性变化。

b：除了中下位颈椎管狭窄外，
　还在寰枢椎发现了假瘤以
　及椎板间韧带钙化增生。

c：在寰枢椎（C1/2）椎板间
　可见韧带钙化增生。

d：减压术后，脊髓压迫被解
　除。

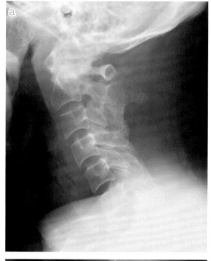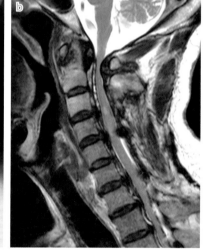

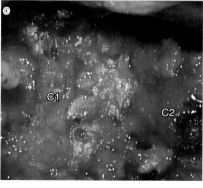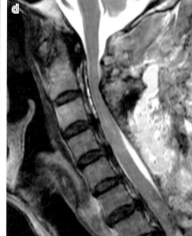

术中

- 行减压术时，如果行骨切除时造成了过度的骨与软组织损伤，会增加脊柱不稳的可能性，实施手术时需注意。
- 当冠状面发生脊柱侧弯时，单纯减压术加重畸形的可能性很高，因此必要时考虑进行融合固定术（图 14）。

出血控制

- 在实际手术操作中，包括淀粉样蛋白组织在内的软组织常常容易出血，因此，HD 脊椎手术中，与肾功能正常者相比，出血量容易增多。
- 在椎间关节等处沉积的淀粉样蛋白组织周边及内部多伴有血管增生，但其不具备正常的动脉结构，难以自然止血。剥离后的组织要切实进行阶段性止血。同时要注意韧带附着部位因炎性改变而变得更容易出血。
- 另外，硬膜外也是特别容易出血的部位。如果患者存在纤维组织增生以及血管化改变明显，必要时使用局部止血剂。局部止血剂一般是片状和棉花状的，但在易出血的 HD 患者脊柱手术中，使用凝胶状胶原蛋白制剂也有效果。

🔵 注意骨脆性

- 骨脆性是 HD 患者最应该关注的问题。放置螺钉时要注意螺钉型号、置钉位置等。
- 脊椎内的骨小梁根据应力分散形成桁架结构。在高龄者和 HD 中，应力传导路径以外的松质骨萎缩明显，固定把持力较差，因此合理的钉道很重要，应充分了解骨的强度分布，将螺钉置于椎体强度高的部位。

图 14　**74 岁，女性，HD 8 年**

a，b：没有发生明显的后凸畸形，但有明显的侧弯。

c：L2 ～ 5 实施后路融合固定。侧弯畸形得到矫正。

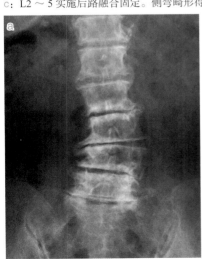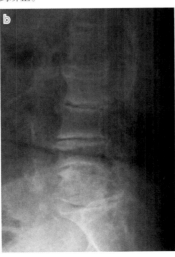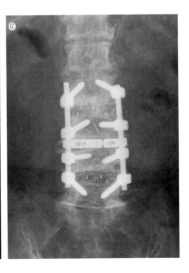

- HD 患者骨组织的弹性正在消失，所以皮质骨和松质骨的边界模糊，另外，由于椎弓根壁薄弱，所以容易发生椎弓根螺钉的松动。

● 制作骨移植受区

- 椎体间融合固定时骨移植受区的制作，对于骨愈合能力差的 HD 患者来说极其重要，在受区骨质薄弱时，应注意避免刮匙等清除操作时引起的终板损伤。
- 另外，当终板破坏较严重时，要仔细研究术前图像，充分注意椎间融合器（cage）的置入位置（图 15）。

图 15　71 岁，女性，HD 14 年

a，b：L3/4 侧方移位和轻度后凸畸形。

c：MRI 观察到明显的终板破坏。

d，e：实施了 L3/4 后路融合固定术。

f：在椎体终板破坏较少的部位放置椎间融合器，在破坏较强的部位填充自体骨。

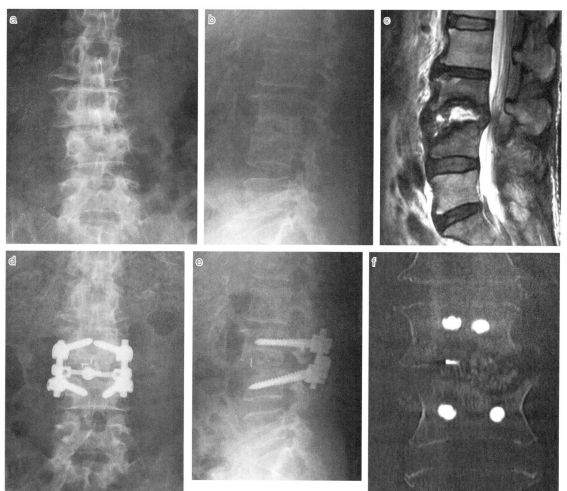

<table>
<tr><td>成功的秘诀</td><td><h1>全身风险的评估和应对</h1></td></tr>
</table>

- 充分评价患者术前的全身状态。如果患者全身状态不好，采取俯卧位有时会引起血压下降，根据情况最好尽早使用升压药物或血液制品（白蛋白、冷冻血浆等），因此提前与患方详细说明。
- 透析通常在前一天进行，但不做连日透析。另外，术中输液特别是俯卧位手术时输入足量液体以补充体液丢失量，目的是为了避免术中俯卧位时低血容量导致血压下降。术后的水分过剩可以通过透析来解决，但是如果术后持续低血压，会导致透析本身变得困难，进而导致全身状态更加恶化。由于低血压会出现血管通路闭塞的风险，因此在术中要检查分流器通畅情况。

手术效果

- 手术后虽然很多 HD 病例的神经症状可以得到改善，但整体改善率不如非 HD 患者。其主要原因可能是由于 HD 患者多伴有关节功能障碍和肌力下降，运动功能难以获得大幅改善。因此关节活动度和肌力训练等术后康复训练也很重要。
- HD 患者骨组织触感很硬，但缺乏弹性，因此容易发生内固定材料松动。必须充分认识到即使在初期固定感觉牢固的情况下也容易发生松动这一特征。
- 本科室对 14 例 HD 颈椎固定术患者随访 2 年以上，发现松动、破损共计 4 例，占 36.4%。另外，在对 50～70 岁年龄段 HD 病例的研究发现，特别是在腰椎多椎间固定方面，虽然临床效果比较良好，但 8 例中有 5 例出现松动，因此为高龄 HD 患者进行腰椎固定术时需要特别注意。
- HD 患者的骨愈合时间与非 HD 相比有所延迟，其原因包括以慢性肾病 - 矿物质和骨代谢异常（CKD-MBD）为基础的骨质疏松、血中同型半胱氨酸增加、AGE 增加、β_2- 微球蛋白单体 AGE 化伴随慢性炎性反应等。我们发现，HD 患者腰椎固定术中采用后路椎体间固定（posterior lumbar interbody fusion，PLIF）的骨愈合率明显高于后外侧固定（posterolateral fusion，PLF），对于力学负荷大的腰椎，最好并用椎体融合固定。
- 病例回顾性分析发现，腰椎椎体间融合固定骨愈合率为 86.1%，颈椎后方融合固定术骨愈合率为 87.5%，但很多报道称，HD 患者与肾功能健康者相比，骨愈合率较低。

经验分享 **早期邻椎病**

▶ 实施融合固定术时，必须充分注意手术融合节段头侧或尾侧椎体发生邻椎病的可能性。

▶ 笔者对47例腰椎融合固定手术病例进行研究分析发现，其中5例（10.6%）发生邻椎病。1例在术后1年内发生，4例在术后5年内发生。特别是在多节段椎体融合术时更需注意术后早期邻椎病的发生。

▶ 久野木等报告，通过减少刚性的动态固定融合（dynamization PLIF），可降低邻椎病发病率。通常在上肢外展位进行俯卧位腰椎手术，还要留意血透血管通路分流闭塞的情况。如前所述，在维持血压的同时，适时确认血流分流状态。

术后

- 术后 HD 患者的非阻塞性肠系膜缺血（nonocclusive mesenteric infarction，NOMI）的发生率明显较高，术后如果 HD 患者出现腹痛，应密切关注。

- 有出血倾向的 HD 患者术后也需要注意血肿，通常第 2 天进行透析，使用抗凝药，因此比平常更容易发生血肿。在透析期间及前后 2 小时应避免拔除引流管。

- HD 患者容易发生感染，感染风险是肾功能健全者的 10 倍左右。HD 患者平时发热的情况也比较多见，需要注意评估发热原因，结合局部情况和影像学检查综合判断。

- 我院数据显示，250 例透析患者的脊椎手术中，围手术期（术后 3 天内）死亡 1 例（0.4%）。考虑到 HD 患者的全身性问题，我们认为这并不是一个很高的数字，但是即使是微创手术也需要注意。

- 术后针对骨质疏松进行药物治疗，但能用于 HD 患者的抗骨质疏松症治疗的可选择药物有限。笔者认为选择性雌激素受体调节剂（selective estrogen receptor modulator，SERM）相对安全。地舒单抗等抗 RANKL 单克隆抗体在包括 HD 在内的肾功能不全患者的体内药代动力学已有所研究，因此可作为一个用药选择。

小结和未来展望

- HD 患者的骨与软组织均极其容易受损。在实际手术中除了充分的术前计划和术中精细的出血控制外，对骨组织（特别是椎间关节和椎体终板）和软组织的保护也是很重要的。

- 虽然 HD 患者可使用的药物有限，但仍须重视骨质疏松症的治疗。正确置钉和良好的植骨区准备是成功的要点。

◆文献◆

[1]Ott SM. Bone density in patients with chronic kidney disease stages 4-5. Nephrology 2009 ; 14 : 395-403.

[2]Miller PD. Bone disease in CKD : a focus on osteoporosis diagnosis and management. Am J Kidney Dis 2014 ; 64 : 290-304.

[3]Mitome J, Yamamoto H, Saito M, et al. Nonenzymatic cross-linking pentosidine increase in bone collagen and are associated with disorders of bone

mineralization in dialysis patients. Calcif Tissue Int 2011 ; 88 : 521-9.

[4]Kuntz D, Naveau B, Bardin T, et al. Destructive spondylarthropathy in hemodialyzed patients. A new syndrome. Arthritis Rheum 1984 ; 27 : 369-75.

[5]圓尾宗司, 谷口　睦, 大塚誠治. 破壊性脊椎症の病態と予後. 脊椎脊髄ジャーナル 1997 ; 10 : 1065-70.

第2章 骨质疏松性骨折的环形外固定术（包括假体周围骨折）

秋田大学大学院医学系研究科骨外科 **野坂光司，岛田洋一**

摘要

- 因骨强度显著下降引起的骨质疏松性老年下肢脆性骨折近年来有增无减。
- 用内固定治疗老年骨质疏松性膝关节周围骨折、踝关节周围骨折时，术后不能马上负重，容易导致关节废用加剧。
- 环形外固定治疗老年骨质疏松性骨折可获得牢固固定，手术后不久即可进行负重步行训练。

术前

内固定和环形外固定的比较

- 随着超高龄社会的到来，骨质疏松症患者脆性骨折的数量有增无减。目前治疗骨折的内固定材料发展迅速，强度强且薄的锁定钢板、允许骨间微动（micromotion）的远端锁定（far cortical locking）钢板，以及可以放置多个远端螺钉的髓内钉都是非常好的内固定材料。

- 但是，再好的内固定材料，也很难让患有骨质疏松症的膝、踝关节周围骨折的老年患者从术后第 2 天开始行走。

- 用多向横穿钢针固定骨折部位的环形外固定架，虽然对患者来说有"笨重不适"的缺点，但因其具有牢固的固定作用，手术后可立即进行全负荷步行训练（图 1），这是无可替代的优点。

- 骨质疏松脆性骨折治疗时要考虑手术的微创化、缩短治疗时间、早期康复训练等，因此，有必要根据每位骨折患者的软组织状态和骨强度量身定制治疗策略。例如，骨质疏松性股骨近端骨折通过人工股骨头置换术或者几乎所有的骨折复位内固定术，手术第 2 天即允许全负重步行训练。与此相对，骨质疏松性膝关节及踝关节周围骨折术后需要术后 4 ～ 6 周的免负重期。因此，股骨近端骨折患者更有可能进行早期康复治疗。

- 包括股骨远端骨折在内的膝关节周围骨质疏松脆性骨折中，特别是近几年呈增加趋势的假体周围骨折（人工膝关节周围骨折）和踝关节周围骨折（包括 Pilon 骨折），通过使用环形外固定，手术后可立刻进行负重步行训练。

手术适应证

- 与内固定相比，环形外固定相对较好的适应证包括以下 3 种：
  ①开放性骨折及软组织条件差的非开放性骨折（图 2）。
  ②重度骨质疏松，普通内固定材料无法牢靠固定的脆性骨折。
  ③严重粉碎性骨折，皮肤及皮下组织较薄弱的关节附近骨折。

图 1　伴有骨质疏松的骨折患者

70 多岁，男性。
a：术后不久进行全负
重步行训练的情景。
b～d：CT 影像。AO43
C3。矢状位（b），冠
状位（c），横断位（d）。
e：术后 X 线正位像
f：术后 X 线侧位像

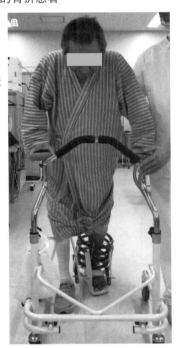
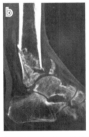
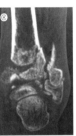
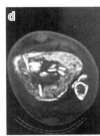
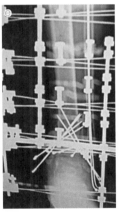
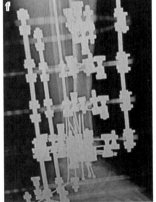

图 2　老年人的软组织

老年人踝关节周围皮肤薄而脆，因此发生扭
伤等轻微外伤时，软组织也容易受伤。

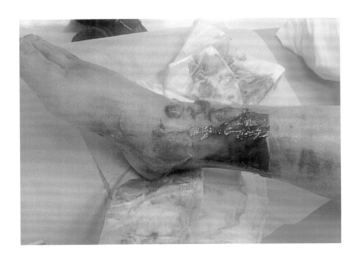

第5篇

其他

第 2 章　骨质疏松性骨折的环形外固定术（包括假体周围骨折）

207

必要的检查和重要的影像学检查

- 做 X 线和 CT 检查。特别是对于踝关节还要进行健侧的 X 线摄影，了解每个病例正常的踝关节形态。
- 利用 CT 的冠状位、矢状位影像测算骨片与关节面的距离，确定最终环的固定位置。另外，利用 CT 横断位影像掌握粉碎骨块的形态，确定能获得更牢固固定的钢针进针方向。
- 组装环形外固定前方构架时，通过 CT 横断位影像掌握粉碎骨块的位置，避免在理想进针方向上设置连杆。另外，在前方有可能需要使用小切口进行骨块复位时，应避免在切口正上方设置连杆（如果前方骨折粉碎，为了使切开复位操作方便，避免在切口正上方设置连杆，图 3 ）。

术前准备

● 提前准备环形外固定架

- 全身麻醉，或在下肢超声引导阻滞麻醉（患者清醒）条件下进行，手术时间尽可能短。缩短手术时间可以减轻患者全身的负担，进而减轻局部负担，特别是手术伤口的负担。
- 闭合复位手术时，无须使用止血带，对软组织也没有影响。但如果尝试闭合复位困难，复位后骨折端存在对位对线不良时，或需要复位关节面骨块时，由于需要切开复位，在抬高患肢后再使用止血带。

图 3　提前准备环形外固定架

a：前方粉碎性骨折，为方便前路切开复位，不要将连杆立在切口正上方。

b：复位，闭合创口后，将环降到合适的位置，并添加连杆。

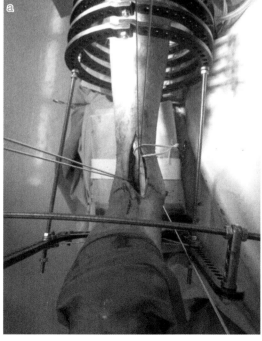
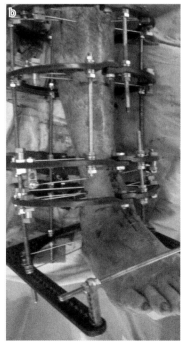

208

- 复位，关闭切口后，松开止血带，然后追加稳定已复位关节面的横穿钢针。为了缩短手术时间，术前提前评估影像图片。另外，大腿软组织肥厚，放置环时应避免与软组织直接接触。如果可能，术前通过患肢情况提前进行确认（图4）。

- 由于每个病例的骨折类型、软组织的状态各不相同，组装环时，钢针钉道的位置、皮肤切口的位置也会不同，所以外固定架的组合方式也要根据病例的情况而改变。

- 术前通过影像评估判断存在难以复位的骨块时，由于需要使用骨剥、骨凿等器械对其进行复位操作，所以在设置连杆时尽可能预留足够大的操作空间，再组装环形外固定架。此外，当需要使用局部负压封闭引流装置治疗软组织损伤时，注意在其周围留出较大的空间（图5）。

● 不同高度的固定螺母

- 为了固定疏松的骨骼，需要从同一环横穿多根钢针。由于钢针相邻，同样高度的普通螺母相邻，扳手难以进入操作，因此需准备不同高度的固定螺母，这样即使固定螺栓相邻，也能使用扳手拧紧（图6）。

图4 环形外固定架在大腿上的应用

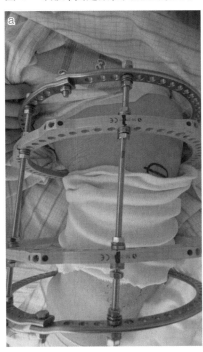
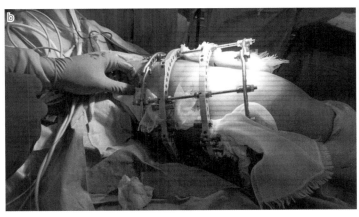

a：大腿软组织较厚，需要小心翼翼，避免环与软组织直接接触，所以如果可能的话，预先通过患肢确认后再进行灭菌。

b：提前准备确认后灭菌的环，在手术操作中可以直接使用。

图 5　针对软组织损伤安装局部负压封闭引流装置

注意要确保受损区域周围预留有足够的操作空间。

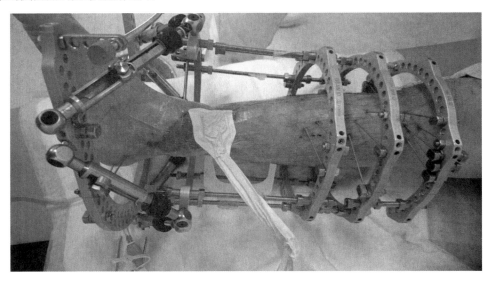

图 6　固定螺母

a：固定螺母的高度不同，固定螺栓相邻时也可以用扳手拧紧。

b：同样高度的螺母相邻，扳手难以进入。

c：使用不同高度的固定螺母。

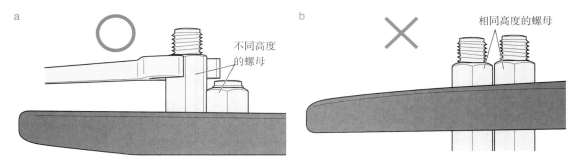

a

b

不同高度
的螺母

相同高度的螺母

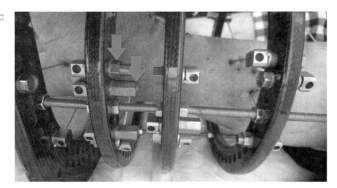

c

术中

手术体位

- 股骨远端骨折行复位固定术时，多采用仰卧位。
- 在患侧臀下放置一个高约 8cm 的软垫，使患肢处于旋转中立位。另外，在两侧设置胸部支撑架，倾斜手术台时，患者的身体不会发生坠床。通过调整手术台的倾斜度而不是直接移动患肢，使患肢处于钢针容易刺入的状态。这样复位后，即使在不那么牢固的状态下临时固定的骨折部位也不易发生移位。
- 健侧下肢放置软垫，使腓骨头不受压迫（这样不会造成腓总神经麻痹）。
- 用固定带固定健侧下肢，以免其从手术台上掉落。特别是在骨折移位、缩短明显的病例中，需要在牵引下通过韧带的作用进行整复术（ligamentotaxis）（图 7），因此需要与麻醉科医师、巡回人员全面合作。
- 术中影像设备全部设置在健侧。从头侧开始依次是监视器和 C 臂（图 8）。手术台最大限度地移动到尾侧。

图 7　踝关节周围骨折 MATIDA 法的实际操作
术者像拔河一样牵引脚环，第一助手用力地反向拉。第二助手要在复位成功后迅速拧紧螺母。

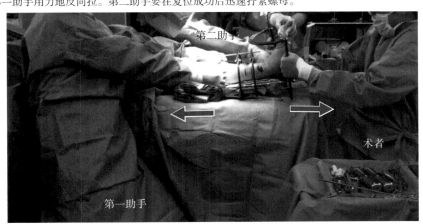

图 8　设置影像设备
影像设备全部设置在健侧。从头侧开始依次是监视器、C 臂。由于环形外固定手术的透视次数非常多，手术者应尽量将肢体放置在不需要调整就可以透视的位置。

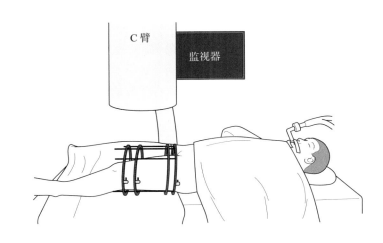

- 固定钢针时，助手移动到健侧，C 臂则移向头侧，以利于助手和 C 臂的位置顺畅交换。
- 术者在患肢外侧和脚侧来回移动。助手在贯穿钢针固定时站在健侧。

 要点 **充电式电动螺丝刀准备**

- 老年人骨质疏松性骨折要穿入15 ～ 20根贯穿钢针，因此最好使用充电式电动螺丝刀，处理方便，也能缩短手术时间。

踝关节周围骨折（包括 Pilon 骨折）

- 在骨质疏松症性骨折中，踝关节周围骨折也属于最能发挥环形外固定优势的骨折。
- 近年低能量外伤引起的高龄骨质疏松脆性 Pilon 骨折，通过采用 MATIDA 法 *（Multidirectional Ankle Traction using Ilizarov external fixator with Long rod and Distraction Arthroplasty in Pilon fracture[1]），无需对骨折部周围的软组织进行剥离操作即可进行复位固定。因此，骨折端周围血供不受破坏，利于骨折愈合。此外，还可以使用可调节连杆通过内旋和外旋操作进行复位（图 9）。
- 另外，如果站立位 X 线片上胫距关节间隙显示大于 5.8mm，则患者在全负重时胫骨和距骨也不会接触。即使是关节内骨折，由于踝关节是在牵引状态下固定的，在手术后可立即进行全负荷步行训练，不会造成矫正丢失（图 1）。

膝关节周围骨折

● 胫骨近端骨折

- 膝关节周围骨折，可以通过韧带牵引术进行闭合复位。如果是重度骨质疏松症患者，术后 2 ～ 4 周内通过临时使用用于韧带持续牵引的关节交联固定环（图 10），这样即使是关节内骨折也可以从手术后第 2 天开始全负重活动。这种关节交联固定环的优势是不仅可以预防关节废用，还可以预防骨质疏松老年人的骨萎缩加剧。
- 进行这种膝关节交联固定的患者在术后 2 ～ 4 周期间不能进行膝关节的活动度训练，但要积极进行站立训练、步行训练，给骨骼施加机械应力，促进骨的形成。
- 在去除交联关节的固定环后，迅速开始关节屈伸活动度训练。

术语解释 ▶ MATIDA 法：利用环形外固定，通过多方向的韧带牵引，不用切皮，进行闭合复位固定的方法。

图 9　利用可调节连杆进行牵引操作

a：跖屈
b：背伸
c：外翻
d：内翻
e：外旋
f：内旋

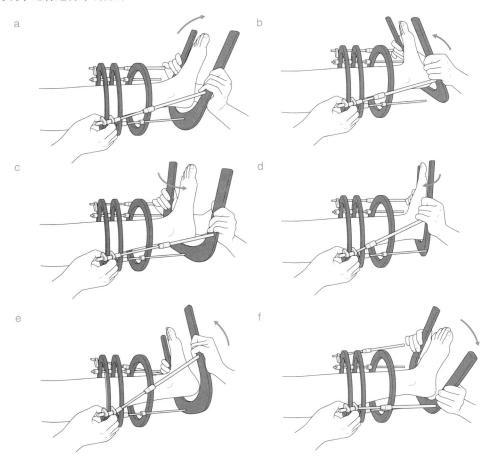

图 10　胫骨平台骨折

70 多岁，男性。

a：使用关节交联固定环（箭头）进行暂时固定，用于韧带牵引。

b，c：3D-CT

d：术后 X 线正位影像

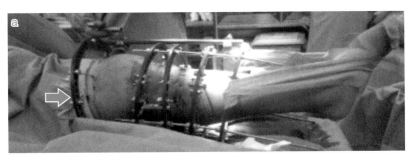

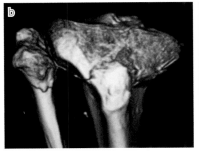
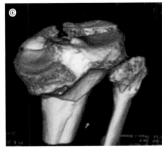
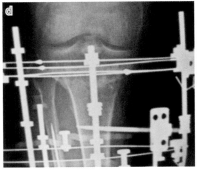

● 股骨远端骨折

- 关节外骨折几乎所有情况下都可以利用韧带整复术（ligamentotaxis）进行闭合复位，手术者和助手像拔河一样牵拉外固定环，同时进行正确的复位操作，即可以不用切皮（开刀）就能够复位。

- 而对于关节内骨折，则需切开后直视下复位关节面，关节内骨块用螺钉或克氏针固定后，一次性闭合切口，然后组装环形外固定架获得坚强固定。

假体周围骨折（人工膝关节周围骨折）

- 日本老龄社会的特征之一便是因股骨近端骨折接受人工股骨头置换术以及因骨性关节炎接受人工关节置换术病例越来越多了。假体周围骨折在接受人工关节置换术后较长时间的人群，或人工关节出现松动的人群中非常常见，因此治疗困难。另外，由于老年人内科并发症导致手术风险增大，再置换术创伤大以及假体存在导致内固定困难的情况也不少。

- 伊里扎洛夫外固定接骨术，被称为经皮骨折外固定术（percutaneous osteosynthesis），对于骨折复位无须进行大的切开复位（图 11），较小创伤即可获得坚强的固定。因此即使对于高龄假体周围骨折患者，在早期康复治疗及低创伤性两方面都具明显优势 [2]。

- 虽需要密切关注外固定架钉道感染问题，但是对假体周围骨折采用环形外固定架的针眼部位无须进行特别的处理，可以采用与常规病例相同的清洁处理来应对。

- 假体周围骨折是关节外骨折，不需要进行关节内复位操作，几乎所有病例都可以进行闭合复位固定。因此，也不需要使用止血带，只需在超声引导神经阻滞下就可以完成手术，从手术耐受性方面也有优越性。

❶ 要点　骨质疏松性骨折手术时应注意的问题及技巧

- 环形外固定可以通过多方向固定来提高固定强度。在正常骨骼中，1个环，2根全贯穿针和1根半贯穿针有同等的把持力。

- 在骨质疏松骨骼中，需要注意半针很容易松动（图12）。为了发挥环形外固定的优势，可从多个方向用钢针拉紧钳对多条钢针施加130kg的扭力。

- 对骨质疏松性骨折进行的环形外固定需要佩戴约3个月才能去除外固定。为了使其成为身体的一部分，进针时应让皮肤处在自然紧张状态，避免使钢针针眼部位皮肤受到紧张刺激，进而成为步行时疼痛的原因。

图11　人工膝关节周围骨折

80多岁，女性。由于全麻风险高，采用神经阻滞下环形外固定手术。

a，b：受伤时X线影像

c：未进行切皮，仅靠韧带牵引闭合复位后的外观。

d：术后X线影像。

e，f：术后2.5个月刚拆除外固定时的X线影像。因为不是开放式手术，所以骨痂形成旺盛。

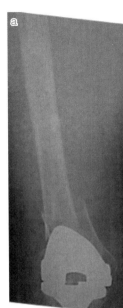
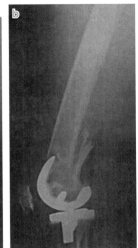
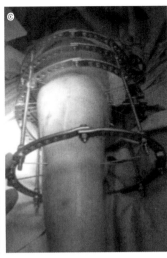
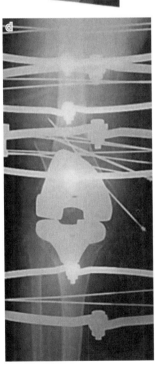
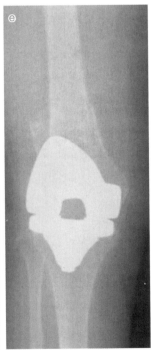
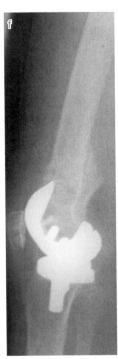

图 12　半针松动脱落病例

80 多岁，男性。因交通事故被送到医院。骨质疏松症未经治疗状态。

a：受伤时 X 线正位影像。小腿开放性骨折。

b：受伤当天 X 线正位影像。用模块化外固定器进行固定。

c：受伤第 2 天 X 线正位影像。骨折近端的半针松动，固定失败。

d：受伤第 2 天，骨折近端的半针松动后的外观。

e：受伤第 2 天 X 线正位影像。骨折近端的半针脱落，转院后，用环形外固定进行固定。

f：受伤第 2 天环形外固定术后的外观。软组织损伤严重，由于骨强度也很脆弱，所以全部用钢针固定。在钢针穿入部位，为了限制皮肤的过度活动，要大量使用海绵压迫固定皮肤。

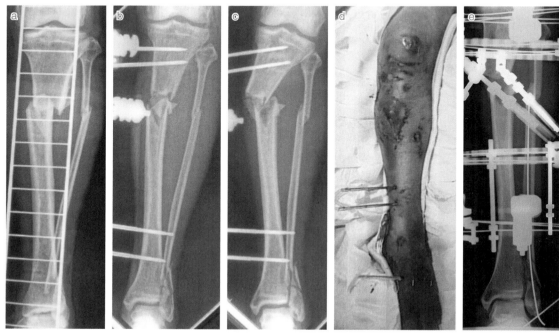

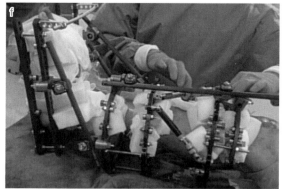

成功的秘诀　管理力度很重要

- 环形外固定的特点是，不仅手术要精准细致，而且手术结束后的管理力度也很重要。
- 手术能力 1/3、护理能力 1/3、康复能力 1/3 加起来，才能治愈难治的病例。主刀医生、护士、理疗师全体人员组成一个团队是成功的关键。

术后

- 需预防高龄患者出现术后肺炎和谵妄、废用综合征。最主要的预防措施是术后立即开始积极的负重步行训练，保持回归社会的热情。
- 即使是关节内骨折，为了能在术后立即下床，可在初期2～4周内使用关节交联固定环跨关节对关节进行牵引，使固定强度能负重活动。

并发症的处理

- 需要彻底的开放式冲洗，以免发生钉道感染（图13）。当出现感染征兆时，应尽早使用抗菌药物，防止感染加重。

加快骨愈合的方法

- 对于未经治疗的重度骨质疏松症病例，给予抗骨质疏松药特立帕肽制剂，作为辅助治疗选择，以促进骨愈合[3]。
- 如果是粉碎性骨折，也可使用低能量超声骨折治疗仪，以促进局部骨形成。
- 做好疼痛控制，使患者佩戴环形外固定架能够负重活动，与康复师合作，积极推进康复训练，通过适当的机械应力促进骨愈合。

图 13 预防钢丝刺入部位感染

a：用市售的口腔清洁用海绵、泡沫肥皂，对钢针穿入部位进行严格清洁。

b：用淋浴器彻底冲洗。

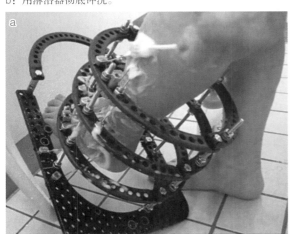
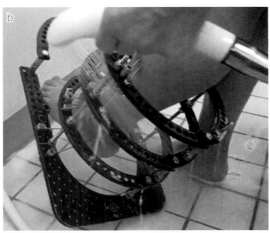

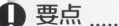

要点 ‧‧‧‧‧‧‧‧‧‧ 关于站立和步行训练

- 在跟骨钢针穿入状态下赤足行走时，由于跟骨刺入部皮肤的微小活动刺激会产生疼痛，因此，可以穿抬高跟骨部的足底矫形器，使负重面从脚后部（跟部）移到脚前中部，这样可使行走变得容易（图14）。

图 14 **足底支具**
抬高跟骨部，使负重面从脚后部
（跟部）移到脚前和中部。

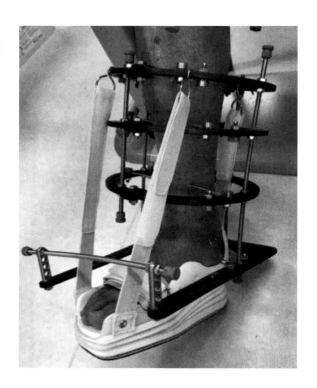

要点 ‧‧‧‧‧‧‧‧‧‧ 拍片体位

- 环形外固定术后的骨折愈合影像学评价也有技巧。这是因为在X线摄影时，作为固定材料的螺栓和螺母会与骨折部位重叠（图1f）。特别是对于关节附近骨折钉道和骨折线接近的病例，有时通常的侧位X线图像无法完全进行评价。因此无需拘泥于标准侧位X线图像，可通过避开固定材料的斜位图像进行评价。
- 另外，通过CT检查评价有时有效，但在钉道和骨折线接近的病例中，由于存在伪影，有时很难进行骨折愈合评价。近年来，也有关于利用综合方法进行骨折愈合评价的有效性报告。

钢针断裂

▶ 患者术后进行积极的负重步行训练，特别是出院回家的病例，其步行数量增加,因此，门诊复查时医生需确认是否存在钢针断裂。但很多时候钢针断裂是由患方发现的，当然也有医生发现并确认的情况。

针眼部位感染

▶ 在近年糖尿病性夏科氏（Chacot）关节相关的骨折病例呈现增加趋势，由于该病存在潜在的周围神经病变，导致患者对疼痛不敏感。患者在出现针眼部位感染时有时并不会感到明显疼痛。因此门诊复诊时需进行血液生化学检查，并通过医生的视诊、触诊确认是否存在容易漏诊的早期感染。

第5篇
其他
第2章 骨质疏松性骨折的环形外固定术（包括假体周围骨折）

◆ 文献 ◆

[1]野坂光司. Ilizarov創外固定によるロングロッドを用いたPilon骨折の閉鎖的整復方法MATILDA法（Multidirectional Ankle Traction using Ilizarov external fixator with Long rod and Distraction Arthroplasty in Pilon fracture)の実際. 整形外科サージカルテクニック 2015；5：440-6.

[2]野坂光司, 宮腰尚久, 島田洋一. 高齢者脆弱性骨折における リング型創外固定. 整形外科サージカルテクニック 2018；8：706-12.

[3]Nozaka K, Shimada Y, Miyakoshi N, et al. Combined effect of teriparatide and low-intensity pulsed ultrasound for nonunion：a case report. BMC Research Notes 2014；7：317.

第 3 章　对伴有骨质疏松症的类风湿关节炎患者进行人工关节以外的手术

庆应义塾大学先进运动系统治疗科　桃原茂樹

摘要

- 当类风湿性关节炎（rheumatoid arthritis，RA）患者对药物治疗等保守治疗产生耐受时，应根据需要进行手术治疗。
- RA 是骨折的独立危险因素，在使用糖皮质激素和高龄的患者中，其风险更高。因此，术前评价、术中细致的手术操作以及术后谨慎的过程观察是很重要的。
- 手术包括滑膜切除术、人工关节置换术、关节成形术、关节固定术等，但滑膜切除术与以前相比，其适用范围变得相当有限。
- 人工膝关节置换术（total knee arthroplasty，TKA）和人工髋关节置换术（total hip arthroplasty，THA）的术后长期治疗效果良好，逐渐被认为是一种可以终生使用的手术方式。另外，适用范围也扩大到膝关节和髋关节以外的关节。
- 手术有绝对和相对的适应证，手术时机很大程度上左右着术后效果，因此需要与其他科室密切合作。

术前

手术适应证

- 询问患者日常生活和工作时的疼痛情况和关节活动受限程度。
- 确认药物治疗和理疗等保守治疗方面是否还有其他选择，另外，如果想进行手术治疗，需明确患者的手术期望值。
- 明确有无 RA 以外的既往病症和现在正在进行治疗的并发症，及其治疗方案。
- 病变关节出现药物无法控制的疼痛，或者关节破坏出现活动障碍，患者通过理疗或矫形器治疗等不能解决时，可根据关节状态考虑进行手术（表 1）。
- 随着甲氨蝶呤（methotrexate，MTX；抗风湿药物）、生物制剂和信号转导 JAK 抑制剂等改善病情的抗风湿药（disease modifying anti-rheumatic drugs，DMARDs）的问世，使 RA 的药物治疗进入了一个新的药物治疗时代。与此同时，一直以来难以治疗的滑膜炎也已经得到有效控制。
- 但是，即使大多数患者的炎症已经得到控制，但在临床仍能经常遇到关节破坏无法抑制的病例，手术治疗仍然是现在必不可少的治疗选

表 1　适合类风湿关节炎的各个部位的手术方式

IP：指间关节
CM：腕掌关节
MTP：掌指关节

上肢	
肩关节	滑膜切除术（镜下），人工肱骨头置换术，人工关节置换术
肘关节	滑膜切除术（镜下，直视下），关节成形术，人工关节置换术
手关节	滑膜切除术（镜下，直视下），关节成形术，关节融合术，人工关节置换术
手指关节	滑膜切除术（直视），关节成形术，人工关节置换术，关节融合术（拇指 IP 关节，CM 关节等）
下肢	
髋关节	关节置换术，关节融合术
膝关节	滑膜切除术（镜下），人工关节置换术
踝关节 （后足部）	滑膜切除术，人工关节置换术（胫距关节） 关节融合术（胫距关节，跟距关节，距舟关节）
足趾关节 （前足部）	骨切除关节成形术，人工关节置换术（姆趾 MTP 关节等），关节融合术（姆趾 MTP 关节） 姆外翻、姆内翻趾骨截骨术、跖骨短缩截骨（Ⅱ～Ⅳ脚趾）等足趾 MTP 关节保留术
脊椎	
颈椎	减压固定术（后路，前路）

择。当患者存在对药物治疗耐受的关节肿胀和无法改善的关节活动障碍时，应选择适合的手术方式。

- 在今后的 RA 治疗中，有必要以药物疗法为中心，手术治疗与理疗一并作为治疗选择。特别是最近，随着 RA 群体病情的稳定，出现了患者逐渐对日常生活活动度（activities of daily living，ADL）提出更高要求的趋势。

- 可预见的未来针对手指和脚趾等小关节的更加细致的手术治疗的需求也会增加。随着药物疗法的进步，人们也在寻求 RA 手术治疗的变化。

❗要点　全身管理

- 需要手术治疗的类风湿关节炎病例多为进展病例，在这种情况下患者多并发呼吸系统疾病和肾功能障碍等其他疾病，需要注意包括围手术期的继续给药和停药等在内的全身管理。

必要的检查和重要的影像学检查

- 血液检查：末梢血液检查（包括白细胞分类、MCV）、血沉、CRP、生化检查（AST，ALT、白蛋白、血糖、Cr、BUN、LDH、ALP、IgG、IgA、IgM）、HBs 抗原、HCV 抗体（在研究 MTX 和免疫抑制药、生物学 DMARDs、JAK 抑制剂处方时，HBs 抗体、HBc 抗体也要进行检测，其中一种呈阳性时追加 HBV DNA 定量检查），另外对于高龄者和有肾功能障碍的患者最好推算肾小球滤过率（eGFR）或测量胱抑素 C，继而根据需要测定类风湿因子、抗 CCP 抗体、MMP-3。

- 尿常规：蛋白、尿糖、尿胆红素、尿沉渣、潜血，视情况检查 NAG、β_2- 微球蛋白。
- 影像学检查：患病关节或脊椎等有症状部位的单纯 X 线影像、CT 影像，并根据病情对患处进行超声或 MRI 检查，了解患处骨、软骨、滑膜病变的情况。另外，作为用于病情评估的图像，为了进行 Sharp 评分，拍摄两侧手足 X 线影像。
- 进行双能 X 线骨密度检查（dual-energy X-ray absorptiometry，DEXA）以检测骨密度。另外根据情况测定以下骨代谢标志物其中一项。
    - ①骨形成标志物
        - BAP（骨碱性磷酸酶）
        - PINP（Ⅰ型前胶原交联 N- 前肽）
    - ②骨吸收标志物
        - 血清 NTX（Ⅰ型胶原交联 N- 末端肽）
        - 血清 CTX（Ⅰ型胶原交联 C- 末端肽）
        - TRACP5b（抗酒石酸酸性磷酸酶）
        - 尿 NTX（Ⅰ型胶原交联 N- 末端肽）
        - 尿 CTX（Ⅰ型胶原交联 C- 末端肽）
        - 尿 DPD（脱氧吡啶啉）
    - ③骨基质相关标志物
        - ucOC（低羧基化骨钙素）
- 呼吸系统相关检查：胸部 X 线（2R），另外，高龄者或合并有间质性肺炎等呼吸系统疾病或既往史时，测定胸部 CT[如有可能最好是高分辨率 CT（high-resolution CT，HRCT）]、SpO_2、KL-6 或 SP-D。另外，作为呼吸系统相关检查，在研究 MTX 和免疫抑制药、生物学 DMARDs、JAK 抑制剂处方时，进行结核菌素反应、QuantiFERON®-TB Gold 或 T-SPOT®TB 检测。

其他应注意的事项

● 关于骨质疏松症

- 炎症状态与骨代谢密切相关，通过骨折风险评估工具（Fracture Risk Assessment Tool，FRAX®）[2]，发现 RA 是骨折风险增加的独立危险因素（图 1）。
- 重度关节炎和慢性劳损引起的活动度相对下降会并发骨质疏松（图 2，3）。相反，在炎症得到充分控制的 RA 病例中，骨吸收状态得到改善。

图 1　FRAX® 骨折风险评估工具 [2]

测评工具

请回答下列问题，以便根据BMD计算10年内发生骨折的概率

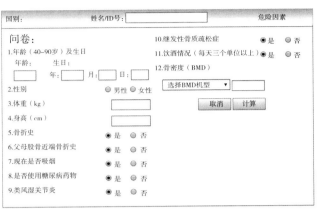

年龄	此模型适用于 40 ～ 90 岁之间的人群。如果输入的年龄小于或大于这个年龄，这个程序将自动按 40 岁或 90 岁进行风险评估。
性别	男性或女性，请做适当的输入。
体重	以千克为单位输入。
身高	以 cm 为单位输入。
骨折史	这里的骨折史是指成年后迄今为止自发产生的骨折，或者是外伤产生的骨折，但如果是健康的人，则不至于达到临床上的骨折。输入 "是" 或 "否"（请参考危险因素说明）。
父母股骨近端骨折史	这里询问的是患者父亲或母亲股骨近端骨折的病史。请输入 "是" 或 "否"。
吸烟现状	根据患者当前是否正在吸烟，输入 "是" 或 "否"（请参考危险因素说明）。
糖皮质激素	如果患者已口服糖皮质激素，或已口服 5mg 以上的泼尼松龙(或等剂量的其他糖皮质激素)超过 3 个月，请输入 "是"（请参考危险因素说明）。
类风湿关节炎	如果患者被确诊为类风湿关节炎,请输入"是",否则,请输入"否"(请参考危险因素说明)。
继发性骨质疏松症	如果患者有与骨质疏松症密切相关的疾病，请输入 "是"。这些疾病包括 1 型糖尿病（胰岛素依赖性糖尿病）、成人成骨不全、长期未治疗的甲状旁腺功能亢进、性功能减退或过早绝经（45 岁以下）、慢性营养不良或吸收不良，或慢性肝病。
饮酒情况（每天至少 3 个单位）	如果患者每天酒精摄入超过 3 个单位，请输入 "是"。酒精摄入量的 1 个单位因国家而异，大约为 8 ～ 10g。这相当于标准酒杯一杯（285ml），蒸馏酒一杯（30ml），一个中等大小的酒杯（120ml）或一个餐前酒（60ml）（请参考危险因素说明）。
骨密度（BMD）	选择骨密度测定仪（DEXA 法）生产厂家，请输入股骨颈骨密度实测值（g/cm^2）。如果不能获得骨密度，请留空（请参考危险因素注释）。

＜危险因素说明＞
骨折史（现有骨折）
关于椎体骨折的病史需要注意的内容：通过 X 线摄影发现的骨折（由形态测量显示的脊椎骨折）将计算在骨折史中。频发的椎体骨折，是特别高的危险因素，但骨折发生风险可能计算少了。对于多发性脊柱骨折，骨折发生的风险也算少了。
吸烟、饮酒、糖皮质激素
这些危险因素取决于其数量。也就是说，摄入量越多，风险就越大，在计算时并未考虑这些，而是以平均摄入量为基础计算出来的。关于摄入量的多少，需要临床上的判断。
类风湿关节炎（RA）
RA 是骨折的危险因素。但是，即使有骨关节炎，也是可以治疗的。因此，即使患者主诉为 "关节炎"，在没有临床诊断或检查数据时，也不能确定为 RA。
骨密度（BMD）
测量部位为股骨颈，采用 DEXA（双能 X 线吸收法）。T值使用以 20 ～ 29 岁女性的 NHANES 标准值为基础。男性也使用相同的绝对值。本模型是以股骨颈部的 BMD 为基准制作的，但对于女性，即使使用全髋关节的 BMD 数据，也可以预测同等风险的骨折。

（引自文献 2）

图 2　患类风湿关节炎 20 年以上，并且长期使用糖皮质激素的病例
70 多岁，女性。胸腰椎椎体压缩明显。

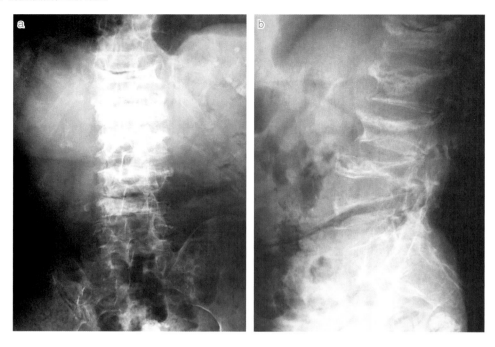

图 2　因药物耐受，长期患病，在肘关节脱位的状态下产生废用性骨萎缩的病例

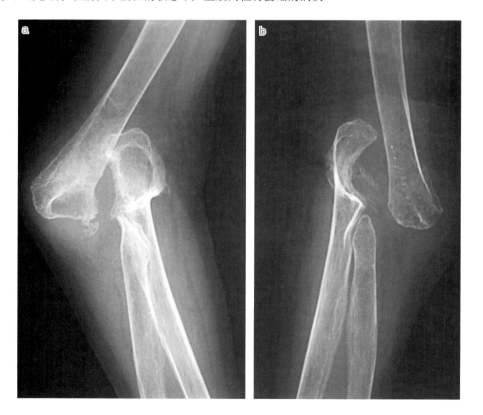

! 要点 .... 使用糖皮质激素

- 使用糖皮质激素是骨质疏松及骨质不良的诱因。最近的研究也报告了RA患者非椎体骨折的风险增加[3]。
- 术中或术后都有可能会发生骨折，特别是老年人需要注意（图4）。

图 4　因残存骨量少而出现松动，同时发生肱骨内上髁骨折（箭头）的病例

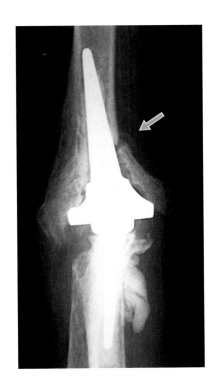

● 围手术期的 RA 治疗

- 经手术治疗的风湿性疾病病例，患病时间长，高龄的病例也不少，开糖皮质激素和各种 DMARDs 处方的情况很多。另外，并发呼吸系统疾病、肾脏疾病、糖尿病的比例也很高，因此，需要充分认识到，在手术时，与骨关节炎病例等相比，手术并发症的风险更高。
- 并发症包括感染和创伤愈合延迟、栓塞，以及 DMARDs 停药引起的复发等。而且，随着各种药物的出现，有必要比以往任何时候都更加注意伤口感染和伤口愈合延迟等问题。

①英国的 BSR（英国风湿病学学会）/BHPR（英国风湿病学卫生专业人员协会）

● 围手术期的传统抗风湿药物（conventional synthetic DMARD，csDMARD）
处方规定：（i）在术前将糖皮质激素控制在最小限度，不增加糖皮质激素
的剂量，以避免肾上腺功能下降；（ii）csDMARD在围手术期不停用，但
需根据手术风险参考不同病例的情况来决定。另外，虽然抗TNF制剂目前
正在修订中，但此前建议考虑到药物在戒断期的半衰期，手术前需要停药
3～5倍半衰期，手术后，如果伤口愈合没有问题，没有感染迹象，可以
恢复给药。此外，当静脉内给予托珠单抗时，人工关节置换手术需停药4周。
如果没有感染并且伤口已经愈合，则可以恢复用药。

②法国的风湿病学会（Societe Francaise de Rhumatologie，SFR）及风湿病
及炎症分会（Club Rhumatismes et Inflammations，CRI）

● 建议至少英夫利昔单抗停药4周，依那西普停药1～2周，阿达木单抗停药
3～4周，另外，对于存在常驻菌群的消化道等的手术，分别停药8周、2～3周、
4～6周。另外，SFR中也提到了阿巴西普，认为需要停药时间应为半衰期
的5倍，即40～125天，虽然可根据各个病例需求，但考虑到半衰期，从最
终给药日期开始停药2个月是合适的，可以根据白内障等感染风险小的手术、
有可能引起败血症的手术的各个病例的情况，甚至RA的病情进行变更。此
外，法国国家卫生管理局在TNF抑制剂方面，建议依那西普停药15天，英
夫利昔单抗、阿达木单抗、培塞利珠单抗、戈利木单抗停药4周。

③日本风湿病学会

● "类风湿性关节炎诊疗指南2014"，建议使用生物制剂患者的骨科手术要注
意手术部位感染（surgical site infection，SSI）（推荐强度：弱），并得出结论，
给生物制剂有可能使SSI的发生率轻度上升，尤其是在人工全关节置换术
时，这种可能性非常大。并且，建议在使用生物制剂时的骨科手术，要注
意创伤愈合延迟（推荐的强度：弱）。关于停药，建议在骨科手术的围手术
期停用生物制剂（推荐的强度：弱）。

● 2017 年美国风湿病学会 （American College of Rheumatology，ACR）
和美国髋膝关节外科医师协会 （American Association of Hip and Knee
Surgeons，AAHKS）共同发布了以 RA 等疾病为对象的，实施 THA
和 TKA 时的 DMARDs 处方指南[4]。其他手术方式也可以参考该指
南（表 2）。

　①用 csDMARDs 治疗时：MTX、来氟米特、羟氯喹 （注：羟氯喹
　在日本不适用）、柳氮磺吡啶继续按治疗剂量使用 （表 3）。

　②用生物学 DMARDs 治疗时：进行 THA 或 TKA 时，停用所有生
　物制剂。然后，预定在每种药物的给药周期结束时进行手术（表 3）。

表2 2017 年美国风湿病学会（ACR）/ 美国髋膝关节外科医师协会（AAHKS）制定的类风湿疾病患者实施全髋关节置换术（THA）和全膝关节置换术（TKA）时的围手术期指南[4]

① 使用 csDMARDs 治疗的情况

甲氨蝶呤（methotrexate，MTX）、来氟米特、羟氯喹和柳氮磺吡啶继续接受治疗的剂量（注：羟氯喹在日本未获批用于 RA）。

• 这一推荐强度为低至中。
• 比较这些 csDMARDs 的继续和停药的随机对照临床试验（RCTs）中，感染风险没有增加，实际上继续用药的（病例）感染风险反而减少。而且，在 THA 或 TKA 以外的手术治疗时，用这些药物感染的风险更低。
• 术后，由于经常经历病势的复发，继续使用 DMARDs 会降低复发的风险。但是，由患者组成的委员提出意见认为，与感染相比，复发不应视为问题。

② 使用生物制剂 DMARDs 治疗的情况

进行 THA 或 TKA 时，所有生物制剂均应停药。然后，在每个给药周期结束时安排手术。

• 据报道人工关节置换术（total joint arthroplasty，TJA）的术后感染高出约为 2 倍，深部感染高出约 1.5 倍。
• 并且根据系统回顾分析和荟萃分析，在外科手术以外的 RCTs 中，所有的生物制剂 DMARDs 都与感染风险有关，并且已明确，生物制剂 DMARDs 在增加用量时，与标准量和低用量相比，与感染的因果关系更强。
• 各药剂的半衰期不一定与免疫抑制效果持续时间相关，倒不如说给药间隔对确定停药时间很重要，手术在药剂效果减弱的给药周期的最后（下次给药之前）进行。
• 与停药引起的复发相比，避免感染更为重要。
• 本指南中，例如隔周给药的阿达木单抗，停药 1 次，预定在第 3 周进行手术。如果英夫利昔单抗间隔 8 周给药，建议在第 9 周停药，并预定在第一周进行手术。

③ 使用托法替尼（tofacitinib）治疗的情况

在进行 THA 或 TKA 时，托法替尼至少在术前停药 7 天。

• 虽然不是专门研究手术治疗的，但与安慰剂和 csDMARDs 相比，托法替尼可使包括严重感染症在内的所有感染的发生率升高。
• 本药剂的半衰期极短，但停药后免疫抑制效果的残留程度尚不明确。因此，停药时间的设定是通过间接数据而定的为免疫功能正常化所需的 7 天。
• 今后，随着该药剂的使用频率提高，病例数的积累，停药时间有可能发生调整。

④ 服用糖皮质激素的情况

在服用糖皮质激素的情况下，围手术期不要超过生理用量，在 THA 和 TKA 时继续维持原来剂量。

• 这里以成人病例为对象，患者有发展期的 JIA、肾上腺功能不全以及下丘脑疾病使用糖皮质激素的病例不作为对象。
• 风湿性疾病中，以泼尼松等效换算，给药 16mg/d 以下时，在围手术期不要超过生理用量药（stress dosing，在日本多称为类固醇覆盖），而是继续维持原来给药量。
• 疾病控制与预防中心（CDC）认为，产生的免疫抑制是在给强的松 20mg/d 至少 2 周的情况下发生的。另外，观察研究认为，糖皮质激素长期给药超过 15mg/d，关节置换术的感染风险就会上升。
• 为了顺利实施 THA 和 TKA，如果可能的话，最好是在术前将糖皮质激素减至 20mg/d 以下。

⑤ 恢复生物制剂 DMARDs 的情况

在实施 THA 或 TKA 时，重新开始给予停用的生物制剂 DMARDs 时，需确认伤口已经愈合（通常在 14 天以内），可以全拆线或皮钉，未发现肿胀、发红、红斑、渗出液，临床上没有出现明显的手术部位感染（surgical site infection，SSI），则可以再次给药。

• 决定再次给生物制剂 DMARDs 时，需要仔细确认患者的伤口不存在感染，而且手术部位以外也没有临床上的感染。通常，伤口皮肤愈合需要 14 天左右。

DMARD：改善病情的抗风湿药物，cs DMARD：传统的 DMARD

（引自文献 4）

表 3 2017 ACR/AAHKS 风湿性疾病患者实施 THA、TKA 时围手术期抗风湿药物处方

DMARDs：这些药物在围手术期继续使用	用药间隔	继续 / 停药
甲氨蝶呤	每周 1 次	继续
磺胺	每天 1 次或 2 次	继续
氯喹	每天 1 次或 2 次	继续
来氟米特	每天	继续
强力霉素	每天	继续
生物学 DMARDs：手术治疗前停药，预计在给药间隔的最后进行手术治疗。重新开始时，确认伤口愈合没有问题，没有伤口和全身性感染，至少在术后 14 天后重新开始给药	用药间隔	手术治疗的计划（上次给药后）
阿达木单抗（修美乐®）	每周或每 2 周	2 周或 3 周
依那西普（恩利®）	每周或每周 2 次	2 周或 3 周
戈利木单抗（欣普尼®）	每 4 周（皮下注射）或每 8 周（点滴）	5 周（皮下注射），9 周（点滴）
英夫利昔单抗（类克®）	每 4 周，6 周或 8 周	5 周，7 周，9 周
阿巴西普（恩瑞舒®）	每月（点滴），或每周（皮下注射）	5 周（点滴），2 周（皮下注射）
培塞利珠单抗（希敏佳®）	每 2 周或 4 周	3 周或 5 周
利妥昔单抗（美罗华®）	每 2 周注射 2 次，间隔 4～6 个月给药	7 个月
托珠单抗（雅美罗®）	每周（皮下注射）或每 4 周（点滴）	2 周（皮下注射），5 周（点滴）
阿那白滞素（Kineret®）	每天	2 天
司库奇尤单抗（苏金®）	每 4 周	5 周
乌司奴单抗（喜达诺®）	每 12 周	13 周
贝利尤单抗（倍利腾®）	每 4 周	5 周
托法替尼（XELJANZ®）：手术前 7 天停药	每天 1 次或 2 次	离上次给药 7 天

严重 SLE 需要积极治疗时：围手术期继续用药	用药间隔	继续 / 停药
霉酚酸酯	每天 2 次	继续
硫唑嘌呤	每天 1 次或每天 2 次	继续
环孢素	每天 2 次	继续
他克莫司	每天 2 次（滴注或口服）	继续
非严重 SLE：这些药物术前 1 周停药	用药间隔	继续 / 停药
霉酚酸酯	每天 2 次	停药
硫唑嘌呤	每天 1 次或每天 2 次	停药
环孢素	每天 2 次	停药
他克莫司	每天 2 次（滴注或口服）	停药

注）在日本也包括适应证之外的用药。

③使用托法替尼（tofacitinib）治疗时（注：本书出版时还没有其他 JAK 抑制剂获批）：实施 THA 或 TKA 时，托法替尼至少在术前 7 天停药。

④已用糖皮质激素时：围手术期不要超过生理剂量给药，实施 THA 和 TKA 时继续维持原来剂量。

● RA 患者的心血管疾病

- RA 是冠状动脉的独立危险因素。推荐对 RA 患者进行心血管疾病筛查，有报告显示 RA 患者心肌梗死发生率增加，死亡风险上升。

● RA 患者的肺病

- RA 患者会并发间质性肺炎或肺性高血压症，因此需要注意患者术中、术后的呼吸功能。
- 有研究指出，在并发肺部疾病的情况下，在进行大关节的关节置换术时，发生脂肪栓塞的风险增加。

● RA 的静脉血栓栓塞

- 静脉血栓栓塞症（venous thromboembolism，VTE）的风险因 RA 本身而增加，但患者术后的风险不会增加。
- 最近的荟萃分析显示，TKA 后的深静脉血栓（deep vein thrombosis，DVT）的发生率在 RA 患者和骨关节炎（OA）患者中是相同的。但是，RA 患者在手术期间以外发生 VTE 的风险很高，进而表明 RA 的活动性是 VTE 的危险因素。

！要点　做好应对骨折的准备

- 要提前做好术中发生骨折的准备，准备最低限度的器材。
- 骨质不好时，用克氏针（K-wire）进行加固（图5）。
- 有报道称，在腰椎固定术中，由于植入物导致骨损伤和感染，RA 患者需要更频繁地再次手术。
- 做了关节置换术，如果骨质不好，有发生人工关节周围骨折的风险（图6）。

图 5 需要克氏针固定的示例

实施腕关节部分固定术（a），或全固定术（b）时，如果骨质不好使用克氏针。

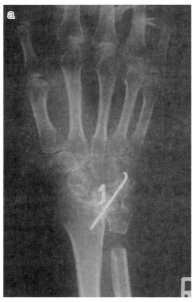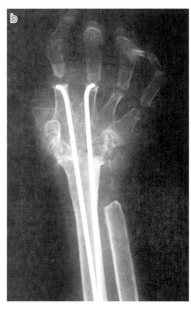

图 6 需要加长钢板的示例

THA 术中骨折，虽然进行了钢板固定（a），术后由于人工关节远端发生周围骨折，用加长钢板进行加固（b）。

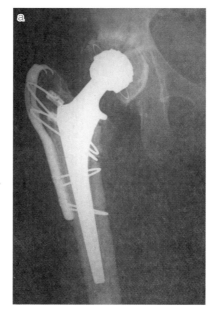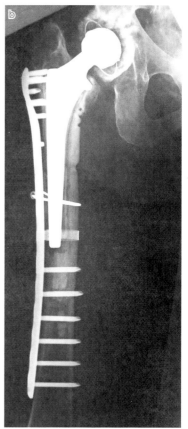

术中

手术体位

- RA 的脊椎病变主要见于颈椎，因此这应作为麻醉科的注意事项。
- 慢性滑膜炎会引起骨侵蚀和韧带松弛，产生颈椎不稳定和半脱位。尤其是寰枢椎半脱位，由于脊椎韧带松弛，发病最为频繁。
- 需要手术治疗的 RA 患者，是由 RA 引发颈椎疾病风险最高的病例，术前评估中需要确认侧位 X 线片颈部的弯曲和伸展。发现不稳定性时，推荐再做颈椎的 MRI。
- RA 患者可发生环杓关节周围关节炎及声门狭窄症，偶尔也需要进行气管插管和气管切开术。

手术部位感染（SSI）和创伤愈合延迟

- 皮肤及表皮萎缩引起的皮肤菲薄，甚至创伤愈合延迟可能与术前长期使用糖皮质激素相关。一项研究显示，长期用糖皮质激素与足关节、踝关节和肘关节的 SSI 升高相关。
- 另外，免疫抑制剂也可能与 SSI 风险增加有关，在脊椎手术、人工关节置换术等也需要注意。
- Meta 分析显示，在骨科手术中，在使用生物制剂 DMARDs 的病例中，SSI 的风险升高，但与创伤延迟愈合没有相关性 [5]。

成功 的 秘诀 进行精准的骨质量评估

- 最好对过去 2 年内的骨密度进行评估，并研究患者是否已摄取了足够多的钙和维生素 D，术前进行骨骼评估。双膦酸盐、地舒单抗、特立帕肽等在围手术期不需要停药，术后也能发挥有利于骨代谢的作用。
- 与没有 RA 的绝经后女性相比，使用特立帕肽的 RA 绝经后女性在股骨颈骨密度及骨形成标志物方面表现出更大的改善。因此，对于接受矫形外科手术可能性高的 RA 患者来说，特立帕肽很可能是一种合理的术前治疗药物。今后，期待更多对于洛莫索珠单抗有效性的研究。

术后疗法

- 即便是 RA 患者，术后早期下床、开始早期理疗也是很重要的。不过，需要根据每个人的病情和身体素质制定相应的日程安排。
- 病情复发时，功能锻炼有时需要等待药物治疗控制后再开始。另外，需要经常意识到 RA 患者容易骨折，充分注意不要跌倒。因此，最好在术前就提前进行虚弱综合征和运动障碍综合征的诊断，通过评估也可以预想到术后住院时间延长的可能性、术后并发症，以及是否需要转院到康复中心。

重新给予生物制剂 DMARDs

- 实施 THA 或 TKA 后，重新开始给予停用的生物制剂 DMARDs 时，如果确认伤口已经治愈（通常在 14 天以内），可以全部拆线或皮钉，未发现肿胀、红斑、渗出液，临床上没有明显的 SSI，则可以再次给药。

并发症的处理

● 围手术期并发症及注意事项

- 手术治疗的 RA 病例，患病时间长，使用类固醇和各种 DMARDs 处方的情况较多。另外，并发呼吸系统疾病、肾脏疾病、糖尿病的比例也很高，因此，必须认识到手术时并发症的危险性很高。并发症包括感染和创伤愈合延迟、栓塞，以及 DMARDs 停药引起的 RA 复发等。
- 最近 RA 患者内服抗凝药的情况也较多，因此在手术时确认针对 RA 的内服药物的同时，确认其他内服药物也是很重要的。对于内服类固醇的病例，手术当天根据给药量的不同，考虑类固醇覆盖 *。
- 研究认为 MTX 即使继续服用也不会增加并发症的风险。但是，在日本风湿病学会的 "MTX 诊疗指南" 中，实施骨科预定的手术以外的手术，以及 MTX 12mg/ 周以上的高剂量给药病例的手术时，应考虑每个病例的风险和收益（Risks & Benefits）后再进行判断。
- 一般认为，生物制剂 DMARDs 需要一定的停药期。如果患者使用生物制剂 DMARDs，但又需要进一步的手术，这时有必要在手术前停药，并在手术后观察患者的随访情况。通常，如果术后伤口治愈，且能够确认没有感染，就可以再次给药。一般认为不需要长期预防性使用抗菌药等特别的围手术期处理。

术 语 解 释 ▶ 类固醇覆盖： 在长期内服类固醇的病例中，由于外源性类固醇对机体自身下丘脑 – 垂体轴有抑制作用，对于围手术期创伤不能产生正常量的类固醇的患者，因此需要类固醇覆盖。类固醇覆盖的量因手术的创伤而不同。

- 使用生物制剂 DMARDs 的 RA 患者存在在术前、术后停药期间 RA 复发的问题。出现复发时，如果术后伤口已经愈合，可以重新使用生物制剂，或者暂时使用镇痛药和类固醇。
- 停药时间方面，需根据手术方式的创伤程度，按各种生物制剂 DMARDs 的具体情况分别进行研究。一般认为，如果能够确认术后伤口已愈合，且没有感染，就可以再次给药。另外，信号传导抑制剂还需要今后确立证据。

! **要点** 患者教育

- 当药物、支具、理疗也不能改善RA患者的局部障碍时，应引导患者去咨询专科医生。另外，平时指导患者锻炼四肢肌力和关节活动度是很重要的。
- 要充分进行吸烟节制指导和糖尿病、高血压、心血管障碍等其他疾病的治疗。另外，需让患者理解RA是一种个体差异较大的疾病，手术治疗适应证是不同的，从而构筑医生和患者之间的信赖关系。

! **要点** 医护人员的注意事项

- 护士等医护人员在围手术期应充分观察患者的情况，指导他们注意早期发现伤口感染和栓塞等并发症。
- 围手术期的服药指导很重要，更重要的是要确认有无服用抗凝药等其他疾病药物。
- 手术后，由于从早期开始进行理疗的情况较多，因此要尽可能防止发生跌倒等外伤。

第5篇 其他
第3章 对伴有骨质疏松症的类风湿关节炎患者进行人工关节以外的手术

◆ 文献 ◆

[1]Momohara S, Ikari K, Mochizuki T, et al. Declining use of synovectomy surgery for patients with rheumatoid arthritis in Japan. Ann Rheum Dis 2009 ; 68 : 291-2.
[2]https://www.sheffield.ac.uk/FRAX/tool.aspx?lang=jp
[3]Ochi K, Inoue E, Furuya, et al. Ten-year incidences of self-reported non-vertebral fractures in Japanese patients with rheumatoid arthritis : discrepancy between disease activity control and the incidence of non-vertebral fractures. Osteoporos Int 2015 ; 26 : 961-8.
[4]Goodman SM, Springer B, Guyatt G, et al. 2017 American College of Rheumatology/American Association of Hip and Knee Surgeons Guideline for the Perioperative Management of Antirheumatic Medication in Patients With Rheumatic Diseases Undergoing Elective Total Hip or Total Knee Arthroplasty. Arthritis Rheumatol 2017 ; 69 : 1538-51.
[5]Ito H, Kojima M, Nishida K, et al. Postoperative complications in patients with rheumatoid arthritis using a biological agent - A systematic review and meta-analysis. Mod Rheumatol 2015 ; 25 : 672-8.

233

第4章 非典型股骨骨折手术

顺天堂大学医学部骨外科 **馬場智規，金子和夫，齋田良知**

顺天堂大学医学部附属静冈病院骨外科 **最上敦彦**

摘要

- 非典型股骨骨折是指发生于股骨转子下至股骨髁以上的股骨干部骨折，一般无明显外伤或仅有轻微外伤，不具备"典型"骨折所具有的特征。
- 股骨转子下骨折和骨干部骨折的手术方法有所不同。
- 股骨转子下非典型骨折以解剖学复位最为重要。
- 骨干部的非典型骨折需要考虑股骨前弓和外弓来制定术前计划。
- 在美国骨与矿物质研究学会的非典型性股骨骨折定义中虽然排除了股骨柄假体周围骨折，但临床上股骨柄假体周围骨折也同样具有非典型股骨骨折的形态。

术前

手术适应证

- 完全性骨折通过手术治疗，大部分患者可以恢复到骨折前的活动水平，因此推荐手术治疗。
- 不完全性骨折手术治疗概率约50%以上，其手术率因骨折部位（转子下＞骨干部）和X线影像［有透光骨折线者（radiolucent line）＞无透光骨折线者］不同而有所区别，还需要根据症状和患者背景等决定是否进行预防性手术治疗。

必要的检查

- 患侧和健侧股骨都需通过X线及CT检查进行评估。由于存在股骨髓腔狭窄或者股骨曲度较大等情况，因此对内固定的选择非常重要。特别是在不完全性骨折手术时，有时会出现内固定物不符合骨形状的情况。
- 如果不精心制定系统的术前计划，有可能发生医源性骨折。

停用易引起骨折的药物

- 受伤后最好停用易引起骨折的药物（以双膦酸盐制剂为代表的骨吸收抑制药）。虽然目前还没有证据表明，通过停止药物治疗可以促进患侧骨愈合，但至少可以减少对侧非典型股骨骨折的发病风险[1]。

术中

- 由于骨折部位的不同，有些非典型股骨骨折会存在特殊问题，因此需要区别对待。

转子下骨折（图1）

- 骨折近端移位呈屈曲、外展、外旋畸形。如果骨折不先复位，髓内钉很难到达最佳位置。特别是在髓腔扩大的骨折中，即使从最佳进针点插入髓内钉，仅靠髓内钉也很难获得满意复位。因此，对于转子下骨折，插入髓内钉时骨折处于解剖复位状态是很重要的。关于复位，已报告有各种各样的方法[2]。

图1 非典型股骨转子下骨折
a：受伤时患侧 X 线影像。
b：健侧 X 线影像对比，在患侧几乎相同水平位股骨外侧皮质的外骨膜发现局限性增厚（鸟嘴征）（箭头）。
c，d：一期实施双侧手术。
e：术后1年零3个月。骨性愈合。

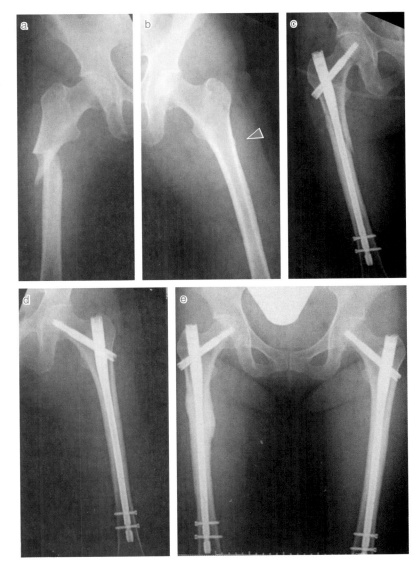

- 笔者使用血管钳（Kelly 钳）、持骨钳、骨剥、3mm 直径克氏针（K-wire）等帮助股骨近端复位（图 2）。由于股骨该区域皮质骨多于松质骨，骨折端接触区域狭小，骨折端血供减少，因此不利于骨折愈合。术中努力获得解剖复位，对于术后骨折愈合是最重要的事项。
- 当前，内固定选择头髓钉（cephalomedullary nail）* 是主流，从形状可分为两种类型，一种是伽玛型，另一种是重建型（图 3）。股骨转子下骨折需要髓内钉近端螺钉牢固稳定股骨近端，通过 1 枚防旋螺钉固定近端拉力螺钉的伽玛型，比插入了 2 枚近端松质骨螺钉还无法稳定股骨近端的重建型更理想。但是如果骨折端位于转子下再往远端的位置，最有助于稳定骨折端的是髓内钉的粗细，因此与髓腔段粗细一致的伽玛型相比，直径更粗的重建型更好。近年来出现了在髓内钉内预置锁定结构的重建型髓内钉，因此该型髓内钉使用范围扩大了。

图 2　非典型股骨转子下骨折复位操作示例

a：屈曲及外展、外旋移位。
b：牵引状态下，仍然存在移位。
c：以小转子水平插入 Kelly 钳。
d：用 Kelly 钳和骨剥复位股骨近端骨块，在最合适的位置插入导针。

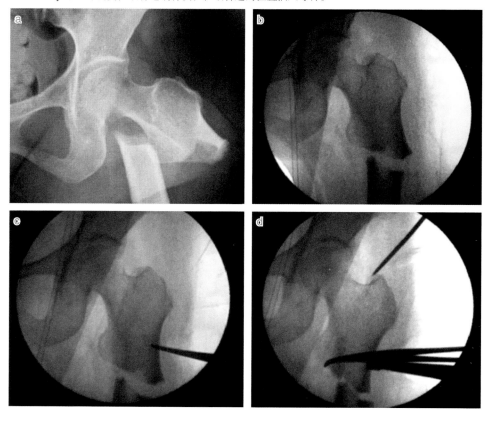

术语解释　▶：头髓钉（cephalomedullary nail）：主要从大转子顶部插入髓内钉，对股骨头颈部进行近端横向螺钉和拉力螺钉固定的髓内钉。

图 3　股骨转子下骨折使用的髓内钉

a：伽玛型。作为近端螺钉稳定结构有"防旋螺钉"。

b：重建型。钉内已有预置的螺钉，也有具有相似的锁定结构（core lock）。

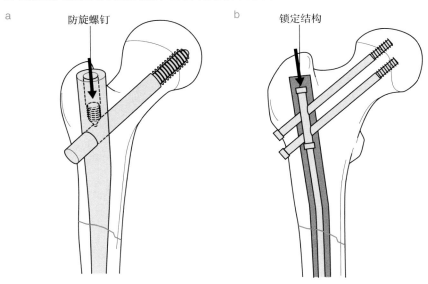

a　防旋螺钉　　　　　b　锁定结构

- 髓内钉按长度分为长型和短型。短型有 2 个远端横向螺钉，并且如果获得理想复位，理论上也可以牢固固定。但是，一般来说长钉的应力更分散，髓内钉断裂等并发症少，也有利骨折愈合。我们认为，锁定钢板力学强度比髓内钉弱，适应证应局限于髓腔极端狭窄的病例、股骨曲度过于大的病例，以及髓内钉固定后假关节形成再手术的病例等有限病例。Ender 钉也是一种很好的治疗转子下骨折的选择，但技术难度较大。

成功的秘诀　尽量做到解剖复位

　　从生物力学角度来看，在股骨转子下，内侧有压应力，外侧有张应力。特别是负重时，股骨转子下部位是负荷较大的部位。Eberle 等 [3] 报告指出，在各种股骨近端骨折内固定模型中，转子下骨折对内固定物的负荷最大，但当骨折部位获得稳定（准确复位和骨折端加压）时，其负荷与其他部位骨折模型相同。因此，尽力获得解剖复位是该骨折手术成功的秘诀。笔者认为，从最容易获得解剖复位的角度理解，应积极考虑在不完全骨折状态下进行预防性髓内钉固定（图 1b，d，e）。非典型股骨骨折对侧也存在同水平骨折的风险 [4]，因此，在完全性骨折病例中，要经常确认对侧有无鸟嘴征（beak sign）。评估有无大腿疼痛等前驱症状和 X 线影像上的透光线（radiolucent line）等，综合考虑患者背景，也可选择预防性髓内钉固定。

髓内钉断裂

▶ 避免在复位不良的状态下，特别是在得不到充分骨性支撑的状态下进行内固定。此骨折本身愈合困难，存在假关节形成以及髓内钉断裂风险，当髓内钉开口点位于大转子顶部外侧时，股骨近端处于内翻位，因此无法获得解剖复位。即使在骨折内侧获得骨性支撑，外侧也会存在过大的张力，这可能导致髓内钉在骨折愈合之前断裂（图4a～d）。对于髓内钉断裂的患者，再手术首选髓内钉再固定术，但如果发现复位困难或由于进入股骨头的螺钉松动导致骨缺损较多时，也可考虑全髋关节置换术（图4e）。

图4 **非典型股骨转子下骨折髓内钉断裂病例**

a：发现外侧皮质外骨膜有局部肥厚（鸟嘴征），自觉有轻度的大腿疼痛等前驱症状。

b：转为完全性骨折。

c：虽然得到了内侧的骨性支持，但股骨近端内翻并未固定。

d：术后3个月植入物断裂。

e：实施了联合钢板固定的人工髋关节置换术。

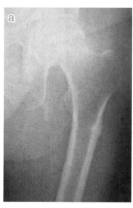
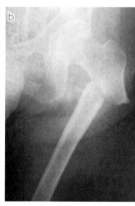
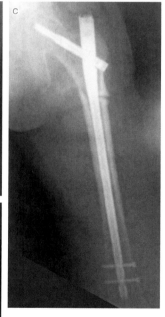
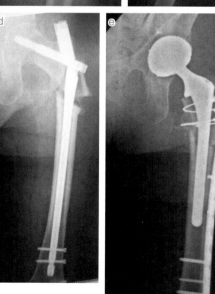

股骨干骨折（图5）

- 最大的问题是股骨的曲度。由于此骨折好发于高龄女性，因此多为曲度明显增大的病例，有时不仅外翻角增大，还伴有前弓角增大。当前主流的顺行髓内钉是大转子顶点入口（trochanteric entry）的髓内钉，并且其曲度因类型不同而各异。因此，在曲度明显增大的病例，插入髓内钉时在大转子外侧、骨折部位或远端部位有可能因髓内钉引起医源性骨折。术前需要参考患者健侧X线影像选择适合的髓内钉。

- 根据病例的不同，顺行髓内钉也应选择梨状窝入口（piriformis entry）的髓内钉。对于不仅弯曲明显，并且因皮质骨肥厚而导致髓腔狭窄的病例，实用的方法只有Ender钉。由于这类骨折为横型骨折，因此笔者认为只要能够控制旋转，就能充分发挥Ender钉的优势。

图5 非典型股骨骨干骨折（顺行髓内钉）

a：受伤时。

b，c：手术后不久。

d，e：术后1年零4个月。骨愈合。

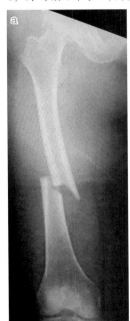
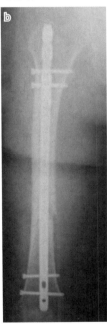
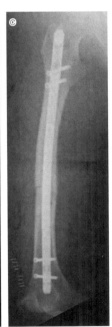
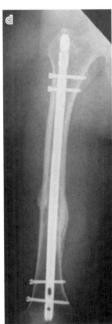
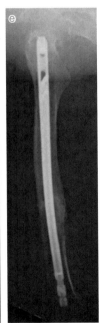

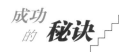

也可以考虑逆行髓内钉

　　由于某种原因无法使用顺行髓内钉时（耻骨坐骨和股骨颈等部位存在肿瘤性病变，无法用牵引架进行牵引复位的病例、股骨曲度明显增大的病例等），考虑选择使用逆行髓内钉（图6）。逆行髓内钉在插入部位、肢体位置等方面容易操作，根据骨干的自然曲度可在无阻力下插入髓内钉。另外，泽口等[5]推荐使用不锈钢制弹性髓内钉配合股骨曲度自动塑形。然而，不锈钢制髓内钉在日本已停止销售，有待厂商今后采取相应措施。

图6　非典型股骨骨干骨折（逆行髓内钉）

a：受伤时。

b，c：手术后不久。由于患者存在髋臼及股骨颈部转移性骨肿瘤，无法使用牵引架牵引复位，因此选择逆行髓内钉，同时股骨颈部预防性使用滑动髋螺钉。

d，e：术后4个月。虽然没有达到骨愈合，但发现了骨痂形成。

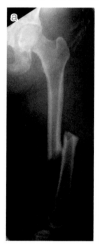
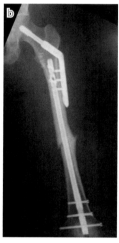
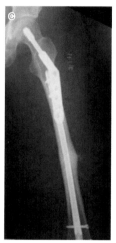
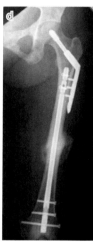
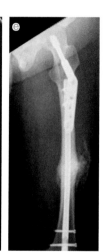

附：具有非典型股骨骨折形态的股骨柄周围骨折（图 7）

- 当前，具有非典型股骨骨折形态的股骨柄周围骨折虽然在美国骨与矿物质研究学会对非典型股骨骨折定义中已被排除在外，但由于今后此类骨折病例会增加且治疗困难，因此在本章节中介绍。

- 此类由于股骨柄占据了髓腔，股骨柄周围骨折无法进行髓内钉固定，因此需要根据每个病例的具体情况分别制定手术方案。对于股骨柄存在松动比较容易拔除的病例，再置换术也是可选择方式之一。

- 另一方面，对于股骨柄稳定、拔除困难的病例，可以选择钢板固定。与普通股骨柄周围骨折一样，锁定钢板和钢缆结合使用是最可靠的。钢板的长度应为骨折线的 8 倍以上，或使用 10 孔以上的钢板，骨折两端螺钉至少分别固定有 7 层以上的皮质骨。为预防钢板松动脱落，将 2 ～ 3 根钢缆紧固在股骨近端。由于本骨折是很难愈合的单纯横型骨折，术中尽可能保留骨膜。而且，为避免内侧皮质骨发生骨缺损，以解剖复位为目标是很重要的。

图 7　**具有非典型股骨骨折形态的股骨柄周围骨折（轻度外翻病例）**

a，b：受伤时。

c：尽量保留骨膜，用锁定钢板进行内固定。

d：术后不久。

e：术后 1 年零 6 个月。骨性愈合。

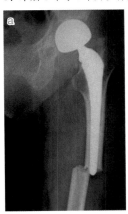
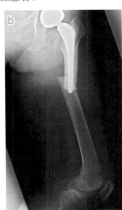
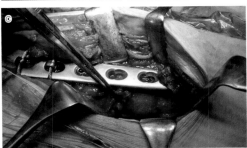
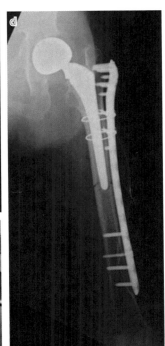
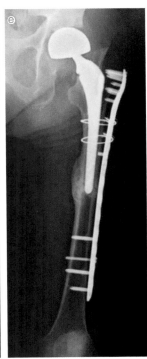

经验分享　钢板塑形

▶ 在股骨向外弯曲的病例中，根据钢板的形状进行复位固定时可能因无法获得对侧皮质骨的接触（contact）而出现骨缺损。因此，为了获得解剖复位，不得已需要对钢板塑形折弯（图8）。但与通常的骨折不同，此类骨折愈合时间长，在此期间，应力有可能集中在钢板折弯部位。因此，在长期负重活动的病例中存在钢板断裂的风险。对于存在明显外弓的病例，必要时对骨折部位进行矫形截骨。

图 8　非典型股骨骨折形态的股骨柄周围骨折（外翻病例）

a：受伤时。

b：配合股骨外弓塑形钢板。

c：术后 5 个月钢板发生断裂。

d：再次手术。为了矫正外弓，在骨折部位进行外翻截骨，在前方追加钢板，并且还进行了髂骨自体骨移植。

e：再次手术后 1 年。骨折愈合。

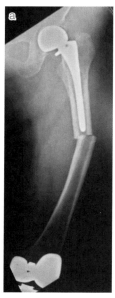 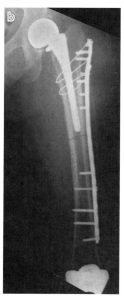 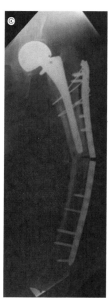 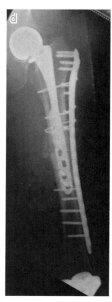 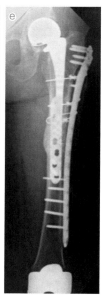

要点　　是否进行植骨

● Weil等[6] 提出建议，长期使用双膦酸盐制剂的非典型股骨骨折患者，单用髓内钉固定治疗的骨愈合率较低（54%），应考虑植骨等促进骨愈合的积极治疗方法。作者对骨折端接触较少的病例（在髓内钉的插入部位使用铰刀采集自体骨）和假关节形成病例（从髂骨采集骨）积极采用骨移植的方法，以促进骨愈合。

术后

▌术后疗法

- 一般认为，非典型股骨骨折的骨愈合期比普通骨折长，容易发生延迟愈合和假关节形成。但是，如果经髓内钉固定，得到了充分骨性支持时，可以允许早期负重步行。

- 另一方面，对于股骨柄周围骨折，再置换术患者可以进行早期负重，但钢板固定患者术后需要 4 ～ 8 周的免负重期，只能根据影像慎重进行负重训练。此外，虽然目前有效性尚不清楚，推荐使用特立帕肽和低能量超声治疗仪（LIPUS）促进骨折愈合。

◆ 文献 ◆

[1]Dell RM, Greene D, Tran D. Stopping bisphosphonate treatment decreases the risk of having a second atypical femoral fracture. Paper presented at: American Academy of Orthopaedic Surgeons(AAOS) Annual Meeting. 2012; Feb 7–11; San Francisco, CA, USA

[2]松村福広. 大腿骨転子下骨折.MB Orthop 2013；26：63-71.

[3]Eberle S, Gerber C, von Oldenburg G, et al. Type of hip fracture determines load share in intramedullary Osteosynthesis. Clin Orthop Relat Res 2009；

467:1972-80.

[4]Saita Y, Ishijima M, Mogami A, et al. The fracture sites of atypical femoral fractures are associated with the weight-bearing lower limb alignment. Bone 2014；66：105-10.

[5]澤口　毅, 重本顕史. 非定型大腿骨骨折に対する治療戦略─観血的治療. 整形・災害外科 2017；60：1005-11.

[6]Weil YA, Rivkin G, Safran O, et al. The outcome of surgically treated femur fractures associated with long-term bisphosphonate use. J Trauma 2011；71：186-90.